于　淼　编著

苷类化合物的
药理作用与应用

化学工业出版社

·北京·

内容简介

《苷类化合物的药理作用与应用》按照中药成分的汉语拼音排序，对苷类化合物的 CAS 号、化学名、异名、结构式、分子式、分子量、来源、理化性质、药理作用和应用等进行了系统介绍。本书将苷类化合物的结构、理化性质与药理作用及其应用有机地联系起来，力图为苷类化合物构效关系的研究提供理论依据和全新视角，更为今后中药的现代化发展提供新思路。本书可供从事中药开发、研究、推广应用的人员阅读，还可供高等院校中药学、药学等相关专业师生参考。

图书在版编目（CIP）数据

苷类化合物的药理作用与应用 / 于淼编著. —北京：化学工业出版社，2020.12
ISBN 978-7-122-37557-5

Ⅰ.①苷… Ⅱ.①于… Ⅲ.①苷-化合物-中药化学成分-药理学 Ⅳ.①R284

中国版本图书馆 CIP 数据核字（2020）第 152996 号

责任编辑：满悦芝 傅四周　　　　　　　　文字编辑：焦欣渝
责任校对：王素芹　　　　　　　　　　　　装帧设计：张 辉

出版发行：化学工业出版社（北京市东城区青年湖南街 13 号　邮政编码 100011）
印　　装：北京盛通商印快线网络科技有限公司
787mm×1092mm　1/16　印张 14¾　字数 366 千字　2020 年 8 月北京第 1 版第 1 次印刷

购书咨询：010-64518888　　　　　　　　售后服务：010-64518899
网　　址：http://www.cip.com.cn
凡购买本书，如有缺损质量问题，本社销售中心负责调换。

定　　价：98.00 元　　　　　　　　　　　　　　　　版权所有　违者必究

前言

中药是我华夏民族的瑰宝，作为我国独特的卫生资源、潜力巨大的经济资源、具有原创优势的科技资源、优秀的文化资源和重要的生态资源，在经济社会发展中发挥着重要作用。其独特的理论体系和几千年的应用历史不仅为我国人民的健康做出了不可磨灭的贡献，同样也是世界卫生事业不可或缺的组成部分。

面对第六次科技革命，中药产业同样需要进行前瞻性的技术布局，以提升中药工业技术实力。2016 年国务院发布了《中医药发展战略规划纲要（2016—2030 年）》，这是首次在国家层面编制中医药发展规划，标志着中药发展已列入国家发展战略。从中药中筛选出具有药理活性且毒副作用小的苷类化合物成为天然药物化学研究领域的热点之一。然而，由于多种原因，目前仍存在部分中药产品临床定位模糊、药效物质基础不明确、药理作用机制不确定等问题。因此，作者认为有必要对不同种类中药成分的药理作用进行归纳总结。近些年涌现的新方法、新成果和新应用为中药二次开发奠定了坚实的基础，更为中药大健康发展战略和中药企业参与"一带一路"建设添砖加瓦。

本书按中药成分的汉语拼音进行排序，系统地总结了苷类化合物的药理作用与药效机制，是作者在从事中药科研工作以及参与中药学研究生的培养工作而积累大量相关知识和文献的基础上编著而成的。本书的编写受到哈尔滨商业大学"青年创新人才"支持计划（编号：2019CX07）的资助，在此表示感谢。

由于时间仓促，书中不妥之处在所难免，殷切希望广大读者提出宝贵意见和建议，以便不断完善。

编著者

2020 年 7 月

目录

白藜芦醇苷
Polydatin

【CAS】　27208-80-6

【化学名】　$4'$,5-二羟基苯乙烯基-3-基-β-D-葡萄糖苷

【异名】　虎杖苷，白藜芦醇葡萄糖苷，云杉新苷；Piceid

【结构式】

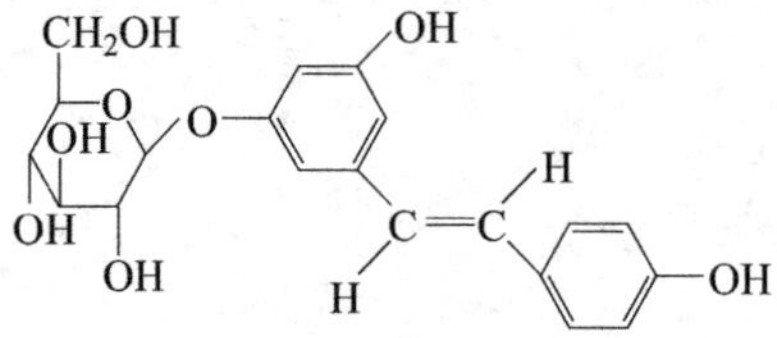

【分子式与分子量】　$C_{20}H_{22}O_8$；390.40

【来源】　蓼科植物虎杖 *Polygonum cuspidatum* Sieb. et Zucc. 根；松科植物库页云杉 *Picea glehnii* Mast. 树皮[1]。

【理化性质】　三水合物为无色针状结晶（30％甲醇或40％丙酮），熔点223～226℃（分解）。

【药理作用】

1. 镇咳作用

电刺激猫喉上神经法和小白鼠恒压氨雾法都显示白藜芦醇苷有镇咳作用[1]。

2. 对中枢神经系统的影响

（1）对脑缺血再灌注损伤的保护作用

7.5mg/kg、15mg/kg 和 30mg/kg 白藜芦醇苷注射液可显著改善大鼠脑水肿，减少过氧化脂质的形成，减少乳酸的堆积，并对单胺氧化酶有抑制作用，其作用强度与剂量有一定关系。这表明白藜芦醇苷注射液对大鼠急性全脑缺血再灌注损伤有明显的保护作用[2]。白藜芦醇苷通过抑制缺血再灌注脑损伤后神经元的凋亡发挥保护作用[3,4]。对因缺血再灌注损伤所致的血脑屏障破坏，白藜芦醇苷能够降低血脑屏障渗透性，保护内皮细胞，上调紧密连接蛋白 ZO-1、Occludin、Claudin-5 的表达水平，下调 Cav-1 的表达水平，起到一定的保护血脑屏障的作用。

（2）对大鼠脑线粒体氧化损伤的保护作用

白藜芦醇苷对氧自由基所致大鼠脑线粒体损伤有明显保护作用，其机制与清除自由基、抑制脂质过氧化有关[5]。

（3）对血管平滑肌细胞的作用

对细胞内钙、pH 具有双向调节作用。正常情况下白藜芦醇苷既能促进血管平滑肌细胞外钙离子进入细胞内，又能诱导细胞内钙释放，增加细胞内游离钙；同时升高 pH 以提高血管张力。休克时降低细胞内钙浓度及 pH 以降低血管张力，使血管扩张；通过促进细胞外钠、钾离子内流使细胞去极化来调节血管，其作用可能与钠、钾通道开放有关，并受 β-肾上腺素能受体、H_2 受体系统及鸟苷酸环化酶系统的反向调节[6]。

（4）对缺血性脑血管病的保护作用

白藜芦醇苷可减轻实验性脑梗死大鼠的缺血损伤，其保护作用机制是上调 Gli1、Ptch1、SOD1 的表达，下调 NFκB 的表达，改善血脑屏障渗透性[7]。

（5）对神经的保护作用

大剂量白藜芦醇苷能够减轻脑梗死后脑水肿，改善大鼠行为学评分，其保护机制可能与

下调脑组织中 p53 和 Notch1 的表达有关[8]。

（6）对实验性脑缺血大鼠海马区的神经保护作用

白藜芦醇苷可能通过提高 Ptch1、Gli1 以及 SOD1 的表达，保护缺血性脑梗死的大脑海马区神经元。在脑梗死后 24h 和 72h 两个时间点，白藜芦醇苷药物组大鼠脑组织海马 CA1 区以及 CA3 区 Ptch1、Gli1 以及 SOD1 蛋白的表达均增高，免疫组织化学显示免疫阳性细胞的细胞数与 MCAO 组相比均具有统计学意义（$P<0.05$）[9]。

（7）抗缺血性脑损伤，改善学习记忆的作用

白藜芦醇苷舌下静脉给药对急性大鼠全脑 I/R 损伤有显著的保护作用。实验发现，与对照组相比白藜芦醇苷能改善脑水肿，减少过氧化脂质的形成，减少乳酸的聚积，并对单胺氧化酶有抑制作用，其作用强度与剂量有一定关系。此外，在右侧大脑中动脉梗死模型中也发现白藜芦醇苷具有保护局灶性脑缺血损伤的作用。曲云霞应用 Morris 水迷宫研究发现，新生大鼠缺血缺氧后，腹腔注射白藜芦醇苷 10d，每天 1 次，能明显缩短新生大鼠的逃避潜伏期和改善空间探索能力，降低新生大鼠穿台次数和目标象限的游泳时间。病理检查结果也显示白藜芦醇苷治疗组的大鼠海马 CA1 区的神经细胞及高尔基体、线粒体等细胞器的数目、结构、排列等均优于缺血缺氧组的动物，而且突触结构清晰，突触素表达增加，神经细胞凋亡数降低。这些结果表明白藜芦醇苷有抗新生大鼠缺血缺氧诱导的脑损伤和改善学习记忆能力的作用[10]。

（8）影响离子通道

研究发现，白藜芦醇苷可以降低谷氨酸引起的大鼠海马神经细胞游离 Ca^{2+} 浓度；能影响 N-甲基-D-天冬氨酸受体功能，明显降低 Ca^{2+} 浓度，减小峰值，减慢 1 时相上升速度，缩短 2 时相下降时间，保护海马区，提示白藜芦醇苷可通过钙拮抗作用防治脑损伤[11]。

3.对内脏系统的影响

（1）对心血管系统的影响

① 降压作用。研究表明，白藜芦醇苷 50～60mg/kg 静脉注射给麻醉猫能引起血压下降，对去甲肾上腺素或肾上腺素的升压作用无影响，但对阻断颈总动脉血流和电刺激坐骨神经中枢端的加压反射有抑制作用。在引起血压下降时，对在体猫心的心率与收缩幅度无明显影响[1]。

② 抗肺动脉高压作用。从白藜芦醇苷对慢性常压低氧性肺动脉高压大鼠血浆及肺匀浆中磷脂酶 A2、NO 及内皮素 1 水平的影响发现，白藜芦醇苷可降低低氧 21d 后大鼠肺动脉平均压，右心室/左心室＋室间隔重量比值，抑制血浆及肺匀浆中磷脂酶 A2 的活性，降低内皮素 1 水平，提高 NO 水平。白藜芦醇苷可明显降低缺氧引起的肺动脉高压，增加心排血量，增强纤溶系统活性，进而促进微血栓溶解，改善血液高凝状态[12]。

③ 对心肌细胞的保护作用。白藜芦醇苷强心作用是通过增加单个细胞中的游离钙离子浓度而直接增强心肌收缩性。白藜芦醇苷的这种效应，使其在理论上具有比洋地黄类强心苷更优越的强心功能，它不但使心肌收缩更有力，而且使心肌舒张更彻底，从而大大提高心肌工作效率[13]。白藜芦醇苷通过抗柯萨奇病毒 B3 和使心肌微血管密度增高，减轻病毒性心肌炎时心肌病理损害[14,15]。通过调节蛋白激酶 C 的活性来发挥缺血、缺氧作用下对心肌的保护作用[16,17]。对脂多糖感染大鼠心功能下降的改善有一定效果，对心肌纤维具有保护作用[18]。另有报道，白藜芦醇苷对脂多糖作用下心肌细胞 β-肾上腺素能受体有调节作用，使其维持正常水平[19]。

在 Bab/c 小鼠腹腔接种柯萨奇病毒液的病毒性心肌炎模型中，接种 3d 后，连续 7d 每日尾静脉注射白藜芦醇苷，结果显示，白藜芦醇苷干预使病毒性心肌炎小鼠心肌炎细胞浸润及坏死程度显著减轻，存活率增加，治疗组小鼠心肌组织内病毒滴度明显低于感染组，并且在感染 14d 时心肌内已分离不出病毒，说明白藜芦醇苷具有显著的抗柯萨奇病毒功效。赵娟等在观察多柔比星致心肌损伤模型时发现，腹腔注射白藜芦醇苷能显著对抗多柔比星导致的心肌细胞超微结构的改变，维持心肌细胞结构的完整性，保持心肌肌节排列的有序性，减轻线粒体的病变，保护心肌组织。白藜芦醇苷对脂多糖感染所致的心肌功能下降也具有一定的改善作用，电镜下发现白藜芦醇苷可明显减轻心肌纤维的断裂及溶解程度，抑制心肌细胞的坏死和肌纤维的分离，减少线粒体数量的增加，保护心肌纤维[20]。

大鼠连续灌胃给予白藜芦醇苷 4 周，能显著降低血清一氧化氮合酶活性和升高一氧化氮合酶 C 活性，从而调节一氧化氮水平。在白藜芦醇苷对大鼠心肌 I/R 损伤的保护作用机制研究中发现，其能显著增加心肌组织中一氧化氮含量、一氧化氮合酶及一氧化氮合酶 C 的活性，而一氧化氮合酶抑制剂（N-硝基-L-精氨酸甲酯）能拮抗白藜芦醇苷对 I/R 心肌的保护作用。白藜芦醇苷也能降低大脑中动脉栓塞引起的局灶性脑缺血大鼠脑组织中一氧化氮合酶的活性。体外研究显示，白藜芦醇苷能明显降低氧糖剥夺引起的 PC12 细胞中一氧化氮含量，提高细胞的存活率[10]。

④ 改善急性心肌梗死大鼠心功能的作用。白藜芦醇苷可改善急性心肌梗死大鼠的心功能，其效果与药物剂量有关，与假手术组大鼠相比，模型组的左室舒张末期前壁厚度（LVAWd）、射血分数（EF）、短轴缩短率（FS）、每搏心排血量（SV）及血清超氧化物歧化酶（SOD）水平均降低，左室长轴切面左室舒张末期内径（LVIDd）、左室收缩末期内径（LVIDs）、左室舒张末期容积（LVEDV）、左室收缩末期容积（LVESV）及血清肌酸激酶（CK）、乳酸脱氢酶（LDH）和丙二醛（MDA）水平均升高（$P < 0.05$）；除白藜芦醇苷低剂量组 LVAWd、LVIDd 与模型组的差异无统计学意义外，其余高、中、低剂量组的以上指标均优于模型组（$P < 0.05$）。白藜芦醇苷高剂量组的以上指标均优于中、低剂量组（$P < 0.05$）。各组左室舒张末期后壁厚度（LVPWd）的差异无统计学意义（$P > 0.05$）。模型组大鼠的心肌梗死面积占心室的比例为（22.45±4.03）%，高于假手术组的 0%（$P < 0.05$）；白藜芦醇苷高、中、低剂量组的心肌梗死面积占心室的比例依次为（12.63±3.06）%、（17.09±2.77）%和（20.86±3.82）%，均低于模型组（$P < 0.05$）。白藜芦醇苷高剂量组的心肌梗死面积占心室的比例均低于中、低剂量组（$P < 0.05$）。高频率超声影像在评价白藜芦醇苷改善急性心肌梗死大鼠心功能方面有一定准确性[21]。

⑤ 对大鼠心室肌细胞 L 型钙电流的抑制作用。白藜芦醇苷通过加快 L 型钙通道的失活过程而抑制 L 型钙电流。此作用可能是白藜芦醇苷抗心律失常的电生理学机制之一[22]。

⑥ 通过钙稳态和 Calcineurin/NFAT3 信号通路抑制心肌肥大的作用。白藜芦醇苷可增强心肌细胞的抗肥厚能力，具有抑制心脏重构、改善心功能的作用，延缓从心肌肥厚过渡到心力衰竭的病理生理进程。同时白藜芦醇苷可以抑制 Calcineurin/NFAT3 促肥厚信号通路，修复肥大所引起的异常信号，且不降低心肌收缩力[23]。

⑦ 影响损伤后的心室重构。白藜芦醇苷可降低胸主动脉缩窄诱发的心肌肥大小鼠模型的心指数、心房钠尿肽和 β-肌球蛋白重链表达的变化，并可逆转小鼠模型的心功能；此外，白藜芦醇苷还可以抑制模型心肌细胞钙调磷酸酶-NFAT（nuclear factor of activated T cells）信号的活化，其通过调节 Ca^{2+}-钙调磷酸酶-NFAT 信号抑制心肌肥大，改善心功能。白藜

芦醇苷可剂量依赖性抑制血管紧张素Ⅱ诱发的心肌细胞肥大和纤维化，抑制心肌细胞和成纤维细胞烟酰胺腺嘌呤二核苷磷酸（nicotinamide adenine dinuclotide phosphate，NADPH）的活性和活性氧形成，降低心肌肥大大鼠心脏 NADPH 氧化酶亚单位 Nox4、Nox2 以及转化生长因子 β 的表达。该研究表明，白藜芦醇苷可通过抑制血管紧张素Ⅱ和 NADPH 酶信号通路阻止心室重构[23]。

⑧ 抗休克作用。白藜芦醇苷可以明显提高失血性休克和烧伤性休克动物的存活率，可使毛细血管灌注增加。抗休克的特点是引起脉压恢复并超过正常水平[24]。白藜芦醇苷注射液可使失血性休克大鼠在大出血休克时减少的心输出量和脉搏指数提高 1 倍左右，使总外周阻力下降到接近正常，使烧伤后下降的心输出量恢复至伤前的 91%，心室功能恢复达 100%，全身外周阻力恢复到接近正常，其机制是促进心肌细胞钙离子的内流，升高细胞内钙离子水平，增强心肌收缩力；激活血管平滑肌的 KATP 通道，降低细胞内 pH 值，从而下调血管平滑肌的钙离子水平，扩张微血管，从而提高失血性休克和烧伤性休克动物的存活率，使动物存活率明显提高[25]。另有研究表明，白藜芦醇苷可减轻重症失血性休克小肠损伤，延长休克大鼠生存时间。其作用机制与线粒体保护有关，线粒体保护可能与 SIRT3-SOD2 通路的激活有关。这表明白藜芦醇苷可能是 SIRT3 的激活剂[26]。

⑨ 对蛋白激酶的作用。白藜芦醇苷对缺血缺氧下平滑肌细胞蛋白激酶 C（PKC）总的活性有调节功能，使病理性 PKC 异常改变恢复到接近正常。王月刚等研究发现白藜芦醇苷对缺血缺氧作用下的离体心肌细胞有保护作用，其机制可能是通过调节 PKC 的活性来发挥作用的。进一步研究证实，白藜芦醇苷对心肌 I/R 损伤的保护作用可以被 PKC 抑制剂所拮抗或减弱。实验发现，白藜芦醇苷加 PKC 抑制剂 CHE（chelerythrine）或 GF，可明显减弱白藜芦醇苷抗心律失常、减少心肌梗死面积、降低心肌损伤所释放的磷酸肌酐、乳酸脱氢酶含量的药理作用，并降低白藜芦醇苷升高的抗氧化应激超氧化物歧化酶、丙二醛的量。这提示 PKC 可能是白藜芦醇苷防治脑缺血、抗休克的分子机制之一[27]。

⑩ 对血管保护作用。a. 白藜芦醇苷可以显著改善高糖导致的血管内皮功能障碍，其可能是通过增加和增强血管组织内皮型一氧化氮合酶（NOS）的表达和活性，降低诱导型一氧化氮合酶（iNOS）的水平，从而形成良性 NO 释放增加，进而改善血管内皮功能。b. 对脂多糖诱导的内皮细胞损伤的保护效应，脂多糖可以显著增加人脐静脉内皮细胞间黏附分子 1 的表达，而白藜芦醇苷预处理可以改善脂多糖诱导的细胞间黏附分子 1 的上调。c. 从低氧所致大鼠肺微血管内皮细胞损伤的保护作用发现，白藜芦醇苷可显著增加低氧条件下内皮细胞的活性，改善低氧所致的乳酸脱氢酶活性升高，抑制血管内皮生长因子水平的升高及表达的增加，白藜芦醇苷在低氧环境下对内皮细胞有明显的保护作用。此外，长期进食高盐是导致高血压血管损伤的关键因素。白藜芦醇苷可以剂量依赖性抑制高盐导致的血压升高，降低高盐介导的氧化应激水平，降低内皮素 1 水平，升高 NO 水平，同时改善高盐形成的血管内皮依赖性舒张功能障碍和非内皮依赖性舒张功能障碍。

⑪ 抗血小板聚集作用。白藜芦醇苷在体内外都有抑制花生四烯酸、二磷酸腺苷和肾上腺素诱导的兔血小板聚集作用，其抑制强度随着白藜芦醇苷浓度的降低而减弱，存在量效关系，这对防治血栓栓塞性疾病有一定的应用价值。另外，注射白藜芦醇苷，可使烧伤大鼠的心输出量恢复至烧伤前的 91%，心室功能达 100%，全身外周阻力恢复到接近正常，大鼠成活率明显提高。主要原因是白藜芦醇苷静脉注射能促进微循环中出现动脉血流，减少烧伤后微血栓形成，改善微循环[28]。

⑫ 抗血栓形成作用。白藜芦醇苷对小鼠尾静脉注射花生四烯酸方法、电刺激大鼠颈动脉血栓形成方法和结扎大鼠下腔静脉方法三种血栓模型均显示出明显的抗血栓形成作用，且具有明显的剂量-效应关系。这表明白藜芦醇苷对动、静脉和微循环血栓形成有显著的对抗作用[29]。其作用机制是抑制凝血酶引起的血小板与中性粒细胞间的黏附作用和肉豆蔻佛波醇激活的中性粒细胞悬液引起的血小板聚集，表明白藜芦醇苷抑制血小板-中性粒细胞间的相互作用是其抗血栓形成的重要机制。

⑬ 对动脉血管的扩张作用。白藜芦醇苷有扩张肠系膜微血管的作用。1.71mmol/L 白藜芦醇苷可非竞争性抑制去甲肾上腺素收缩肺动脉。4.09mmol/L 及 5.12mmol/L 白藜芦醇苷可舒张兔离体肺动脉，5.12mmol/L 可舒张兔离体颈动脉。白藜芦醇苷对肺动脉的舒张作用可被 β-肾上腺素受体拮抗药普萘洛尔减弱。白藜芦醇苷可以使烧伤后收缩型血管转变为扩张型，减少血栓形成。此外，白藜芦醇苷能使烫伤的兔耳收缩型血管恢复为扩张型，毛细血管数增加，减少血栓形成，亦能使大鼠支气管微血管及肠系膜微血管扩张，有抑制血小板组胺诱导的兔主动脉条的收缩作用。11.4×10^{-3} mol/L 及 4.2×10^{-3} mol/L 白藜芦醇苷有显著抑制血小板诱导主动脉条收缩的作用。白藜芦醇苷使组胺收缩血管条量效曲线不平行右移，效能下降，具有非竞争性抑制组胺收缩血管作用[1]。

⑭ 抗动脉粥样硬化。白藜芦醇苷能显著减小颈动脉内膜-中膜厚度与斑块积分，降低血清基质金属蛋白酶1、金属蛋白酶1/金属蛋白酶1抑制因子的水平，并具有减少不稳定斑块的软斑数的趋势。有研究发现白藜芦醇苷连续灌胃 4 周可以显著降低高血脂大鼠的血清总胆固醇、总三酰甘油、高密度脂蛋白胆固醇、低密度脂蛋白胆固醇、载脂蛋白 B 以及脂质过氧化物的含量，从而使载脂蛋白 A1 降低，高密度脂蛋白胆固醇/血清总胆固醇以及载脂蛋白 A1/载脂蛋白 B 比值升高，提高高脂大鼠血清超氧化物歧化酶、谷胱甘肽过氧化物酶、过氧化氢酶的活性以及提高总抗氧化能力，发挥抗动脉粥样硬化作用[10]。

（2）对消化系统的影响

① 对胃损伤的保护作用。多种实验性胃黏膜损伤与氧自由基有关[30]。白藜芦醇苷可明显减轻损伤模型中的胃黏膜损伤指数，能明显降低胃组织脂质过氧化物含量，增加胃组织超氧化物歧化酶、谷胱甘肽过氧化物酶、一氧化氮和一氧化氮合酶水平。通过抑制胃缺血再灌注时氧自由基产生，提高组织抗氧化能力，对大鼠胃缺血再灌注损伤（GIRI）具有保护作用[31]。

② 对胃肠黏膜的保护作用。白藜芦醇苷对烫伤大鼠胃肠黏膜屏障具有保护作用，可使烫伤大鼠应激性胃肠黏膜损伤过程中升高的血浆神经肽 Y（NPY）与二胺氧化酶（DAO）含量降低，其作用机制可能与白藜芦醇苷的抗缩血管物质有关[32]。

何首乌水提物能明显抑制光化学反应诱导的大鼠肠系膜细静脉血栓形成。该作用可能与其抗氧化、抑制肥大细胞脱颗粒等密切相关[33]。

（3）对肺的保护作用

白藜芦醇苷对兔肺缺血再灌注损伤有明显的保护作用[34]。

（4）对肝脏保护作用

何首乌含有白藜芦醇苷等有效成分，其甲醇提取物（1～1000μg/mL）能够促进肝脏非实质细胞生长因子（HGF）的表达，能够抑制星状细胞的增殖，使原发性肝细胞增殖，使 Kuffer 细胞的吞噬能力加强。在使用何首乌甲醇提取物 [20mg/(kg·d)、23mg/(kg·d)、30mg/(kg·d)、37mg/(kg·d) 和 40mg/(kg·d)] 25d 后，HGF 表达增强，加强了肝细胞的增殖和再生能力，对于肝损伤有一定保护作用。何首乌水提物对于 CCl₄ 引发的大鼠肝损伤具有保护作用，其减轻肝损伤可能与减少脂质过氧化和调节炎症有关[35]。白藜芦醇苷对小鼠肝微粒体Ⅰ相酶没有明显作用，但能抑制Ⅱ相酶 UDPGT 和 GST[36]。

（5）对肾脏的保护作用

① 对肾缺血再灌注损伤的保护作用。白藜芦醇苷预处理对大鼠肾缺血再灌注损伤有一定预防作用[37]。

② 对糖代谢的影响。白藜芦醇苷能显著降低高脂高糖加小剂量链脲菌素（streptozocin，STZ，30mg/kg）诱导的实验性糖尿病大鼠模型抵抗模型的空腹血糖值、糖化血清蛋白和糖化血红蛋白水平，并增加肝糖原水平。其机制可能是白藜芦醇苷通过增加胰岛素受体底物（insulin receptor substrate，IRS）的磷酸化，进而激活了蛋白激酶B（protein kinase B，PKB/Akt）信号通路，Akt 激活后，磷酸化下游的糖原合成酶激酶（glycogen sythesis kinase-3，GSK-3），抑制其活性，促进糖原合成，同时，增加肝糖原代谢的关键酶葡萄糖激酶（glucokinase，GCK）的表达，降低糖质新生关键酶葡萄糖-6-磷酸酶（glucose-6-phosphatase，G6Pase）的表达，进而使肝糖原合成增加，输出减少，保持血糖的正常[38]。

白藜芦醇苷分别通过沉默信息调节因子 1-核因子 E2-抗氧化反应元件及鞘氨醇激酶 1-1-磷酸鞘氨醇信号通路，抑制糖基化终末产物诱导的纤维连接蛋白、转化生长因子以及细胞间黏附分子的表达，改善糖尿病模型的肾血管损伤程度[11]。X. Xie 等研究发现白藜芦醇苷能降低糖尿病大鼠模型的核因子-κB（nuclear factor-κB，NFκB）活性，及细胞外基质的聚积，之后又从体外研究发现白藜芦醇苷能显著降低高糖诱导肾小球系膜细胞（GMCs）的纤维连接蛋白（FN），细胞间黏附分子（intercellular adhesion molecule 1，ICAM-1）和 TGF-β 蛋白表达，NFκB 核转位及 DNA 结合活性。这表明白藜芦醇苷通过 NFκB 信号通路减少 GMCs 的 FN 表达，从而减轻糖尿病肾病病症[39]。

白藜芦醇苷对肾小管有一定的保护作用，其机制可能是通过抑制氧化应激，对高糖环境下近球小管的 Na^+,K^+-ATPase 活性有一定的恢复和保护作用。氧化应激损伤是造成糖尿病肾病（DN）并发症的重要因素之一。而白藜芦醇苷作为一种有效的抗氧化剂和抗血管药物，对 DN 的发展起到一定的抑制作用，其机制可能是抑制了 DN 本身的氧化损伤，保护了近球肾小管 Na^+,K^+-ATPase 的活性，使肾功能免受高糖环境的损害[40]。

4.对内分泌系统的影响

（1）对脂质代谢的影响

白藜芦醇苷能显著降低高脂高胆固醇喂养地鼠与兔的胆固醇（total cholesterol，TC）、甘油三酯（tryglyceride，TG）、低密度脂蛋白胆固醇（low density lipoprotein cholesterol，LDL-C）的血清水平，且能升高 LDL-C/HDL-C（high density lipoprotein cholesterol，高密度脂蛋白胆固醇）和 TC/HDL-C 的值。此外，J. Zhang 等发现，白藜芦醇苷能显著降低非酒精性脂肪肝大鼠模型的胆固醇、甘油三酯和游离脂肪酸（free fatty acid，FFA）水平，也能降低模型大鼠肝脏肿瘤坏死因子（tumor necrosis factor，TNF-α）和丙二醛的水平，降低固醇调节元件结合蛋白（sterol regulatory element-binding transcription factor，SREBP-1c）及其下游的脂肪生成因子，降低脂肪酸合酶（fatty acid synthase，FAS）、硬脂酰辅酶 A 去饱和酶（stearyl coenzyme A dehydrogenase-1，SCD1）的 RNA 水平，说明白藜芦醇苷对肝脂肪变性的保护作用机制可能与其降低肝脏 TNF-α 水平，肝脂质过氧化和 SREBP-1c 介导的脂质生成作用有关[41]。

（2）降血脂作用

白藜芦醇苷能减少大鼠肝中过氧化类脂化合物的堆积，降低血清中丙氨酸氨基转移酶（ALT）和天冬氨酸氨基转移酶（AST）的水平，降低脂质过氧化物（LPO）和减少血清FFA，阻止鼠肝内微粒体 ADP 和 NADPH 诱导过氧化物的生成。另外，白藜芦醇苷对血清 TG 和 HDL-C 的提高有一定抑制作用，表现为减小致动脉粥样硬化指数，还可减少鼠肝中 ^{14}C-软脂酸脂肪生成。同时，白藜芦醇苷也能减少缺血时重要脏器中的脂质过氧化物[42]。

5. 抗肿瘤作用

（1）白藜芦醇苷抗小鼠移植性肿瘤作用

白藜芦醇苷对小鼠移植性肿瘤具有明显抑制作用，并能使癌细胞增殖周期的细胞趋于同步化，有利于化疗药物的选择和合并使用[43]。

（2）白藜芦醇苷对人肝癌细胞凋亡的诱导作用

白藜芦醇苷主要以浓度依赖和时间依赖的方式抑制肝癌细胞增殖，诱导肝癌细胞凋亡，并主要通过抑制肝癌细胞和 FN 的黏附及其对基底膜基质的降解两个环节来抑制肝癌细胞的侵袭能力，可降低肝癌细胞的侵袭和转移能力。白藜芦醇苷可以抑制肝癌细胞的生长，诱导肝癌细胞的凋亡，改变肝癌细胞及细胞核形态，抑制肝癌细胞的侵袭能力[44]。

抑制肝癌 SMMC-7721 和 HepG-2 细胞的增殖和侵袭作用。高剂量白藜芦醇苷处理 SMMC7721 和 HepG-2 的同时，过表达肝癌细胞中异常高表达（HULC）能够逆转白藜芦醇苷引起的对细胞增殖的抑制，然而敲低 HULC 则能够更加有效地降低白藜芦醇苷对细胞增殖的抑制效果。这表明白藜芦醇苷能够通过调控 HULC 的表达抑制肝癌细胞的增殖和侵袭，二者具有协同作用[45]。

（3）对乳腺癌细胞转移潜能的影响

白藜芦醇苷可在体外抑制乳腺癌的迁移及侵袭能力，具有应用于乳腺癌临床治疗的潜能。白藜芦醇苷对乳腺癌细胞迁移及侵袭能力的抑制作用可能与白藜芦醇苷抑制 N-Cadherin 及增加 E-Cadherin 的表达有关[46]。

6. 免疫调节作用

白藜芦醇苷能够使小鼠淋巴细胞的增殖能力变强，在 $31.25 \sim 125 \mu g/mL$ 时明显提升小鼠 NK 细胞杀伤靶细胞的能力，增强小鼠脾细胞分泌 TNF 活性。

7. 抗炎作用

给药组与模型组比较，大鼠血清中 IL-2 的水平明显降低，血清中丙二醛（MDA）的水平也明显降低，组织形态学观察发现给药组大鼠慢性盆腔炎病理改变明显减轻。可以说明白藜芦醇苷对大肠杆菌所致大鼠慢性盆腔炎有明显治疗作用[47]。另外，马懿等人研究结果显示白藜芦醇苷可通过上调 SIRT1 表达提高抗巨噬细胞增殖的能力，减少 ox-LDL 诱导细胞内活性氧生成，抑制炎性因子表达[48]。

8. 抗氧化作用

体外抗氧化能力测试证实了 PD 具有良好的体外抗氧化能力；D-gal 致肝损伤模型说明了 PD 具有一定的抗 D-gal 致肝损伤的作用，其作用机制可能与提高机体的抗氧化能力、抑制炎症反应和抑制肝细胞凋亡有关[49]；另外，采用经典的酒精致肝损伤模型，证实了预先给予大鼠一定量的 PD 可缓解酒精对肝脏的损害，其作用机制可能是通过调节 CYP2E1、Nrf2/OH-1 和 TLR4/NFκB 等通路来降低机体的氧化应激水平和炎症反应来实现的[50]。

9.其他作用

（1）抗衰老作用

应用秀丽隐杆线虫的模型对白藜芦醇和白藜芦醇苷进行抗衰老活性研究，结果表明，白藜芦醇苷的抗衰老活性效果明显，白藜芦醇苷可在正常和氧化应激条件下显著延长线虫寿命，改善其运动行为，并提高其氧化耐受能力。同时，白藜芦醇苷可正向调节胰岛素信号通路中的 DAF-16 蛋白和下游抗氧化蛋白 SOD3 的表达。其延长寿命作用主要与胰岛素/胰岛素样生长因子-1 信号通路的调节作用有关[51,52]。

（2）对淋病、上呼吸道感染等疾病的作用

毛脉酸模主要含有白藜芦醇苷等成分，以根入药对淋病、上呼吸道感染性疾病、癣病和疮毒有确切疗效，具有抗真菌、抗病毒等作用。因具有周期短、可控性强、不受外界条件限制等优点，植物组织培养和大规模植物细胞培养已成为提高药用植物繁育速度、保持优良性状或改良品种及解决药用植物资源匮乏问题的最有前景的途径[53]。

（3）对鱼藤酮诱导的帕金森病的作用

白藜芦醇苷对鱼藤酮诱导的帕金森病具有一定保护作用，此作用与其增加体内抗氧化酶的活性，减少过氧化脂质的生成，上调硫氧还蛋白系统中的表达密切相关，并呈一定的剂量依赖性[54]。

（4）治疗高龄老年性急性冠脉综合征的疗效

中药虎杖在治疗高龄老年性急性冠脉综合征方面有一定疗效，而且该中药不良反应少，对患者的耐受性较好[55]。

（5）改善微循环作用

白藜芦醇苷可明显抑制烧伤休克模型大鼠血浆内肿瘤坏死因子含量的升高，减轻白细胞的附壁黏着和肺部损伤，改善微循环。

（6）改善血液流变学特性作用

采用皮下注射大剂量肾上腺素加寒冷刺激的方法制备大鼠急性血瘀模型，分别给予不同剂量、不同提取物的虎杖，观察用药后血液流变学指标。结果显示，虎杖水提取物能够降低全血黏度，改善红细胞变形性，降低纤维蛋白原的浓度；而醇提取物能够降低血浆黏度，改善血沉沉降速率。有研究者观察到白藜芦醇苷可显著降低急性血瘀模型大鼠的纤维蛋白原含量和血小板黏附率，并主要通过降低血浆黏度来降低全血黏度，从而显著改善大鼠血液循环[56]。

（7）对大鼠睾丸扭转缺血和再灌注损伤的保护作用

孙玉薇等[57] 选取 4 周龄雄性 SD 大鼠 36 只，随机分为 3 组：假手术组（A 组）、扭转复位组（B 组）、扭转复位＋白藜芦醇苷组（C 组）。B 组和 C 组大鼠建立睾丸扭转复位模型，A 组不扭转。扭转 4h 后复位睾丸，复位前 15min B 组腹腔注射生理盐水 1mL；C 组腹腔注射白藜芦醇苷 1mL（5.0mg/kg）。复位后 4h 处死所有动物取睾丸待测。以原位缺口末端标记法（TUNEL）检测生精细胞凋亡指数；化学比色法测定睾丸组织中总抗氧化能力（T-AOC）活性，羟胺法测定超氧化物歧化酶（SOD）活性，TBA 法测定丙二醛（MDA）含量；精密称重睾丸后睾丸组织苏木素-伊红（HE）染色观察组织形态变化。B 组 T-AOC ［(20.31±2.55) U/mg］、SOD ［(72.76±5.58) U/mg] 比 A 组 ［(33.62±3.29) U/mg］、［(165.33±5.42) U/mg] 明显降低，差异有统计学意义（$P<0.05$），而 C 组 T-AOC ［(30.05±2.08) U/mg］、SOD ［(103.15±14.16) U/mg] 较 B 组明显升高（$P<$

0.05)。B 组 MDA $[(42.38\pm8.94)$ U/mg$]$ 比 A 组 $[(11.51\pm1.89)$ U/mg$]$ 明显升高，差异有统计学意义（$P<0.05$），而 C 组 $[(23.87\pm4.47)$ U/mg$]$ 较 B 组明显减低（$P<0.05$）；C 组凋亡指数 $[(12.2\pm1.34)\%]$ 较 B 组显著下降（$P<0.05$）；B 组睾丸扭转复位后损伤的组织学改变较 A 组损伤明显；生精小管变薄，细胞脱落坏死。C 组的组织学改变较 B 组明显改善；生精小管变薄减少，细胞脱落坏死减少。这表明白藜芦醇苷可明显对抗睾丸扭转复位后的氧化损伤，对因睾丸扭转导致的缺血再灌注损伤具有保护作用。

（8）抑菌及抗艾滋病的作用

白藜芦醇苷对金黄色葡萄球菌、肺炎双球菌有抑制作用，还具神经保护作用、改善微循环作用等[58]。美国天然药物研究所研究发现白藜芦醇苷还具有抗艾滋病的作用[59]。

10. 药代动力学研究

白藜芦醇苷口服吸收较快，t_{max} 为 (20.80 ± 4.37) min；$t_{1/2}$ 为 (89.84 ± 27.52) min，CL 为 (0.42 ± 0.12) L/(kg·min)，说明白藜芦醇苷在血中清除较快，在大鼠体内很快消除，不易蓄积中毒，能与组织大量结合，而与血浆蛋白结合较少[60]。

白藜芦醇苷主要以苷元白藜芦醇的形式从粪中排出体外。在犬粪中可测到苷元白藜芦醇及苷元白藜芦醇的硫酸结合物，其中苷元白藜芦醇为主要代谢物，未测到白藜芦醇苷。苷元白藜芦醇在犬粪中排泄速率于给药后 $12\sim24h$ 时最大，达到 9.65mg/h；其累积排泄率为 39.3%，相当于白藜芦醇苷给药剂量的 67.2%[61]。

11. 毒性作用

白藜芦醇苷小鼠腹腔注射 LD_{50} 为 (1303.9 ± 199.4) mg/kg，对大鼠的亚急性毒性试验亦表明，可部分发生骨髓脂肪增生病和肝细胞坏死，但对肝功能无明显影响。50mg/kg、150mg/kg、700mg/kg 白藜芦醇苷给大鼠腹腔注射，连续 42d，各组部分动物均有不同程度的肝细胞坏死和腹膜炎症以及骨髓脂肪增生，大剂量组还可引起白细胞减少[42]。

【应用】

1. 治疗动脉粥样硬化

白藜芦醇苷具有抗动脉粥样硬化作用，并有助于稳定斑块[62]。

2. 其他应用

治疗皮炎、癣等过敏性疾病，对胃溃疡也可能有治疗作用。

参考文献

[1] 季宇彬，张翠.中药抗衰老有效成分药理与应用 [M].哈尔滨：黑龙江科学技术出版社，2001：268.

[2] 郭胜蓝，孙莉莎，欧阳石，等.虎杖苷对大鼠急性脑缺血再灌注损伤的保护作用 [J].时珍国医国药，2005，16（5）：414-416.

[3] Liamn X, Qin Y, Hossain S A, et al. Overexpression of Stat 3 C in pulmonaty epithelium protects against hypertoxic lung injury [J].Immunol, 2005，174（11）：7250-7256.

[4] 陈媛媛，王兴勇，胡语航，等.白藜芦醇对缺血再灌注损伤大鼠脑神经细胞凋亡的影响 [J].重庆医科大学学报，2007，32（11）：1147-1153.

[5] 田京伟，杨建雄，傅凤华，等.白藜芦醇苷对羟自由基所致大鼠脑线粒体氧化损伤的保护作用 [J].中国药理学通报，2003，19（11）：1287-1289.

[6] 金春华，刘杰，黄绪亮，等.虎杖苷对 VSMC 内钙信号的调节机制初探 [J].中国药理学通报，2000，16（2）：151-153.

[7] 季辉.白藜芦醇苷在缺血性脑血管病中的保护机制：上调 Gli1、Ptch1 及 SOD1 的表达，降低 NF-κB 的活性，改

善血脑屏障渗透性 [C] //中华医学会 (Chinese Medical Association)、中华医学会神经病学分会.中华医学会第十七次全国神经病学学术会议论文汇编 (下).中华医学会 (Chinese Medical Association)、中华医学会神经病学分会，2014：1.

[8] 纪叶.白藜芦醇苷对脑梗死大鼠脑组织 p53 和 Notch1 表达的影响及其神经保护作用的研究 [D].石家庄：河北医科大学，2011.

[9] 赵康.白藜芦醇苷对实验性脑缺血大鼠海马区的神经保护作用及其机制 [D].石家庄：河北医科大学，2011.

[10] 曲云霞.白藜芦醇苷对新生大鼠缺氧缺血性脑损伤远期学习记忆能力的改善及其机制的研究 [D].大连：大连医科大学，2010.

[11] 王君，方芳.虎杖苷在心脑血管系统的药理研究进展 [J].医学综述，2012，18 (13)：2105-2107.

[12] 王亚运，张琪.虎杖苷的药理作用研究进展 [J].医学综述，2017，23 (05)：989-991，996.

[13] 金春华，刘杰，黄绪亮，等.虎杖苷对心肌细胞收缩性的影响 [J].中国药理学通报，2000，16 (4)：400-402.

[14] 王卫华，肖红，陈科力，等.虎杖提取液抗柯萨奇病毒 B3 的实验研究 [J].湖北中医杂志，2001，23 (9)：4748-4750.

[15] 宋军华，王述昀，牟道玉，等.虎杖苷单体对急性病毒性心肌炎的影响 [J].滨州医学院学报，2008，31 (2)：95-98.

[16] Koyama T，Temma K，Akera T. Reperfusion-induced contracture develops with a decreasing $[Ca^{2+}]_i$ in single heart cells [J]. Am J Physiol，1991，261 (4 Pt 2)：1115-1122.

[17] 王月刚，金春华，吴平生.虎杖苷对缺血缺氧下心肌细胞蛋白激酶 C 的影响 [J].中国药理学通报，2007，23 (5)：590-593.

[18] 薛翔，金春华，李莉，等.虎杖苷对 LPS 感染大鼠心功能和心肌超微结构的影响 [J].中国实用医药，2008，3 (33)：3-4.

[19] 赵清，黄海潇，金春华.虎杖苷对 LPS 作用下心肌细胞 β-肾上腺素能受体的调节作用 [J].中国药理学通报，2004，20 (7)：769-771.

[20] 赵娟，李海英，王佐好，等.白藜芦醇苷对阿霉素致心肌损伤大鼠心肌超微结构的影响 [J].武警医学院学报，2010，19 (8)：629-634.

[21] 雷刚，夏建国，雷丹，等.高频率超声影像评价白藜芦醇苷改善急性心肌梗死大鼠心功能的效果 [J].中国老年学杂志，2017，37 (11)：2610-2612.

[22] 魏燕，周京京，张利萍，等.白藜芦醇苷对大鼠心室肌细胞 L-型钙电流的抑制作用 [J].中国药理学通报，2011，27 (10)：1478-1479.

[23] 丁文文.虎杖苷通过调控钙稳态和 Calcineurin/NFAT3 信号通路抑制心肌肥大 [D].广州：南方医科大学，2015.

[24] 赵克森.虎杖苷抗休克的机理研究 [J].微循环学杂志，2006，16 (2)：1-5.

[25] 季宇彬，张翠.中药抗衰老有效成分药理与应用 [M].哈尔滨：黑龙江科学技术出版社，2001：269-271.

[26] 杨亚婷.虎杖苷通过激活 SIRT3 介导的线粒体保护减轻失血性休克小肠损伤 [D].广州：南方医科大学，2016.

[27] 王月刚，金春华，吴平生.虎杖苷对缺血缺氧下心肌细胞蛋白酶 C 的影响 [J].中国药理学通报，2007，23 (5)：590-593.

[28] 王瑜，孙晓东，于小江，等.虎杖苷抗血栓形成及改善微循环的研究 [J].陕西中药，2003，24 (7)：663-665.

[29] 陈鹏，杨丽川，雷伟亚，等.虎杖苷抗血栓形成作用的实验研究 [J].昆明医学院学报，2006，27 (1)：10-12.

[30] 马燕，金家宏，赵维中，等.栀子总苷对阿司匹林致胃黏膜损伤的保护作用的研究 [J].安徽医科大学学报，2004，39 (5)：354-356.

[31] 郭洁云，赵维中，朱文庆，等.虎杖苷对胃缺血再灌注损伤的保护作用 [J].安徽医科大学学报，2006，41 (6)：670-672.

[32] 杨惠玲，武继军，史建伟.虎杖苷对烫伤大鼠胃肠黏膜的保护作用 [J].亚太传统医药，2008，4 (7)：23-24.

[33] 芦瑀，刘育英，刘涟祎，等.何首乌水提物对光化学反应诱导的大鼠肠系膜细静脉血栓形成的抑制作用 [J].微循环学杂志，2012，22 (02)：6-8，16.

[34] 王方岩，王万铁，张晓隆，等.虎杖貳在兔肺缺血再灌注损伤中的保护作用 [J].温州医学院学报，2005，35 (2)：85-87.

[35] 袁炜.何首乌的化学成分研究 [D].北京：北京中医药大学，2017.

[36] 袁靖，赵军宁，李祖伦.虎杖苷对小鼠肝细胞色素 P450 和 II 相酶的影响 [J].中药药理与临床，2007，23 (2)：

12-14.

[37] 费洁，解珂，陶富盛.虎杖苷对大鼠肾缺血-再灌注损伤 NF-κB、MPO 表达的影响 [J].临床麻醉学杂志，2009，25（6）：511-513.

[38] 郝洁，王淑君，梁艳，等.虎杖苷调节糖脂代谢及心肾保护作用研究进展 [J].中药药理与临床，2016，32（03）：201-204.

[39] Xie X，Peng J，Huang K，et al. Polydatin ameliorates experimental diabetes-induced fibronectin through inhibiting the activation of NF-kappaB signaling pathway in rat glomerular mesangial cells [J]. Mol Cell Endocrinol，2012，362（1-2）：183-193.

[40] 周文宾，姚君，王建尧，等.白藜芦醇苷对糖尿病大鼠肾脏氧化应激水平及 Na^+-K^+-ATPase 活性的影响 [J].中国药理学通报，2013，29（11）：1625-1626.

[41] Zhang J，Tan Y，Yao F，et al. Polydatin alleviates non-alcoholic fatty liver disease in rats by inhibiting the expression of TNF-alpha and SREBP-1c [J]. Mol Med Rep，2012，6（4）：815-820.

[42] 孙维广，廖慧丽，黄兆胜.蓼属药用植物化学与药理 [J].国外医药-植物药分册，2001，16（3）：101-103.

[43] 王佾先，亢寿海，张琴芬，等.白藜芦醇苷的抗癌作用及对癌细胞周期的影响 [J].浙江中西医结合杂志，2003，13（5）：287-288.

[44] 陈佳丽.白藜芦醇苷对人肝癌细胞 HepG2 细胞株凋亡的促进作用的实验研究 [D].广州：南方医科大学，2017.

[45] 孙海榕，王璐瑜，王忠鑫.白藜芦醇苷通过抑制长链非编码 RNA HULC 表达抑制肝癌 SMMC-7721 和 HepG2 细胞的增殖和侵袭 [J].中国生物化学与分子生物学报，2016，32（05）：561-568.

[46] 张玉松，庄志祥，焦旸，等.白藜芦醇苷对乳腺癌细胞转移潜能影响观察 [J].中华肿瘤防治杂志，2014，21（22）：1788-1793.

[47] 黄慧辉.菝葜抗炎有效成分在大鼠肠外翻试验中的吸收特性考察及其药代动力学研究 [D].武汉：湖北中医药大学，2016.

[48] 马懿，阮云军，王玉筵，等.白藜芦醇苷通过上调 SIRT1 抑制氧化低密度脂蛋白诱导的 THP-1 巨噬细胞增殖和炎性因子表达 [J].细胞与分子免疫学杂志，2018，34（03）：193-198.

[49] 朱立贤，金征宇，罗欣.白藜芦醇和白藜芦醇苷抗氧化作用的研究 [J].食品研究与开发，2007，28（5）：22-25.

[50] 许烈强.虎杖苷对 D-半乳糖和酒精致肝损伤的保护作用及机制研究 [D].广州：广州中医药大学，2017.

[51] 陈爽.栽培虎杖中白藜芦醇苷提取分离及其抗衰老初探 [D].吉首：吉首大学，2012.

[52] 杨晖，等.微流控芯片用于模式生物衰老研究 [J].分析测试学报，2014，33（03）：306.

[53] 徐明远，王谦博，崔红花，等.毛脉酸模愈伤组织诱导及生物活性成分分析 [J].中医药学报，2017，45（03）：41-44.

[54] 陈玉嫔.一：iNOS 在高脂饮食诱导的学习记忆缺失中的作用及机制研究 二：白藜芦醇苷对鱼藤酮诱导帕金森病的保护作用及机制研究 [D].广州：南方医科大学，2013.

[55] 袁鑫，卢志坚，刁雄先.中药虎杖治疗高龄老年性急性冠脉综合征的疗效分析 [J].临床医学工程，2013，20（02）：223-224.

[56] 雷刚，夏建国，雷丹，等.高频率超声影像评价白藜芦醇苷改善急性心肌梗死大鼠心功能的效果 [J].中国老年学杂志，2017，37（11）：2610-2612.

[57] 孙玉薇，朱孝娟，崔清波.白藜芦醇苷对大鼠睾丸扭转缺血和再灌注损伤的保护作用 [J].实用预防医学，2018，25（05）：625-627.

[58] 舒友琴，陈敏.白藜芦醇和白藜芦醇苷研究进展 [J].郑州牧业工程高等专科学校学报，2003，23（4）：245-248.

[59] 高守红，杨少麟，范国荣.虎杖苷的研究进展 [J].药学实践杂志，2005，23（3）：145-147.

[60] 吕春艳，张兰桐，袁志芳，等.虎杖苷在大鼠体内的药动学特点和组织分布研究 [J].中草药，2007，38（2）：235-238.

[61] 苏美英，梅如冰，隋忠国，等.白藜芦醇苷及其代谢物在 Beagle 犬体内的排泄动力学研究 [J].中国药房，2017，28（25）：3514-3517.

[62] 刘龙涛，吴敏，张文高，等.虎杖苷对颈动脉粥样硬化斑块稳定性的干预研究 [J].北京中医药，2009，28（3）：172-174.

柴胡皂苷 A
Saikosaponin A

【CAS】　20736-09-8

【化学名】　(3β,4α,16β)-13,28-环氧-16,23-二羟基油酸酯-11-烯-3-基-6-脱氧-3-O-β-D-吡喃葡萄糖基-β-D-吡喃半乳糖苷

【结构式】

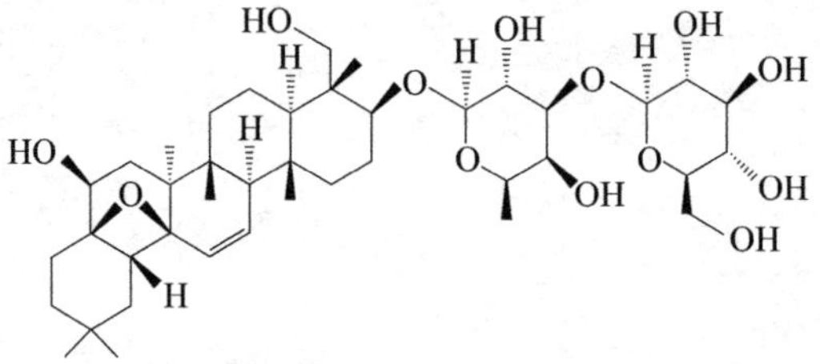

【分子式与分子量】　$C_{42}H_{68}O_{13}$；780.96

【来源】　伞形科植物柴胡 *Bupleurum chinense* DC. 或狭叶柴胡 *Bupleurum scorzonerifolium* Willd. 、阿尔泰柴胡 *B. falcatum* Ledeb. 干燥根。

【理化性质】　结晶粉末。熔点 22.5~32℃。易溶于水、稀醇，特别是热水和热醇，在丁醇和戊醇中溶解性大，难溶或不溶于苯、乙醚、氯仿等溶剂。Molish 反应呈阳性，Lieberman-Burchard 反应产生紫色。

【药理作用】

1. 对中枢神经系统的影响

（1）镇静作用

柴胡皂苷 A（SSA）有明显的镇静作用，能延长环己巴比妥钠作用下的小鼠的睡眠时间。

（2）抗惊厥作用

柴胡皂苷 A 具有良好的抗小鼠最大电休克发作（MES）惊厥的作用，且存在一定的量效关系[1]。

（3）抗抑郁作用

柴胡皂苷 A 具有疏肝解郁作用，是治疗郁证的要药。动物实验表明，柴胡总皂苷既能逆转由皮质酮损伤导致的小鼠抑郁样行为以及学习记忆障碍，又能改善利血平诱导的抑郁小鼠的体征变化和行为学表现[2,3]。Seo Mi Kyoung 等[4]研究了柴胡水提物在分子水平的抗抑郁作用机制，认为柴胡水提物能够激活大脑皮层脑源性神经营养因子（BDNF）的生物合成和增加环磷酸腺苷反应元件结合蛋白（CREB）的表达，从而激活 PI3K/Akt/GSK-3β 信号通路。

（4）对抑郁模型大鼠海马神经细胞凋亡的保护作用

柴胡皂苷 A 抗抑郁症的作用机制可能与其促进海马区 BDNF 蛋白与 mRNA 的活性和表达，进而减少神经细胞凋亡有关[5]。

（5）对大鼠急性脊髓损伤的神经保护作用

柴胡皂苷 A 通过抑制 NFκB 信号通路和 AQP4 蛋白的表达，减轻急性脊髓损伤后机体炎性反应和组织水肿，从而具有一定保护神经的功能[6]。

（6）对发热大鼠的降温作用

柴胡皂苷 A 降低 IL-1β 的致热作用可通过降低下丘脑 cAMP 的分泌和 PKA 的活性，抑

制胞浆信号转导通路 PKA 系统实现[7]。柴胡皂苷 A 的降温作用可能与 EP3 信号转导通路中 AC、cAMP、PKA、NFκB 的表达量降低有关；柴胡皂苷 A 可能是通过抑制 EP3 信号转导通路而发挥降温作用[8]。

（7）对脑损伤大鼠认知功能的影响

SSA 能够明显改善创伤性脑损伤大鼠认知功能，其机制可能与其激活 cAMP/CREB 信号通路及上调 BDNF 的表达有关[9]。

（8）对创伤性脑水肿的保护作用

与损伤加生理盐水组比较，损伤加柴胡皂苷组的神经功能损伤评分降低，脑含水量降低，TNF-α 和 IL-6 含量下降明显，水通道蛋白 4 的表达减少。柴胡皂苷可改善颅脑创伤后的脑水肿情况，起到神经保护的作用[10]。

（9）对难治性癫痫大鼠多药耐药蛋白 P-糖蛋白（P-gp）表达的影响

柴胡皂苷 A 低、中、高剂量均可降低大鼠颞叶皮层、海马区 P-gp 的表达，其效果呈剂量依赖性，高剂量组效果明显[11]。

（10）抗癫痫作用

与对照组相比，加入柴胡皂苷 A 组的大鼠痫性发作均有不同程度的减轻，表示柴胡皂苷 A 能减轻难治性癫痫大鼠的痫性发作，有明显的抗癫痫作用[12]。

2. 对内脏系统的影响

（1）平喘作用

静脉注射柴胡皂苷 A 1mg/mL 对被动皮肤过敏大鼠模型能显著抑制过敏反应，并与剂量呈正相关，当 10mg/kg 时抑制作用最大达 60%，3～10mg/kg 也可抑制豚鼠的过敏性支气管收缩，对组胺引起的支气管收缩也有一定的缓解作用，表明柴胡皂苷有抗过敏性哮喘作用，其机制兼有抗组胺和抑制过敏介导物质，也可能包括其他作用机制[13]。

（2）对肝脏保护作用

从柴胡根中提取分离柴胡皂苷 A，能抑制 CCl_4 对大鼠的肝毒作用，使过氧化脂质含量降低，而肝脏中 TG 含量降低说明具有保护肝细胞损伤和促进肝脏中脂质代谢作用。

3. 对内分泌系统的影响

大鼠饲以高胆固醇食物能引起高脂血症，以柴胡皂苷 A 每日 0.2mg/100g 腹腔注射 7d，有显著降低血脂的作用，其中降三酰甘油比甘草甜素作用强，而降胆固醇作用则较后者弱。肌内注射柴胡皂苷 A 能增加葡萄糖-^{14}C 肝脂肪和胆固醇的形成；能降低大鼠由于喂饲胆固醇而升高的血浆胆固醇、三酰甘油和磷脂水平，还能加速腹腔注射的胆固醇-^{14}C 和它的代谢物的粪便排泄，增加 ^{14}C（胆汁酸-^{14}C 和中性甾醇-^{14}C 的总和）由粪便排出。因而推测柴胡皂苷 A 降低血浆胆固醇的作用机制，是增加胆汁和粪便排出量来实现的。

4. 抗病原微生物作用

小鼠感染铜绿假单胞菌之前（1d、4d、7d）腹腔或静脉注射柴胡皂苷 A 对小鼠有良好保护作用，此作用与皂苷增强巨噬细胞功能有关。同时，柴胡皂苷 A 50μg/mL 对流感病毒 A_2 的体外抑制率为 69%。

柴胡皂苷 A 抑菌效果优于阳性对照组（$P<0.01$）；表明柴胡皂苷 A 对幽门螺杆菌（Hp）有抑制作用[14]。

5. 抗肿瘤作用

① 10～20μmol/L 柴胡皂苷 A 作用 48h，鼻咽癌细胞中细胞外调节蛋白激酶（ERK）蛋

白磷酸化水平明显降低，与对照组相比，$10\sim20\mu mol/L$ SSA 处理的鼻咽癌细胞凋亡细胞数明显增加，且随着 SSA 浓度的增加，凋亡细胞数也相应增多。其机制可能与抑制 ERK 蛋白磷酸化表达有关[15]。

② 柴胡皂苷 A 可明显抑制 Huh7 细胞增殖，促进细胞凋亡，增加胞质内自噬小体形成数量，上调 Bax、LC3B-Ⅱ、Beclin1、Apg12-Apg5 的表达，下调 Bcl-2、PCNA 的表达。这说明，柴胡皂苷 A 体外诱导 Huh7 细胞凋亡的同时上调了细胞自噬水平[14]。

③ 柴胡皂苷 A 可抑制 C_6 大鼠神经胶质瘤细胞的增殖，能诱导 C_6 神经胶质瘤细胞分化成星形胶质细胞或少突神经胶质细胞，并能改变其细胞形态。柴胡皂苷 A 可以显著增加谷氨酰胺合成酶、$2',3'$-环核苷-37-磷酸水解酶[16]。柴胡皂苷 A 50mg/mL 可抑制肝、胰腺肿瘤细胞的生长和 DNA 的合成[17]。柴胡皂苷 A 还可以降低实体肿瘤细胞分子黏附而达到显著抑制肿瘤的作用[18]。

6. 免疫调节作用

柴胡皂苷 A 可增加小鼠 T 淋巴细胞、B 淋巴细胞的活性及 IL-2 的分泌水平[18]，还可以使血浆中 IgA、IgG、IgM 水平提高。柴胡皂苷 A 可抑制磷脂酰肌醇 3-激酶/丝氨酸-苏氨酸蛋白激酶信号通路（PI3K/AKT），从而抑制 T 淋巴细胞的增殖与活化，抑制 T 细胞发挥免疫功能[19]，亦有研究表明柴胡皂苷对动物的胸腺有一定的抑制作用，可使机体的免疫功能下降[20]。

7. 抗炎作用

（1）柴胡皂苷具有皮质酮激素作用

柴胡皂苷对许多炎症过程，包括渗出、毛细血管通透性、炎症介质释放、白细胞游走和结缔组织增生等都有影响[21]。柴胡皂苷 A 显著抑制三磷酸腺苷诱发的血小板聚集，与阿司匹林作用相当，且以剂量依赖的方式抑制内源性花生四烯酸生成血栓素[22]。柴胡皂苷 A 具有抗渗出和抗肉芽肿作用[23]。大鼠去两侧肾上腺后，柴胡皂苷对乙酸引起的小鼠腹腔渗出具有明显的抑制作用。由此认为其抗炎作用与垂体-肾上腺轴系有一定关系[24]。实验进一步证明，腹腔注射柴胡皂苷 A 300min 后血浆皮质酮大量增加，而且随柴胡皂苷剂量增加，肾上腺质量也不同程度增加[25]。柴胡皂苷 A 通过影响急性脊髓损伤早期炎症因子的表达减轻继发性免疫炎症反应，从而改善机体免疫功能，其中 10mg/kg 组效果最好，且该药物可能部分通过脊血屏障[26]。

8. 其他作用

（1）对蛋白质代谢的影响

柴胡皂苷 A、柴胡皂苷 C、柴胡皂苷 D 混合物（3：2：2）每日按 100g 体重肌内注射 2mg，连续 4d，能明显增加大鼠肝切片蛋白质生物合成，使亮氨酸-^{14}C 掺入蛋白质明显增加。

（2）治疗银屑病的作用

柴胡皂苷 A 对银屑病体外细胞模型的增殖有抑制作用，且 HaCa T 细胞的存活率与柴胡皂苷 A 干预浓度呈负相关，进而推测柴胡对银屑病有治疗效果[27]。

（3）对内毒素诱导子痫前期大鼠模型的影响

柴胡皂苷 A 能够抑制脂多糖（LPS）诱导的孕鼠血压及尿蛋白升高，抑制子痫前期的发生[28]。

（4）对应激 PC12 细胞自噬功能调节的作用

柴胡皂苷 A 能有效缓解模型组的自噬流被抑制的状态,提高细胞自噬活性,从而提高细胞活性[29]。

(5) 对大鼠胰腺星形细胞 I 型胶原和 MMP13 表达的影响

柴胡皂苷 A 能够减少胰腺星形细胞 I 型胶原分泌,诱导 MMP13 的表达,促进胶原降解[30]。

(6) 柴胡皂苷 A 对 HaCa T 细胞的增殖的作用

柴胡皂苷 A 对 HaCa T 细胞的增殖有影响,且柴胡皂苷 A 干预下 HaCa T 细胞的存活率与干预时间及浓度在一定范围内呈负相关[31]。

9.药代动力学研究

肌内注射[14]C 标记的柴胡皂苷 A,检查粪便和尿中的排泄情况表明,柴胡皂苷 A 在 2d 内和 7d 内从粪便中的排泄量为 50%。柴胡皂苷口服消化道吸收较差,为达到相同的抗炎作用效果,口服剂量要比肌内注射量加大 10 倍。

10.毒性作用

柴胡皂苷毒副作用很低,总皂苷小鼠口服的 LD_{50} 为 4.7g/kg,肌内注射为 0.112g/kg,豚鼠肌内注射 LD_{50} 为 0.583g/kg[32]。柴胡皂苷 A 具有明显的溶血作用,在一定浓度范围内,其溶血作用能为腺嘌呤、肌酐所抑制。腹腔注射柴胡皂苷 A 的小鼠急性毒性大,毒性反应更加强烈,进一步证实了柴胡皂苷 A 是柴胡总皂苷和柴胡产生毒性的主要化学成分之一。其在体内蓄积毒性的"量-时-毒"关系以及在体内、外的生物转化过程,毒性作用部位、机制,还有待于进一步深入研究[33]。

参考文献

[1] 谢炜,鲍勇,于礼建.柴胡总皂苷及柴胡皂苷 a、c、d 对 MES 惊厥小鼠的影响 [J].中药药理与临床,2006,22(1):39-40.

[2] 杨久山,张楠,宋铭晶,等.柴胡总皂苷对小鼠抑郁样行为及学习记忆障碍的改善作用 [J].中国实验方剂学杂志,2016,22(24):134.

[3] 刘佳莉,苑玉和,秦海林,等.柴胡提取组分抗抑郁作用的研究 [J].中药新药与临床药理,2011,22(6):624.

[4] Seo M K,Song J C,Lee S J,et al. Antidepressant-like effects of Bupleuri Radix extract [J]. Eur J Integra Med,2012,4:e392.

[5] 董海影,张静艳,柏青杨,等.柴胡皂苷 A 对抑郁模型大鼠海马神经细胞凋亡的保护作用 [J].中国老年学杂志,2015,35(07):1935-1937.

[6] 朱双龙,段会全,刘英富,等.柴胡皂苷 a 对大鼠急性脊髓损伤的神经保护作用与机制研究 [J].中国修复重建外科杂志,2017,31(07):825-829.

[7] 孙晓卉,杨志航,孙大宇,等.柴胡皂苷 A 对发热大鼠的降温作用及与 cAMP、PKA 的相关性 [J].中华中医药学刊,2016,34(10):2534-2536.

[8] 孙晓卉.柴胡皂苷 A 降温作用与 AC、cAMP、PKA、NF-κB 关系的实验研究 [D].沈阳:沈阳医学院,2018.

[9] 张列亮,应俊,华福洲,等.柴胡皂苷 A 通过 cAMP/CREB 信号通路对脑损伤大鼠认知功能的影响 [J].临床麻醉学杂志,2016,32(05):484-487.

[10] 茹翔,朱振丹,郝淑煜,等.柴胡皂苷 a 对创伤性脑水肿的保护作用 [J].中国医刊,2014,49(07):65-67.

[11] 谢炜,陈伟军,孟春想,等.柴胡皂苷 a 对难治性癫痫大鼠多药耐药蛋白 P-糖蛋白表达的影响 [J].中国实验方剂学杂志,2013,19(09):229-232.

[12] 谢炜,孟春想,史国军,等.柴胡皂苷 a 对难治性癫痫大鼠痫性发作的影响 [J].热带医学杂志,2012,12(04):382-385.

[13] Park K H. Park J. Koh D. Effect of saikosaponin-A，a triterpenoid glycoside，isolated from Bupleurum falcatum on experimental allergic asthma [J]. Phytother Res，2002，16（4）：359-363.

[14] 涂仪军、陈雪剑，但汉雄，等.加味小柴胡汤有效成分抑制幽门螺杆菌的研究 [J]. 中国药师，2018，21（09）：1559-1562.

[15] 王薇.柴胡皂苷 A 诱导鼻咽癌细胞凋亡及其机制研究 [J]. 环球中医药，2014，7（08）：587-590.

[16] Tsai Y J，Chen I L，Horng L Y，et al. Induction of differentiation in rat C6 glioma cells with Saikosaponins [J]. Phytother Res，2002，16（2）：117-121.

[17] Motoo Y，Sawabu N. Antitumor effects of saikosaponins，baicalin and baicalein on human hepatoma cell lines [J]. Cancer Lett，1994，86（1）：91-95.

[18] Ahn B Z. Yoon Y D. Lee Y H. Inhibitory effect of Bupleuri Radix saponins on adhesion of some solid tumor cells and relation to hemolytic action：screening of 232 herbal drugs for anti-cell adhesion [J]. Planta Med，1998，64（3）：220-224.

[19] He D，Wang H，Xu L，et al. Saikosaponin-a attenuates oxidized LDL uptake and prompts cholesterol efflux in THP-1 cells [J]. J Cardiovasc Pharmacol，2016，67（6）：510-518.

[20] Zhang F，Chen L，Jin H，et al. Activation of Fas death receptor pathway and Bid in hepatocytes is involved in saikosaponin D induction of hepatotoxicity [J]. Environ Toxicol Pharmacol，2016，41：8-13.

[21] 阴健，郭力弓.现代中药研究与临床应用 [M].北京：学苑出版社，1993：542.

[22] 谢东浩，蔡宝昌，安益强，等.柴胡皂苷类化学成分及药理作用研究进展 [J].南京中医药大学学报，2007，23（1）：63-65.

[23] 郭继贤，潘胜利，李颖，等.中国柴胡属 19 种植物挥发油化学成分的研究 [J].上海医科大学学报，1990，17（4）：278-282.

[24] 贾奇，张如意.柴胡属植物中皂甙化学研究进展 [J].药学学报，1989，24（12）：961-971.

[25] 于庆海.柴胡皂甙的抗炎作用初探 [J].沈阳药学院学报，1986，3（1）：14-16.

[26] 朱双龙，陈旭义，段会全，等.柴胡皂苷 a 影响大鼠急性脊髓损伤后机体炎症水平表达的实验研究 [J].天津医科大学学报，2017，23（04）：300-303.

[27] 王勇德，宋幸幸，张芳，等.柴胡皂苷 a 对 HaCaT 细胞增殖影响的研究 [J].山东中医杂志，2018，37（07）：607-610.

[28] 杨永康，张森芳，杨静，等.柴胡皂苷 A 对内毒素诱导子痫前期大鼠模型的影响 [J].现代中西医结合杂志，2018，27（14）：1494-1496.

[29] 黎颖贤.柴胡皂苷 A 与芍药苷对应激 PC12 细胞自噬功能调节的机制研究 [D].广州：广州中医药大学，2016.

[30] 仇新宁，崔立华，张淑坤.柴胡皂苷 a 对大鼠胰腺星状细胞Ⅰ型胶原和 MMP13 表达的影响 [J].医学理论与实践，2016，29（17）：2997-2998，3001.

[31] 王勇德.柴胡皂苷 a 对 HaCaT 细胞增殖的影响 [D].济南：山东中医药大学，2016.

[32] 中国医学科学院药物研究所，等.中药志（第二册）[M].第 2 版.北京：人民卫生出版社，1993：486.

[33] 李晓宇，窦立雯，孙蓉.柴胡皂苷 d 对小鼠急性毒性实验研究 [J].中国药物警戒，2014，11（12）：705-708.

柴胡皂苷 D
Saikosaponin D

【CAS】 20874-52-6

【化学名】 (3β,4α,16α)-13,28-环氧-16,23-二羟基油酸酯-11-烯-3-基-6-脱氧-3-O-β-D-吡喃葡萄糖基-β-D-吡喃半乳糖苷

【结构式】

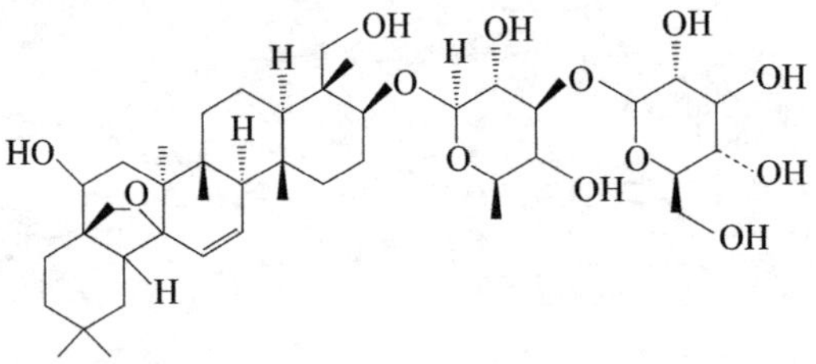

【分子式与分子量】 $C_{42}H_{68}O_{13}$；780.96

【来源】 伞形科植物柴胡 *Bupleurum chinense* DC. 或狭叶柴胡 *Bupleurum scorzoneri-folium* Willd. 干燥根。

【理化性质】 白色粉末。熔点 212~218℃。无紫外最大吸收峰。Molish 反应呈阳性，Lieberman-Burchard 反应产生紫色。

【药理作用】

1. 对中枢神经系统的影响

(1) 对脑缺血再灌注损伤大鼠的保护作用

研究表明，与假手术组相比，模型组大鼠神经功能损伤评分显著升高，差异有统计学意义 ($P<0.01$)；药物组神经功能损伤评分显著降低，差异有统计学意义 ($P<0.01$)。与假手术组相比，模型组脑组织、血清中丙二醛 (MDA) 含量增加，差异有统计学意义 ($P<0.01$)，过氧化氢酶 (CAT)、超氧化物歧化酶 (SOD)、谷胱甘肽过氧化物酶 (GSH-Px) 活性降低，差异有统计学意义 ($P<0.01$)；药物组脑组织、血清中 MDA 含量降低，差异有统计学意义 ($P<0.05$)，CAT、SOD、GSH-Px 活性增强，差异有统计学意义 ($P<0.05$)。柴胡皂苷 D (70mg/kg) ＋黄芩苷组 (30mg/kg) 抗氧化酶作用显著。这表明柴胡皂苷 D 联合黄芩苷对脑缺血再灌注损伤大鼠的保护作用可能通过抗氧化作用、维持 Th1/Th2 细胞平衡、抑制短暂性大脑中动脉梗死的动物模型 (MCAO) 大鼠二磷酸腺苷核糖多聚酶 1 (PARP-1) 表达、降低 NAD^+ 消耗来实现[1-4]。

(2) 对铝暴露条件下人神经元细胞磷酸化 Tau 蛋白水平的影响

与对照组相比，铝暴露组细胞中磷酸化 Tau 蛋白明显增高 ($P<0.05$)，在加入不同浓度的柴胡皂苷 D (SSD) 后，与铝暴露组细胞相比较，磷酸化 Tau 蛋白水平明显降低 ($P<0.05$)，并呈剂量依赖关系。这表明 SSD 可以抑制铝暴露诱导的神经元细胞 Tau 蛋白过度磷酸化[5]。

2. 对内脏系统的影响

(1) 对消化系统的影响

芍药苷通过 Caco-2 细胞单层的转运量 4h 内随时间延长呈线性增大，其吸收渗透系数较小，浓度为 20μmol/L、50μmol/L、100μmol/L 时，吸收渗透系数分别为 (0.98±0.10)×10^{-6}cm/s、(0.92±0.09)×10^{-6}cm/s、(0.89±0.04)×10^{-6}cm/s；芍药苷与柴胡皂苷 A、柴胡皂苷 D 配伍后，吸收渗透系数与单体比较分别增加了 2.37 倍和 2.54 倍，且试验后细胞

电阻有显著降低。这表明柴胡皂苷 A、柴胡皂苷 D 能促进芍药苷的肠道吸收，可能与柴胡皂苷能打开 Caco-2 细胞间的紧密连接有关[6]。

（2）对呼吸系统的影响

① 柴胡皂苷 D 能够抑制肺纤维化进展，机制可能与下调血管内皮生长因子（VEGF）、上调色素上皮衍生因子的表达有关。地塞米松组、咖啡酸苯乙酯（CAPE）组和 CAPE＋SSD 组小鼠存活率均高于博来霉素组（$P<0.05$）；CAPE＋SSD 组小鼠肺泡炎和肺纤维化程度较博来霉素组明显减轻。地塞米松组、CAPE 组和 CAPE＋SSD 组中肺组织羟脯氨酸、丙二醛含量和血清丙二醛含量均明显低于博来霉素组（$P<0.05$），肺组织和血清 SOD 含量均明显高于博来霉素组（$P<0.05$）；其中，与 CAPE 组相比，CAPE＋SSD 组肺组织羟脯氨酸、SOD 含量明显增高，肺组织和血清丙二醛含量明显降低（$P<0.05$）。这表示 CAPE 与 SSD 联合应用有较明显的抗肺纤维化作用，其机制可能与抗脂质过氧化作用有关[7]。根据噻唑蓝（MTT）结果绘制的细胞生长曲线，提示柴胡皂苷 D 能抑制人胚肺成纤维细胞增殖，且在 $0\sim10.0\mu g/mL$ 浓度范围内呈浓度依赖性；流式细胞术检测细胞周期，发现细胞周期能被柴胡皂苷 D 阻滞在 G_1 期，其中 $10\mu g/mL$ 浓度时阻滞作用更为显著；反转录聚合酶链反应（RT-PCR）检测 4 组细胞 TGF-β_1 mRNA 表达，结果表明柴胡皂苷 D 浓度依赖性地抑制了细胞分泌 TGF-β_1。这表明柴胡皂苷 D 抑制了人胚肺成纤维细胞增殖，其机制可能与阻滞细胞周期及抑制 TGF-β_1 分泌有关[8]。

② 对治疗咳嗽变异性哮喘的作用。研究表明，与正常组比较，模型组豚鼠均出现阵发性咳嗽、喷嚏、呼吸急促、躁动不安等表现，豚鼠咳嗽次数明显增加（$P<0.01$），嗜酸性粒细胞明显增多（$P<0.01$），血清 IL-5 和 TNF-α 水平均明显增高（$P<0.05$）；给予相应药物干预之后，柴胡皂苷 D 组和激素组豚鼠咳嗽次数明显减少，嗜酸性粒细胞明显减少，血清 IL-5 和 TNF-α 水平均明显降低，与模型组比较，差异均有统计学意义（$P<0.05$，$P<0.01$）。这表明柴胡皂苷 D 可能通过降低咳嗽变异性哮喘（CVA）豚鼠 IL-5 和 TNF-α 的表达，达到治疗 CVA 的目的[9]。

（3）对肝脏保护作用

研究表明模型组小鼠肝组织中 SOD 的含量明显低于柴胡皂苷组，柴胡皂苷组小鼠肝组织中 SOD 的含量明显低于空白对照组，差异具有统计学意义（$P<0.05$，$P<0.01$）；柴胡皂苷组小鼠肝组织中 MDA 含量明显低于空白对照组、模型组，差异具有统计学意义（$P<0.01$，$P<0.05$）；柴胡皂苷组小鼠肝组织中 TNF、IL-8 的含量明显低于空白对照组、模型组，差异具有统计学意义（$P<0.05$，$P<0.01$），表明柴胡皂苷 D 对刀豆蛋白 A（ConA）所致的小鼠免疫性肝损伤有较好的保护作用[10]。研究表明模型鼠中血清透明质酸（HA）、层粘连蛋白（LN）和Ⅲ型前胶原（PCⅢ）显著高于正常对照组（$P<0.01$），SSD 可以剂量依赖性地抑制模型组血清中 HA、LN 和 PCⅢ肝纤维化指标的升高（$P<0.05$）。与模型组比较 SSD 可以剂量依赖性地降低肝组织中羟脯氨酸（Hyp）和 MDA 的含量，同时也剂量依赖性地升高 SOD 的活性（$P<0.05$）。荧光定量 PCR 和 Western blot 检测结果显示 SSD 可以剂量依赖性地下调模型鼠肝组织中 TGF-β_1 mRNA 和蛋白质的表达水平。这表明 SSD 具有较好的抗肝纤维化作用，其作用机制可能与提高 SOD 活性、减少氧自由基的生成、抑制 TGF-β_1 信号通路的活化有关[11]。SSD 对活化的肝星状细胞 HSC-T6 细胞 MMP1、TIMP1 表达有影响，SSD 能够通过 ER 介导的效应抑制 p38 MAPK 的激活，进而调节其下游的 MMP1、TIMP1 的表达，促进细胞外基质的降解，达到抗纤维化的作用[12]。氧化应激

处理 HSC-T6 细胞后，α-SMA、AP-1 和 p65/NFκB 表达明显增加。如使用雌二醇（E2）或 SSD 预处理 HSC-T6 细胞 24h 后再接受氧化应激处理，三种蛋白表达明显降低，这种作用可被雌激素受体（ER）完全拮抗剂 ICI-182780 和 ERβ 拮抗剂 THC（雌激素受体 β 选择性拮抗剂）抑制。这表明 E2、SSD 可能通过调控 ERβ，进而抑制核转录因子 AP-1 和 p65/NFκB 的表达起到抑制 HSC-T6 活化的作用[13]。柴胡皂苷 D 能明显提高 HSC-T6 细胞 ERα、β mRNA 表达，且呈剂量与时间依赖性，但作用较雌二醇弱，这种作用可被 ER 完全拮抗剂 ICI-182780 抑制。通过对半数抑制率的计算，得出柴胡皂苷 D 和雌二醇半数抑制浓度（IC_{50}）分别为 5μmol/L 和 1μmol/L。由此推测，柴胡皂苷 D 有雌激素受体调节剂的作用，可能是一种雌激素调节剂[14]。

3. 对内分泌系统的影响

① 柴胡皂苷 D 能使大鼠血浆中促肾上腺皮质激素（ACTH）增加，血浆皮质酮（CORT）含量增加，肾上腺皮质肥大，胸腺萎缩。柴胡皂苷 D 还可使大鼠肾上腺匀浆中的酶活性增加，柴胡皂苷 D 因促进皮质酮-糖皮质激素受体复合体及地塞米松-糖皮质激素受体复合物向细胞内移行，从而增加糖皮质激素的作用[15]，出现协同作用。柴胡皂苷 A、柴胡皂苷 C、柴胡皂苷 D 混合物（3∶2∶2）肌内注射能明显增加大鼠肝切片蛋白质生物合成。

② 降血脂作用。肌内注射柴胡皂苷 D 能增加经由葡萄糖-^{14}C 的肝脂肪和胆固醇形成；能降低大鼠由于喂饲胆固醇而升高的血浆胆固醇、三酰甘油和磷脂水平，还能加速腹腔注射的胆固醇-^{14}C 及其代谢物经粪便排泄，增加了 ^{14}C（胆汁酸-^{14}C 和中性甾醇-^{14}C 的总和）经粪便排泄量。柴胡皂苷可明显降低肝匀浆三酰甘油的含量[16]。

4. 抗细菌作用

柴胡皂苷 D 对白色念珠菌和热带念珠菌生长均有明显的抑制作用，其对白色念珠菌的抑制作用较热带念珠菌强。柴胡皂苷 D 对两种念珠菌的最低抑菌浓度分别为 80μg/mL 和 320μg/mL，柴胡皂苷 D 在念珠菌治疗方面具有进一步研究开发的价值。柴胡皂苷 D 对白色念珠菌和热带念珠菌生物膜形成均有不同程度抑制作用，柴胡皂苷 D 抑制白色念珠菌生物膜形成能力强于其抑制热带念珠菌生物膜形成能力[17]。

5. 抗肿瘤作用

（1）诱导肿瘤细胞凋亡

柴胡皂苷 D 有显著的诱导人肝癌细胞 HepG-2 凋亡的作用，其作用机制是通过 Caspase-3 和 Caspase-7 诱导细胞凋亡，随后导致聚二磷酸腺苷核糖（PARP）裂解。柴胡皂苷 D 处理 HepG-2 细胞 6h 后，能明显观察到 DNA 碎片[18]。柴胡皂苷 D 对诱导 C_6 大鼠神经胶质瘤细胞增殖有抑制作用，并能改变其细胞形态[19]。柴胡皂苷对淋巴细胞的凋亡作用部分是由增加 C-myc 和 p53 浓度，减少 Bcl-2 mRNA 表达而介导的[20]。柴胡皂苷 D 具有抗实体瘤的作用[21]，柴胡皂苷 D 在抑制人肝癌细胞 SMMC-7721 增殖及诱导凋亡的同时，能明显下调肿瘤细胞的环氧化酶 2（COX2）mRNA 和蛋白质表达水平，降低 COX2 活性，与 COX2 选择性抑制剂 NS 的作用相似，提示柴胡皂苷 D 也可能通过抑制 COX2 mRNA 表达而发挥抗肿瘤作用[22]。应用 ^{3}H-胸腺嘧啶掺入分析法观察柴胡皂苷 D 对细胞生长的抑制作用表明，柴胡皂苷 D 可抑制视网膜母细胞瘤 Re 细胞株 Y79 细胞生长并诱导其凋亡，其过程是由磷酸化的 p38 介导[23]。研究表明，3μmol/L 柴胡皂苷 D 可明显促进引起细胞凋亡的受体 Fas 和 Fas-L 的表达，引起 G_1 期细胞的堆积，并呈剂量相关性[24,25]。柴胡皂苷 D 对多种肿瘤细胞都具有细胞毒作用，有研究表明 10μmol/L 柴胡皂苷 D 对人 HepG-2 肝癌细胞的细胞毒作用是通过激活 Caspase-3 和 Caspase-7，导致多聚二磷酸腺苷 - 核糖聚合酶的分裂来诱导细胞凋亡[26]。研究表明，与对照组比较，$8 \sim 10 \mu mol/L$ SSD 预处理的 SH-SY5Y 细胞 TUNEL 染色后凋亡指数明显升高（$P<0.01$）；AO/EB 染色后可见明显的阳性细胞。此外，不同浓度的 SSD 作用后均可见 SH-SY5Y 细胞中 Rh123 荧光强度减弱，且细胞 Rh123 荧光强度降低有剂量依赖关系。这表示一定浓度的 SSD 可引起 SH-SY5Y 细胞凋亡，其机制可能与影响线粒体膜电位有关[27]。SSD 可抑制人前列腺癌 LNCap 细胞增殖，降低细胞活力，并呈一定的浓度依赖性和时间依赖性。SSD 可诱导人前列腺癌 LNCap 细胞凋亡，包括下调凋亡抑制蛋白 Bcl-2 的表达和上调促凋亡蛋白 Bax 的表达。SSD 可以引起人前列腺癌 LNCap 细胞内自噬水平上调，这一过程受自噬激活剂和自噬抑制剂的影响[28]。

（2）抑制肿瘤细胞增殖

柴胡皂苷 D 能抑制人类红白血病 K62 细胞增殖，这种抑制作用呈时间和剂量依赖关系[29]。柴胡皂苷 D 通过下调肿瘤细胞 COX2 的表达来抑制前列腺素 E_2 的生成，从而抑制肿瘤细胞的增殖[30,31]。5g/L 柴胡皂苷 D 在抑制肝癌 SMMC-7721 细胞增殖和诱导细胞凋亡的同时，可明显下调 COX2 的 mRNA 及蛋白质表达水平，降低 COX2 活性，抑制前列腺素 E_2 的释放，这说明柴胡皂苷 D 可通过抑制 COX2 的表达来发挥抗肿瘤作用，并且这一作用是通过调节肝癌细胞 HIF-1α/COX2、STAT3/COX2 信号通路实现的[32]。研究发现低浓度的柴胡皂苷 D 可明显抑制骨肉瘤 143B 细胞的生长，并呈剂量依赖性（$P<0.05$）；碱性磷酸酶（AKP）活力检测结果显示，经柴胡皂苷 D 干预后的 143B 细胞的 AKP 活力变化无显著性；酶联免疫吸附实验（ELISA）检测结果显示，柴胡皂苷 D 能减弱人骨钙素的表达。这表明柴胡皂苷 D 能抑制 143B 细胞增殖，活性较强，其作用机制可能与促进成骨分化无关[33]。MTT 试验发现 SSD 能够显著抑制结直肠癌肿瘤细胞 SW480 的增殖，而对结直肠正常黏膜细胞系（FHC）的增殖无明显影响。细胞计数试验和克隆形成试验进一步验证了 SSD 对于 SW480 细胞增殖的影响（$P<0.05$）。流式细胞术检测发现 SSD 不影响细胞的凋亡（$P>0.05$），但却显著诱导 G_2/M 周期阻滞（$P<0.05$）。SSD 在 mRNA 水平下调了 G_2/M 周期调控因子 CCNA1、CCNA2、CCNB1 和 CCNB2 的表达（$P<0.05$）；在蛋白质水平，CCNA2、CCNB1 和 p34/cdc2 明显下调，p-H3S10 上调，$p21^{WAF1/CIP1}$ 明显上调。这表示 SSD 可以通过上调 $p21^{WAF1/CIP1}$ 的表达诱导 G_2/M 周期阻滞来抑制结直肠癌肿瘤细胞 SW480 的增殖[34]。SSD 通过激活 AMPK 信号通路抑制人结直肠癌肿瘤细胞 SW480 的增殖[35]。柴胡皂苷 D 可显著抑制肝癌 HepG-2 细胞增殖，Western blot 结果显示柴胡皂苷 D 处理后 LC3-Ⅱ 表达增多且呈剂量依赖关系，柴胡皂苷 D（$25\mu mol/L$ 组）在 24h 时间段激光共聚焦显微镜下观察到自噬小体形成。这表明柴胡皂苷 D 可抑制人肝癌 HepG-2 细胞生长，其机制可能为上调 LC3-Ⅱ 表达并诱导自噬[36]。

（3）阻滞细胞周期

柴胡皂苷可以通过阻滞细胞的分裂周期，起到诱导肿瘤细胞凋亡的作用[37]。流式细胞仪检测细胞周期发现 5ng/L 柴胡皂苷 D 可将 A549 细胞阻滞于 G_2/M 期，导致 G_2/M 期细胞比例明显增高，S 期细胞数明显减少[38]。随着柴胡皂苷 D 浓度增加（$0\mu mol/L$、$1\mu mol/L$、$5\mu mol/L$、$10\mu mol/L$），G_1 期细胞比例逐渐增加，同时 S 期细胞比例逐渐减少，且差异具有统计学意义（$P<0.01$）。研究表明与对照相比，柴胡皂苷 D 能够显著抑制 HeLa 细胞的增殖（$P<0.01$），通过流式细胞检测，发现柴胡皂苷 D 能够增加细胞凋亡比例（$P<0.05$），将 HeLa 细胞阻滞在细胞周期 G_1 期。进一步实验发现，柴胡皂苷 D 能够降低周

期素 Cyclin D1 和 Cyclin E，进而影响细胞周期；同时增加凋亡促进基因 Bax 表达，降低凋亡抑制基因 Bcl-2 表达，从而影响细胞凋亡。柴胡皂苷 D 通过周期蛋白阻滞 HeLa 细胞周期停滞在 G_1 期，通过影响凋亡相关蛋白诱导 HeLa 细胞凋亡[39]。此外，SSD 可以通过抑制周期蛋白依赖性激酶（CDK）中的 CDK4 和 c-Jun、c-Fos 原癌基因蛋白表达，从而发挥抑制肾小球硬化的作用[40]。

（4）抑制肿瘤血管生成

10mg/L 柴胡皂苷 D 可使肝癌细胞 VEGF 蛋白表达率、Ang-2 蛋白表达率、mRNA 表达水平以及培养上清中 VEGF 含量显著降低，并且对培养上清中 VEGF 含量降低的影响呈现一定的剂量相关性，说明柴胡皂苷 D 通过影响 VEGF 和 Ang-2 的表达来抑制肝癌血管的生成，从而发挥其抗肿瘤作用[41]。

（5）抑制肿瘤的侵袭转移作用

柴胡皂苷 D 可下调基质金属蛋白酶（MMP）的表达，从而抑制肿瘤细胞的侵袭转移[42]。此外，肿瘤的侵袭转移与新生血管的生成密切相关，柴胡皂苷可通过下调 VEGF 和 Ang/Tie2 的表达，抑制肿瘤血管的生成，减少肿瘤的侵袭转移。柴胡皂苷 D 对胃癌细胞生长、迁移具有抑制作用，其机制可能与柴胡皂苷 D 减少 norrin、livin 表达，延长细胞周期，促进细胞凋亡有关[43]。对 MG-63 增殖无明显影响浓度的柴胡皂苷 D 可显著抑制细胞的迁移和侵袭能力（$P<0.001$），柴胡皂苷 D 上调 E-cadherin 的表达而下调 N-cadherin 和 Vimentin 的表达。这表明柴胡皂苷 D 通过逆转上皮间质转化（EMT）改变抑制人成骨肉瘤细胞 MG-63 的迁移和侵袭[44]。

（6）改善肝癌模型大鼠的肝功能的作用

研究表明与模型组相比，实验组与对照组的肝功能指标较低（$P<0.05$），PCNA 和 Ki-67 表达较低（$P<0.05$）。与对照组相比，实验组中各项肝功指标较低（$P<0.05$），PCNA 和 Ki-67 表达较低（$P<0.05$）。安慰剂组的肝病理切片显示正常的肝小叶结构完整，肝索周围规整，肝细胞索排列整齐，细胞核清晰。模型组显示癌灶呈现片状坏死，正常肝小叶结构被破坏，白色结节处为肝癌细胞。对照组仍能观察到少量恶性度较低以及局灶性坏死的癌细胞，并且有较少的核分裂象，实验组的肝组织肝血窦中有少量充血，极少的核分裂象。这表明柴胡皂苷 D 能显著改善肝癌模型大鼠的肝功能，修复损伤的肝细胞，减少肝癌模型大鼠 PCNA 和 Ki-67 蛋白的表达量[45]。柴胡皂苷 D 对大鼠实验性肝癌形成具有一定的防治作用[46]。

（7）对 A549 细胞荷瘤裸鼠的抑瘤作用

研究表明柴胡皂苷 D 在 1.0mg/kg 时抑制作用最佳（抑瘤率 40.96%）；柴胡皂苷 D 与奥沙利铂联合用药诱导荷瘤裸鼠瘤体凋亡的作用强于二者单独用药；荷瘤模型组 PGE_2 浓度和 COX2 的表达量明显增高；单独和联合用药 PGE_2 浓度、COX2 表达量均显著降低（$P<0.05$），且联合用药组的 PGE_2 浓度和 COX2 表达量均显著低于单用组（$P<0.01$）。研究结果表明，柴胡皂苷 D 联合奥沙利铂用药能产生协同作用，其抑瘤作用可能是通过下调 COX2 蛋白的表达来实现的[47]。

（8）抑制 Aβ25-35 诱导 PC12 细胞 tau 蛋白过度磷酸化作用

研究表明，与对照组细胞相比，β 淀粉样蛋白（Aβ）处理组 tau 蛋白磷酸化水平显著升高（$P<0.05$）；而 SSD 组细胞 tau 蛋白磷酸化水平无明显改变（$P>0.05$）；同时，与对照组相比较，Aβ 处理组和 SSD 处理组细胞 tau mRNA 表达水平无明显变化（$P>0.05$），tau

总蛋白水平无明显变化（$P>0.05$）。这表明在 PC12 细胞中，SSD 可抑制 Aβ25-35 诱导 PC12 细胞 tau 蛋白的过度磷酸化[48]。

6. 对免疫系统的影响

（1）免疫调节作用

采用腹腔注射柴胡皂苷可引起腹膜巨噬细胞显著聚集，激活巨噬细胞且通过刺激 T 淋巴细胞和 B 淋巴细胞参与机体的免疫调节。雄性小鼠肌内注射柴胡皂苷 D 可使腹膜巨噬细胞呈现剂量依赖性、扩展性增加，吞噬功能增强，并观察到细胞结构单位肌动蛋白微丝在细胞波浪状膜周围区和 β-微管在胞浆广泛致密分布。通过对 C57BL/6 小鼠脾细胞培养观察发现，加入柴胡皂苷 D 3μg/mL，明显促进脾细胞的 DNA 合成及 IL-2 的产生；而 10μg/mL 时，则抑制 DNA 的合成。柴胡皂苷 D 为 3μg/mL 时，可对抗 CD3m 的抗体（10μL）刺激的脾细胞 DNA 合成。柴胡皂苷 D 对 IL-2 的产生及 IL-2R 的出现有促进作用，并可促进 c-Fos 基因转录，提示柴胡皂苷 D 对免疫功能影响的作用部位至少在细胞因子生成的途径上。以上研究表明，柴胡皂苷 D 在体液和细胞免疫反应的每一阶段调节巨噬细胞和淋巴细胞功能[49]。另外，柴胡皂苷 D 有提高红细胞免疫黏附功能、增强清除 IC 的能力。但也有实验表明，柴胡煎剂、柴胡皂苷对动物胸腺有抑制作用，致使机体免疫功能降低[50]。

（2）对激素抵抗型特发性血小板减少性紫癜的调控作用

激素抵抗型特发性血小板减少性紫癜患者存在 GRβ mRNA 表达的亢进，且与转录因子 AP-1、NFκB 和细胞因子 IL-2 水平正相关，与 IL-10 水平负相关。应用柴胡皂苷 D 可以调控激素抵抗型特发性血小板减少性紫癜患者 GRβ mRNA 的表达，并使异常的转录因子 AP-1、NFκB 和细胞因子 IL-2、IL-10 水平恢复正常，从而达到治疗目的[51]。

7. 抗炎作用

通过尾静脉注射兔抗鼠血清建立被动型 Heymann 肾炎大鼠模型，发现柴胡皂苷 D 可以降低被动型 Heymann 肾炎大鼠模型的尿蛋白，并对其生化指标具有改善作用。这表明柴胡皂苷 D 对老年常见肾小球肾炎（膜性肾炎）大鼠模型（被动型 Heymann 肾炎模型）的肾功能具有改善作用[52]。对单克隆抗体 1-22-3 引起的大鼠肾小球肾炎模型有抑制作用的柴苓汤，其有效单体成分为 SSD。柴胡皂苷 D-黄芩苷可以抑制 CCl₄ 诱导的炎症因子基因、蛋白质表达，改善肝纤维化相关指标，其作用机制可能与 TLR4-NFκB 转录活性及蛋白质活性相关[53]。

8. 其他作用

柴胡皂苷 D 对感染乙肝病毒的人肝细胞有细胞毒作用，但不抑制乙肝病毒的增殖[54]。乳痛宁巴布剂中的有效成分柴胡皂苷 D 的累积透皮率为 20%，体外释放率为 49%[55]。

9. 药代动力学研究

采用肌内注射 ¹⁴C 标记的柴胡皂苷 D 检查粪便和尿中的排泄情况表明，柴胡皂苷 D 在 2d 和 7d 内从粪便中排泄的量为 50% 和 85%，第一天只有百分之几从尿中排出[56]。

10. 毒性作用

柴胡皂苷 D 可引起溶血。柴胡皂苷 D 体外诱导细胞膜通透性改变，从而导致细胞损伤甚至是坏死；其毒性靶器官可能为肝脏，肝损伤机制可能与多途径的氧化应激损伤有关[57]。研究显示不同浓度的柴胡皂苷 D 对于细胞毒性呈现剂量相关性，与作用时间无关。作用 24h 和 48h，柴胡皂苷 D 对人肝细胞 L-02 的半数抑制浓度（IC_{50}）分别为 2.26μg/mL 和 1.79μg/mL。Annexin V/PI 双染未检测到早期凋亡细胞。细胞培养液上清检测结果表明，除了柴胡皂苷 D 7.81μg/mL 作用48h 使细胞损伤严重外，其余浓度组均检测到 SOD 活性降低、MDA 和 LDH 含量升高。这表明柴胡皂苷 D 通过氧化损伤机制，降低细胞 SOD 活性，破坏细胞膜，使细胞发生损伤而发挥毒性，而非通过诱导凋亡产生肝细胞毒性[58]。

参考文献

[1] 崔玉环，董利平，赵宝民，等.柴胡皂苷 d 联合黄芩苷对脑缺血再灌注损伤大鼠抗氧化酶的影响 [J].河北北方学院学报（自然科学版），2017，33（02）：11-14.

[2] 董利平，崔玉环，赵宝民，等.柴胡皂苷 d 联合黄芩苷对大鼠缺血/再灌注损伤中 Th1/Th2 平衡的影响 [J].中国老年学杂志，2016，36（16）：3918-3920.

[3] 董利平，崔玉环，赵宝民，等.柴胡皂苷 d 联合黄芩苷对大鼠脑缺血/再灌注损伤中 PARP-1 表达的影响 [J].陕西中医，2016，37（07）：929-931.

[4] 董利平，崔玉环，赵宝民，等.脑缺血/再灌注中柴胡皂苷 d 联合黄芩苷介导 PARP-1 对 Th1/Th2 平衡的影响 [J].现代中西医结合杂志，2016，25（19）：2066-2068，2105.

[5] 张兵.柴胡皂苷 D 对铝暴露条件下人神经元细胞磷酸化 Tau 蛋白水平的影响 [J].辽宁中医杂志，2015，42（03）：575-577.

[6] 陈彦，王晋艳，辛然，等.柴胡皂苷对芍药苷在 Caco-2 细胞模型中吸收转运的影响 [J].中国中药杂志，2012，37（12）：1850-1854.

[7] 濮荔，郑金旭.咖啡酸苯乙酯联合柴胡皂苷 d 抗小鼠肺纤维化的作用及机制 [J].江苏大学学报（医学版），2016，26（01）：21-25.

[8] 朱建军，王缨.柴胡皂苷 d 对激素抵抗型特发性血小板减少性紫癜的调控作用 [J].中医学报，2017，32（01）：117-119.

[9] 藕二祥.柴胡皂苷 d 治疗咳嗽变异性哮喘的实验研究 [J].湖南中医杂志，2016，32（06）：172-174.

[10] 李严，王磊.柴胡皂苷 d 对小鼠免疫性肝损伤丙二醛、白介素-8 的影响 [J].中国药物经济学，2012（06）：365-366.

[11] 任建琳，王健，胡晔，等.柴胡皂苷 d 对免疫性肝纤维化大鼠 TGF-β1、HYP、SOD、MDA 的影响 [J].现代预防医学，2012，39（12）：3044-3047.

[12] 林柳兵，阙任烨，刘进锴，等.柴胡皂苷 d 对活化的 HSC-T6 细胞 MMP-1、TIMP-1 表达的影响及其分子机制 [J].世界华人消化杂志，2016，24（08）：1159-1165.

[13] 沈艳婷，刘进锴，阙任烨，等.柴胡皂苷 d 对氧化应激诱导的 HSC-T6 活化细胞内 AP-1、NF-κB 表达的影响及其雌激素受体机制 [J].江苏中医药，2015，47（12）：81-84.

[14] 林柳兵，刘进锴，阙任烨，等.柴胡皂苷 d 对肝星状细胞 ERα 和 ERβ mRNA 水平的调节 [J].中药药理与临床，2016，32（01）：35-39.

[15] 周世文，周宇，徐传福.中药抗肝细胞损伤有效成分研究进展 [J].中国医学杂志，1995，30（2）：67-68.

[16] 赵敏崎，韩德武，赵元昌，等.甘草次酸与柴胡皂苷对防治大鼠实验性肝硬化的作用 [J].药学学报，1983，18（5）：325.

[17] 王翀.柴胡皂苷 D 对白念珠菌和热带念珠菌生物膜的影响 [D].大连：大连医科大学，2012.

[18] Chiang L C, Ng L T, Liu L T, et al. Cytotoxicity and antihepatitis B virus activities of saikosaponins from Bupleurum species [J]. Planta Med, 2003, 69（8）：705-709.

[19] Chou C C, Pan S L, Teng C M, et al. Pharmacological evaluation of several major ingredients of Chinese herbal medicines in human hepatoma Hep3 B cells [J]. Eur J Pharm Sci, 2003, 19（5）：403-412.

[20] Tsai Y J, Chen I L, Horng L Y, et al. Induction of differentiation in rat C_6 glioma cells with Saikosaponins [J]. Phytother Res, 2002, 16（2）：117-121.

[21] Hsu M J, Cheng J S, Huang H C. Effect of saikosaponin, a triterpene saponin, on apoptosis in lymphocytes: association with c-myc, p53, and bcl-2 mRNA [J]. Br J Pharmacol, 2000, 131（7）：1285-1293.

[22] Dohashi I, Tozawa F, Hofiha, et al. Gentral administration of saikosaponins increases cortieotropin-receaseing factor mRNA levels in the rat hypothalamus [J]. Neurosci Lett, 1995, 197（3）：235-238.

［23］夏薇，崔新羽，崔清潭.柴胡皂苷 D（SSd）对 K562 细胞增殖的抑制作用［J］.北华大学学报（自然科学版），2002，3（2）：113-115.

［24］Wang B F，Dai Z J，Wang X J，et al. Saikosaponin-d increases the radiosensitivity of smmc-7721 hepatocellular carcinoma cells by adjusting the g0/g1 and g2/m checkpoints of the cell cycle［J］. BMC Complement Altern Med，2013，13：263.

［25］Yao M，Yang J，Cao L，et al. Saikosaponin-d inhibits proliferation of DU145 human prostate cancer cells by inducing apoptosis and arresting the cell cycle at G0/G1 phase［J］. Mol Med Rep，2014，10（1）：365-372.

［26］Zhang Z，Zhang H，Chen S，et al. Dihydromyricetin induces mitochondria-mediated apoptosis in Hep G2 cells through down-regulation of the Akt/Bad pathway［J］. Nutr Res，2017，38：27-33.

［27］李妍，赵东海，张巍，等.柴胡皂苷 d 对人神经母细胞瘤 SH-SY5Y 细胞线粒体膜电位及细胞凋亡的影响［J］.上海中医药杂志，2016，50（06）：90-93.

［28］刘丹.柴胡皂苷 d 诱导前列腺癌 LNCap 细胞凋亡及自噬的研究［D］.沈阳：中国医科大学，2018.

［29］和水祥，罗金燕，赵刚，等.柴胡皂苷对肝癌 SMMC-7721 细胞环氧合酶-2 表达的影响［J］.中华肝脏病杂志，2006，14（9）：712-714.

［30］Fu Y，Hu X，Cao Y，et al. Saikosaponin a inhibits lipopolysaccharide-oxidative stress and inflammation in Human umbilical vein endothelial cells via preventing TLR4 translocation into lipid rafts［J］. Free Radic Biol Med，2015，89：777-785.

［31］Lu C N，Yuan Z G，Zhang X L，et al. Saikosaponin a and its epimer saikosaponin d exhibit anti-inflammatory activity by suppressing activation of NF-κB signaling pathway［J］. Int Immunopharmacol，2012，14（1）：121-126.

［32］Chen X，Wang Q，Zhan L，et al. Effects and mechanisms of docosahexaenoic acid on the generation of angiopoietin-2 by rat brain microvascular endothelial cells under an oxygen- and glucose-deprivation environment［J］. Springerplus，2016，5（1）：1518.

［33］杨春艳，范文翔，欧学兰，等.柴胡皂苷 D 对骨肉瘤 143B 细胞增殖抑制作用研究［J］.中国药业，2018，27（01）：9-13.

［34］杨坤荣，王健生.柴胡皂苷 D 通过诱导 G_2-M 期阻滞抑制结直肠癌 SW480 细胞的增殖［J］.现代肿瘤医学，2016，24（09）：1353-1357.

［35］党锋，杨坤荣，李峰，等.柴胡皂苷 D 抑制人结直肠癌细胞 SW480 增殖的分子机制探讨［J］.现代肿瘤医学，2018，26（14）：2159-2162.

［36］杨春燕.柴胡皂苷 d 诱导肝癌细胞株 HepG2 发生自噬的研究［J］.齐齐哈尔医学院学报，2015，36（29）：4373-4374.

［37］Jang M J，Kim Y S，Bae E Y，et al. Saikosaponin D isolated from Bupleurum falcatum inhibits selectin-mediated cell adhesion［J］. Molecules，2014，19（12）：20340-20349.

［38］吴文安，赵金，睢岩，等.柴胡皂甙 D 对肺癌 A549 细胞放射敏感性的影响及机制［J］.现代肿瘤医学，2014，22（2）：290-291.

［39］刘志华，王刚，沈建飞.柴胡皂苷-D 抑制宫颈癌 Hela 细胞的分子机制研究［J］.中华中医药学刊，2016，34（12）：2931-2934.

［40］彭顺利，张巍，李妍.柴胡皂甙 d 的作用及其机制的研究进展［J］.吉林医药学院学报，2014，35（01）：66-68.

［41］和水祥，朱占芳，卢新兰，等.柴胡皂甙 d 对肝癌细胞 VEGF 和 Ang-2 表达的影响［J］.第三军医大学学报，2011，33（12）：1233-1236.

［42］Jia X，Dang S，Cheng Y，et al. Effects of saikosaponin-d on syndecan-2，matrix metalloproteinases and tissue inhibitor of metal oproteinases-2 in rats with hepatocellular carcinoma［J］. J Tradit Chin Med，2012，32（3）：415-422.

［43］时薛丽，李志平，范景辉，等.柴胡皂苷 D 对 SGC-7901 细胞生长及迁移抑制作用［J］.中国公共卫生，2018：1-3.

［44］张平安，王晓伟，郭向好.柴胡皂苷 D 通过逆转 EMT 抑制人成骨肉瘤细胞 MG-63 的迁移和侵袭［J］.现代肿瘤医学，2017，25（16）：2561-2564.

［45］王维，李海林，韩光宁，等.柴胡皂苷 d 在肝癌模型大鼠体内的药效学评价［J］.中国临床药理学杂志，2015，31（20）：2027-2030.

［46］阎红波，黄勤，郭志勇.柴胡皂苷 D 通过磷酸化 p38 诱导视网膜母细胞瘤细胞凋亡［J］.中国中西医结合杂志，

2005，25（6）：100-103.

　　［47］吴克勤.柴胡皂苷 D 联合奥沙利铂对 A549 细胞荷瘤裸鼠的抑瘤作用及其机制［J］.中国药科大学学报，2015，46（03）：355-358.

　　［48］张兵.柴胡皂苷 D 抑制 Aβ_（25-35）诱导 PC12 细胞 tau 蛋白过度磷酸化［J］.中华中医药学刊，2014，32（12）：3018-3020.

　　［49］刘振国，陈红，程延安，等.柴胡皂苷 D 对大鼠实验性肝癌形成的预防作用［J］.西安交通大学学报（医学版），2007，28（6）：643-647.

　　［50］张丽娟.柴胡皂苷 D 的免疫调节作用［J］.国外医学-中医中药分册，1995，17（2）：40-41.

　　［51］朱建军，王缨.柴胡皂苷 d 对激素抵抗型特发性血小板减少性紫癜的调控作用［J］.中医学报，2017，32（01）：117-119.

　　［52］王虹，敖弟书，张胜志.柴胡皂苷 D 对老年膜性肾炎大鼠模型的治疗作用［J］.中国老年学杂志，2012，32（16）：3482-3483.

　　［53］李敏，王羲雯，李小菲，等.基于 TLR4-NFκB 的柴胡皂苷 d-黄芩苷配伍抗 CCl_4 损伤肝细胞的作用研究［J］.中医药导报，2017，23（18）：26-29.

　　［54］Kodama Y，Xiao C L，Tsuchiya C，et al. Dual effect of saikogenin D2 in vitro inhibition of prostaglandin E2 production and elevation of intracellular free Ca^{2+} concentration in C_6 rat glioma cells［J］.Planta Med，2003，69（8）：765-767.

　　［55］王长菊，付正英.乳痛宁巴布剂的制备及体外透皮释放研究［J］.西部中医药，2015，28（03）：40-42.

　　［56］章佳赟.含柴胡的常用中成药中柴胡皂苷含量的测定及研究［D］.上海：复旦大学，2010.

　　［57］陈懿榕，阙任烨，刘进锴，等.柴胡皂苷 d 对肝星状细胞内雌激素受体转录激活的影响［J］.广州中医药大学学报，2017，34（04）：550-555.

　　［58］李晓宇，李晓骄阳，孙蓉.柴胡皂苷 d 对人肝细胞 L-02"量-时-毒"关系及机制研究［J］.中药药理与临床，2016，32（02）：87-90.

橄榄苦苷
Oleuropein

【CAS】 32619-42-4

【化学名】 2-(3,4-二羟基苯基) 乙基 [2S-(2α,3E,4β)]-3-亚乙基-2-(β-D-吡喃葡萄糖氧基)-3,4-二氢-5-(甲氧羰基)-2H-吡喃-4-乙酸酯

【结构式】

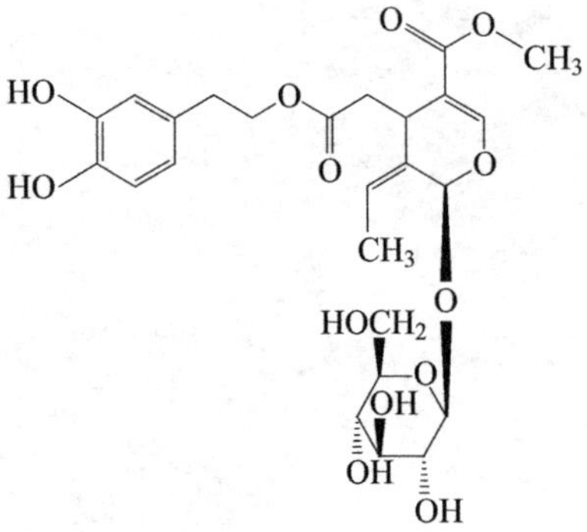

【分子式与分子量】 $C_{25}H_{32}O_{13}$；540.515

【来源】 木犀科植物油橄榄 (洋橄榄) *Olea europaea* L. 叶，女贞 *Ligustrum lucidum* Ait. 果实，日本女贞 *L. japonica* Thunb. 果实，日本白蜡树 *Fraxinus japonica* Blune 叶。

【理化性质】 小结晶 (乙酸乙酯)，熔点 87～89℃，有吸湿性，$[\alpha]_D^{20} -147°$ ($c =$ 1mol/L，水、乙醇或丙醇)，易溶于甲醇、乙醇、丙酮、吡啶、冰醋酸和 50%氢氧化钠溶液，溶于水、丁醇、二氧六环、乙酸乙酯和乙酸丁酯，几乎不溶于乙醚、石油醚、氯仿、苯和四氯化碳。

【药理作用】

1. 对中枢神经系统的影响

(1) 对脑缺血再灌注损伤的保护作用

橄榄苦苷联合依达拉奉对小鼠脑缺血再灌注损伤的影响及其保护作用机制的实验中，将 50 只健康小鼠分成假手术组、模型组、橄榄苦苷组、依达拉奉组、橄榄苦苷＋依达拉奉组。利用双侧颈总动脉结扎方法制备慢性脑缺血再灌注小鼠模型，造模后药物处理 21d，用放射免疫法检测脑组织肿瘤坏死因子 α (TNF-α)、白细胞介素 1 (IL-1β)、白细胞介素 10 (IL-10) 含量，用比色法检测脑组织 ATP 酶、髓过氧化物酶 (MPO)、超氧化物歧化酶 (SOD)、过氧化氢酶 (CAT) 活性及丙二醛 (MDA) 含量，用免疫组织化学法及 Western blot 法检测大脑皮层脑源性神经营养因子 (BDNF) 的表达。结果发现与假手术组相比，模型组脑组织 TNF-α、IL-1β、MDA 的含量及 MPO 活性极显著升高 ($P<0.01$)，IL-10、ATP 酶、SOD、CAT 水平均极显著降低 ($P<0.01$)，大脑皮层 BDNF 表达水平极显著降低 ($P<0.01$)。与模型组比较，橄榄苦苷或依达拉奉治疗后，脑组织 TNF-α、IL-1β、MDA 的含量及 MPO 活性极显著降低 ($P<0.01$)，IL-10、ATP 酶、SOD、CAT 水平均极显著升高 ($P<0.01$)，大脑皮层 BDNF 表达水平极显著升高 ($P<0.01$)。橄榄苦苷和依达拉奉联合治疗后脑缺血再灌注损伤的恢复更加显著。这表明，橄榄苦苷和依达拉奉对小鼠脑缺血再灌注损伤具有明显的保护作用，其机制可能与改善神经功能、减少自由基损伤和抑制炎症因子水平有关，橄榄苦苷和依达拉奉联合治疗可以发挥更好的作用[1]。

（2）对神经元退行性变所致的脑损伤的保护作用

采用 20mg/kg 的橄榄苦苷对 SD 大鼠连续 7d 腹腔注射预处理，结果发现橄榄苦苷可对抗除虫剂溴氰菊酯所引起的神经元退行性病变所致的脑损伤，其主要机制可能与其降低大脑神经细胞凋亡、降低 Bax、提高 Bcl-2 的表达有关[2]。研究发现，橄榄苦苷可通过提高神经元胆碱乙酰转移酶活性，降低小胶质细胞和星形胶质细胞反应所致的神经炎症，从而对抗老年痴呆症致病蛋白 Aβ42 所引起的老年痴呆[3]。

（3）对局灶性脑缺血再灌注损伤和炎性反应的作用

将雄性 SD 大鼠随机分为假手术组（Sham 组）、溶剂处理组（Vehicle 组）和橄榄苦苷处理组（OE 组）。用线栓法制作大脑中动脉脑缺血再灌注（MCAO/R）模型。氯化三苯基四氮唑（TTC）染色检测脑梗死体积，免疫组化法检测缺血侧大脑皮层髓过氧化物酶（myeloperoxidase，MPO）和肿瘤坏死因子（TNF-α）表达，Western blot 法检测基质金属蛋白酶 9（matrix metallopeptidase 9，MMP9）及基质金属蛋白酶 2（matrix metallopeptidase 2，MMP2）的表达。结果发现 Vehicle 组大脑缺血侧有明显的梗死灶，而 OE 组脑梗死体积明显有所缩小（$P < 0.01$）。Vehicle 组 MPO 和 TNF-α 表达与 Sham 组相比显著提高（$P < 0.01$），而橄榄苦苷组两者的表达较 Vehicle 组明显降低（$P < 0.01$，$P < 0.05$）。Western blot 检测结果显示：Vehicle 组 MMP2、MMP9 的表达水平较 Sham 组显著提高，而 OE 处理下调两者表达（$P < 0.01$，$P < 0.05$）。这表明 OE 可能通过抑制炎性反应保护脑缺血再灌注损伤[4]。

（4）抗阿尔茨海默病

橄榄苦苷具有抗 β 淀粉样蛋白聚集和毒性，从而改善小鼠学习记忆功能。这种作用可能与增强大脑抗氧化能力，增加 ATP 酶和端粒酶活性，提高大脑皮层 CD147 的表达，降低大脑乙酰胆碱酯酶（AChE）活性有关[5]。

2. 对内脏系统的影响

（1）对心血管系统的影响

① 抗心律失常作用。橄榄苦苷可使兔离体心脏的冠脉血流量增加 50%，并显示出抗心律失常和解痉作用[6]。

② 保护心肌作用。橄榄苦苷对由局部缺血和再灌注引起的氧化性心肌损伤具有一定的保护作用[7]。在缺血前用 20μg/g 橄榄苦苷处理大鼠，可引起肌酸激酶的显著下降以及灌注时还原型谷胱甘肽的释放，氧化型谷胱甘肽的释放也大大减少。橄榄苦苷同时也能阻止膜脂质过氧化。在冠状动脉闭塞后出现紧急情况时，橄榄苦苷具有直接的心脏保护作用，这可能是因为其具有抗氧化性能。与大鼠缺血再灌注模型组相比，橄榄苦苷（100mg/kg、200mg/kg、400mg/kg）预处理明显抑制大鼠缺血再灌注诱导的 CK、LDH 和 MDA 的升高，以及 SOD、CAT 和 GSH-Px 的降低。模型组大鼠心肌梗死率达 18.9%，与模型组相比，橄榄苦苷预处理明显降低梗死率和心肌细胞凋亡指数，明显升高 Bcl-2/Bax 值，明显增加 p-ERK1/2 和 p-Akt 的表达。与原代培养乳鼠心肌细胞缺血再灌注损伤模型组比较，橄榄苦苷呈浓度依赖地升高缺血再灌注诱导的原代培养乳鼠心肌细胞存活率，降低 Hoechst33258 荧光染色阳性细胞比例和心肌细胞凋亡率。橄榄苦苷呈浓度依赖地降低 CK、LDH 和活性氧（ROS）水平，抑制 MDA 的过度释放，升高 SOD、CAT 和 GSH-Px 活性。同时橄榄苦苷降低绿色/红色荧光强度比值，抑制 Bax、Cyt-C、Caspase-3 和 Caspase-9 的高表达，增强 Bcl-2 表达，升高 Bcl-2/Bax 值。橄榄苦苷诱导苏氨酸蛋白激酶（Akt）和 ERK 磷酸化的高表达并升高

p-Akt/t-Akt 值和 p-ERK/t-ERK 值。加入 PI3K/Akt 的特异性抑制剂 LY294002 则能够抑制橄榄苦苷诱导的 Akt 磷酸化高表达，并降低 p-Akt/t-Akt 值，加入 ERK 的特异性抑制剂 U0126 则能够抑制橄榄苦苷诱导的 ERK 磷酸化高表达，并降低 p-ERK/t-ERK 值。这表明橄榄苦苷可有效保护心肌缺血再灌注损伤，其作用机制可能与其抑制氧化应激诱导心肌细胞线粒体凋亡途径和激活再灌注损伤补救激酶（RISK）途径有关[8]。静脉给予 Wistar 大鼠 50mg/kg 的橄榄苦苷，可明显延缓缺血再灌注所致的心律失常，降低缺血再灌注所致高血压，作用强度与 10mg/kg 剂量的利多卡因相当，其机制可能与橄榄苦苷的抗氧化能力有关[9]。另外有研究表明，采用 20mg/kg 和 40mg/kg 的橄榄苦苷可以抑制异丙肾上腺素所致的心肌梗死，其机制与下调心肌肌钙蛋白 T、CK-MB、LDH、ALT 表达，降低炎性细胞浸润，恢复血液动力学参数，抑制心肌重塑中血管紧张素转化酶（ACE）活性有关[10]。采用 30mg/kg 剂量的橄榄苦苷对 SD 大鼠进行连续 7d 干预后，结扎其左冠状动脉，发现可显著改善心肌梗死模型大鼠血流动力学参数，提高 SOD、GSH 水平，降低 MDA、LDH、肌酸激酶同 I 酶（CK-MB）含量，从而降低心肌梗死面积，提高心肌梗死大鼠存活率[11]。

③ 降血压作用。橄榄苦苷可以治疗 N-硝基-L-精氨酸甲酯诱导的 Wistar 大鼠高血压，结果表明，治疗组大鼠血压逐渐降低，且心率无明显变化[12]。另外，橄榄苦苷也是很强的血管紧张素转化酶抑制剂，其抑制作用来自具有高反应活性的 2,3-二羟基戊二醛结构。由酶催化水解产生的相应苷元显示出与橄榄苦苷相似的作用，对大鼠、猫和狗具有持久的降压作用（IC_{50} 为 26μmol/L），能减轻低密度脂蛋白的氧化程度，预防冠心病及动脉粥样硬化的发生[13]。采用 30mg/kg 的橄榄苦苷对原发性高血压大鼠进行干预 5 周发现，干预后明显降低大鼠收缩压、心率以及心脏和肾脏肥大的情况，降低乙酰胆碱诱发的内皮依赖性血管舒张反应，增加内皮细胞内皮型一氧化氮合酶（eNOS）活性，并抑制血管 TLR4 信号通路和血管平滑肌丝裂原活化蛋白激酶信号通路的活化，从而抑制炎症细胞因子的表达[14]。以糖尿病性高血压小鼠模型为实验对象，采用 40mg/kg 剂量的橄榄苦苷进行干预，发现小鼠收缩压、心率、血糖、丙二醛、N-硝基-L-精氨酸甲酯（L-NAME）等水平比模型组小鼠显著降低，超氧化物歧化酶含量显著升高，其机理与橄榄苦苷的抗氧化作用、提升一氧化氮合成酶浓度有关[15]。

（2）对呼吸系统的影响（肺损伤的保护作用）

通过选用 80 只健康昆明系小鼠分成正常对照组、模型组、地塞米松组和橄榄苦苷组。结果显示，橄榄苦苷能减少炎症细胞浸润，使肺泡壁增厚减轻，能降低血清中 TNF-α、细胞间黏附分子-1（ICAM-1）、白细胞介素 6（IL-6）的含量（$P<0.05$，$P<0.01$）；能提高肺组织 SOD、CAT、GR 活性，降低 MDA 的含量（$P<0.01$）；能提高肺组织闭锁蛋白表达水平（$P<0.01$）。这说明橄榄苦苷对 LPS 诱导的急性肺损伤具有明显的保护作用，其机制可能与减少自由基损伤、抑制炎症因子水平及提高肺组织细胞连接蛋白的表达有关[16]。

（3）对肝的保护作用

研究发现，橄榄苦苷对非酒精性脂肪肝具有较好的保护作用，其机制主要是降低 α-平滑肌肌动蛋白水平，抑制 I 型胶原表达，从而降低脂肪型肝炎的肝纤维化发生率[17]。分别采用 100mg/kg 和 200mg/kg 两种剂量的橄榄苦苷连续 3d 腹腔注射，来研究其对四氯化碳所致肝损伤小鼠的肝保护作用，发现其可提高超氧化物歧化酶、谷胱甘肽浓度，降低 NFκB、TNF-α 水平，干预 TNF-β₁ 所介导的肝星状细胞活化，其机制主要与橄榄苦苷的抗氧化、抗炎作用有密切关系[18]。

另外，有研究人员把雄性 ICR 小鼠分为正常对照组、LPS 组、橄榄苦苷低剂量组，橄榄苦苷中剂量组，橄榄苦苷高剂量组及甘利欣组（甘草酸二铵注射液，11.25mg/kg），通过 LPS 腹腔注射制作急性肝损伤模型，橄榄苦苷及甘利欣均于 LPS 注射后 1h 和 3h 尾静脉给予，正常对照组给予等量的生理盐水。6h 后处死所有小鼠，用称重法计算肝脏指数，苏木素-伊红（HE）染色观察肝脏组织病理学变化，免疫组织化学染色法检测肝组织 TNF-α 及 ICAM-1 的表达。研究发现肝脏指数：橄榄苦苷高剂量组、中剂量组及甘利欣组较 LPS 组明显降低。染色结果：高剂量和中剂量的橄榄苦苷及甘利欣组减轻 LPS 诱导的小鼠肝脏病理学损伤程度。与 LPS 组比较，橄榄苦苷高剂量组、中剂量组及甘利欣组 TNF-α 和 ICAM-1 的表达显著下调。这表明橄榄苦苷对 LPS 所致的小鼠急性肝损伤具有显著的保护作用，其机制可能与阻止肝脏炎性反应有关[19]。

（4）对肾的保护作用

给予小鼠 20mg/kg 的橄榄苦苷，连续灌胃给药两天后，可明显减轻抗癌药顺铂所引起的急性肾毒性。其机制与调节细胞外信号调节激酶（ERK），改善氧化应激指标 3-硝基酪氨酸（3NT）、4-羟基壬烯醛（4HNE）、细胞色素 P450（CYP450E1）、血红素氧化酶 1（HO-1）的表达以及降低炎症因子 TNF-α、COX2，降低细胞凋亡因子 Bax、Caspase-3 的表达[20]。此外，研究发现，橄榄苦苷能显著降低糖尿病所致肾损伤大鼠的肾脏指数、血糖、血脂、肌酐（Scr）、尿素氮（BUN）、尿酸（UA）、尿白蛋白（UALB）、蛋白尿排泄率（UAER）和 MDA 含量，提高血清 IgG、IgM 和补体 C3、C4 水平，以及肾脏 SOD、CAT 的活性，从而对糖尿病引起的肾损伤起到一定的保护作用，其作用机制可能与改善肾功能，提高端粒酶活性和抗氧化能力，增强免疫功能，抑制转化生长因子-β₁（TGF-β₁）和白细胞抑制因子 4（Smad4）的表达有关[21]。

3. 对内分泌系统的影响

（1）降血糖作用

研究发现，橄榄苦苷能降低 4 周龄肥胖 2 型糖尿病小鼠的血糖峰值，提高其糖耐量，降低其氧化应激反应和糖尿病所引起的焦虑，但对糖尿病小鼠体重无明显影响[22]。通过以链脲佐菌素来制备糖尿病小鼠模型，采用 3mg/kg 和 5mg/kg 的橄榄苦苷连续 56d 腹腔注射，发现两个剂量下的橄榄苦苷干预组在第 4 周时，其血糖水平较模型组显著降低，其机制可能与其提升钠依赖的葡萄糖转运体浓度有关，但其并未改善链脲佐菌素所致的胰腺病理学损伤[23]。

（2）降血脂作用

给予雄性 Wistar 大鼠剂量为 25mg/kg 或 50mg/kg 的橄榄苦苷 3 周，可提高大鼠心脏中的胆固醇酯，但降低三酰甘油的水平，只有 50mg/kg 橄榄苦苷组大鼠的鞘磷脂和溶血磷脂胆碱含量较高；用橄榄苦苷处理后的大鼠，心脏极性脂中亚油酸的含量也显著降低；橄榄苦苷以浓度依赖的形式被吸收入动物心脏，而 α-生育酚和 β-生育酚的含量下降[24]。因此，橄榄苦苷可作为天然心脏抗氧化剂的替代品，对不饱和脂质它仅能使其发生微小的变化。

4. 抗病原微生物作用

（1）抗细菌作用

从油橄榄果和叶中得到的橄榄苦苷具有抑菌活性，对 5 种 ATCC 标准菌株（流感嗜血杆菌 ATCC9006、黏膜嗜血杆菌 ATCC8176、霍乱弧菌 ATCC906、乙型副伤寒菌 ATCC6539、金黄色葡萄球菌 ATCC25923）具有抑菌活性，同时对 44 种从临床上分离得到的菌株（流感嗜血杆菌 8 种；黏膜嗜血杆菌 6 种；霍乱弧菌 4 种；金黄色葡萄球菌 11 种，其中青霉素敏感菌 5 种、青霉素耐受菌 6 种；沙门菌 15 种）也具有抑菌活性。橄榄苦苷对 3 种细菌生长曲线的影响表现为延缓细菌的对数生长期，在研究质量浓度范围内橄榄苦苷对大肠杆菌抑制作用最强，金黄色葡萄球菌和枯草芽孢杆菌都比较敏感。这表明橄榄苦苷具有极强的抑菌活性[25]。

（2）抗病毒作用

橄榄苦苷在体外能抑制感染性病毒出血性败血症病毒（VHSV）[26]。在未感染 VHSV 前应用橄榄苦苷，可使病毒感染率降低 30%。橄榄苦苷应用于感染该病毒 36h 后的细胞，能够剂量依赖性地大幅度降低 VHSV 滴度和病毒蛋白的积累。另外，橄榄苦苷能够抑制未感染细胞间由 VHSV 诱导的细胞与细胞的膜融合，说明橄榄苦苷能够干扰病毒的融合。橄榄苦苷是一个独特类别的 HIV-1 抑制剂，能够有效地抑制该病毒的融合和整合[27]。实验发现，橄榄苦苷能够结合在 HIV-gp41 融合域表面的保守疏水口袋，此种结合是通过与 Q577 形成氢键，与 I573G572 和 gp41 N 端七氨基酸重复肽 N36 上 L568 的疏水部分相互作用形成的，以此来干扰 gp41 融合活跃核心的形成。橄榄苦苷可剂量依赖性抑制 HIV-1 与 58～66nm 的 EC_{50} 融合中心的形成，并且没有检测出毒性。

5.抗肿瘤作用

① 橄榄苦苷是一种有效的抗癌化合物[28]。橄榄苦苷在细胞和非细胞检测中能直接破坏肌动蛋白微丝，以剂量反应的方式抑制肿瘤细胞株的增殖和迁移。在新型的管中断法中，橄榄苦苷能不可逆地包围癌细胞，防止其复制、运动和侵袭，而这些在正常细胞中是可逆的。患有自发性肿瘤的小鼠口服橄榄苦苷 9～12d 后，肿瘤可以完全退化。这些证据说明，橄榄苦苷可能会从无毒的抗氧化剂提升为一个强有力的直接对抗肿瘤细胞的抗肿瘤剂。橄榄苦苷可以加强大鼠巨噬细胞中 NO 的产生，并呈现剂量相关[29]。

橄榄苦苷能够明显抑制 U251 和 A172 胶质瘤细胞增殖，并且与药物浓度正相关；橄榄苦苷对 U251 和 A172 细胞的迁移和侵袭能力产生抑制作用；橄榄苦苷治疗后 p-AKT 的表达水平降低，而 p38、ERK、JNK 通路的活化水平未见明显改变，而且能够下调 MMP2、MMP9 的表达，另外上调 Bax 的表达和下调 Bcl-2 的表达[30]。

橄榄苦苷可通过抑制结肠瘤的生长和多样性，从而降低氧化偶氮甲烷/葡聚糖硫酸钠（AOM/DSS）所致肠炎型结肠癌发病率。其主要机制可能为：降低 IL-6、IFN-γ、TNF-α、IL-17A 表达，以及环氧合酶-2、Bax 蛋白和增殖细胞核抗原蛋白的表达，下调 NFκB、Wnt/β、PI3K/AKT 信号转导以及转录激活因子 3 的表达[17]。

② 拮抗 ACR 诱导的细胞凋亡效应。通过橄榄苦苷与丙烯醛（acrolein，ACR）联合处理人支气管上皮 HBE 细胞，发现 ACR 可以抑制 HBE 细胞的增殖，诱导其凋亡，联合橄榄苦苷处理后，ACR 抑制细胞增殖、促进细胞凋亡的作用明显受到抑制，同时，ACR 上调 HBE 细胞中内质网应激反应（ERS）相关蛋白 GRP78 和 CHOP 的表达，联合橄榄苦苷可抑制 GRP78 和 CHOP 的表达；在 mRNA 水平上，ACR 单独处理上调了 ERS 相关分子 GRP78 和 CHOP 的 mRNA 表达水平，而联合橄榄苦苷处理，GRP78 和 CHOP 的 mRNA 水平未见明显变化；Sprague-Dawley 大鼠体内实验结果与体外细胞实验基本一致。这表明 ACR 抑制 HBE 细胞增殖，促发 ERS，进而诱导 HBE 细胞凋亡。在蛋白质翻译水平上，橄榄苦苷可以通过抑制 ERS 途径，拮抗 ACR 诱导的细胞凋亡效应[31]。

6.抗氧化作用

将健康大鼠分别用铅、镉单独或铅镉联合灌服 4 周后，给予橄榄苦苷治疗 7 周，用血细胞分析仪检测血液中白细胞、淋巴细胞、中性粒细胞、血小板数目和血红蛋白质量含量等指标，用比色法检测血清 SOD、CAT 活性及 MDA 含量。发现与正常对照组比较，铅、镉单独或铅镉联合染毒均使大鼠血液中白细胞、淋巴细胞、中性粒细胞数目显著升高，血红蛋白含量和血小板的数目等指标、血清 SOD、CAT 活性显著降低，MDA 含量显著升高，其中铅镉联合染毒较铅、镉单独使血液上述指标变化更明显。用橄榄苦苷进行治疗后，大鼠血液中白细胞、淋巴细胞、中性粒细胞数目显著降低，血红蛋白含量和血小板的数目等指标、血清中 SOD、CAT 活性显著升高，MDA 含量显著降低。这表明铅、镉引起血液生化指标和抗氧化酶活性的改变是重金属造成机体损伤的主要机制之一。橄榄苦苷能改善血液生化指标，提高抗氧化能力，对血液系统有一定的保护及修复作用[4]。

体外培养 HK-2 细胞，应用无糖无血清培养基和三气培养箱建立缺糖缺氧模型，将细胞分为对照组、单纯缺氧 24h 复氧 3h 组（IR 组）和缺氧 24h 复氧 3h 加不同浓度（10μmol/L、50μmol/L、100μmol/L、200μmol/L）的橄榄苦苷干预组。用自动酶标仪于 450nm 下测定吸光度值，与对照组比较计算细胞的存活率，Hoechst 染色检测各组细胞的凋亡情况，Western blot 法测定 Bcl-2、Bax 的蛋白表达量，发现橄榄苦苷随浓度升高能够提高 HK-2 细胞在缺糖缺氧环境下的细胞存活率，100μmol/L 组存活率最高，200μmol/L 组存活率呈降低趋势；Hoechst 染色显示橄榄苦苷可减少缺糖缺氧损伤引起的细胞凋亡，100μmol/L 组凋亡率最低；Western blot 结果显示橄榄苦苷能够增加细胞 Bcl-2 蛋白的表达，降低 Bax 蛋白的表达。这表明橄榄苦苷对 HK-2 细胞的缺糖缺氧损伤具有一定的保护作用，其作用机制可能与其抑制细胞凋亡有关[32]。

7. 其他作用

（1）对骨细胞的影响

破骨细胞的分化以及骨吸收功能的影响。抗酒石酸酸性磷酸酶（TRAP）染色结果显示，橄榄苦苷能显著抑制转录因子 NFκB 受体活化因子配体（RANKL）诱导的破骨细胞的形成，且呈浓度依赖性；橄榄苦苷能下调破骨细胞特异性蛋白——组织蛋白酶 K（CTSK）的蛋白表达水平；橄榄苦苷对破骨细胞的凋亡无明显影响；橄榄苦苷能显著减少骨吸收陷窝的面积；橄榄苦苷能够下调活化 T 细胞核因子 1（NFATC1）及磷酸化 p38 的表达。这表明橄榄苦苷可以抑制由 RANKL 诱导的破骨细胞分化以及破骨细胞的骨吸收功能，可能和橄榄苦苷能够下调 p38 MAPK 信号通路有关[33]。与空白对照组比较，400μg/mL、200μg/mL、100μg/mL 橄榄苦苷对破骨细胞的增殖均具有明显抑制作用。当药物作用时间为 24h 及 72h 时，400μg/mL 橄榄苦苷对破骨细胞增殖的抑制作用最强，当药物作用时间为 48h 时，200μg/mL 橄榄苦苷对破骨细胞增殖的抑制作用最强，差异有统计学意义（$P < 0.05$）；50μg/mL 橄榄苦苷对破骨细胞的增殖无明显抑制作用，差异不具有统计学意义（$P > 0.05$）。橄榄苦苷可能通过破坏破骨细胞细胞膜的完整性抑制破骨细胞的增殖[34]。

（2）对骨质疏松的影响

橄榄苦苷通过调节骨保护素（OPG）/转录因子 κB 受体活化因子（RANK）及其配体（RANKL）信号通路防治妇科恶性肿瘤术后骨质疏松。橄榄苦苷可以提高成骨细胞（OB）表达 OPG。橄榄苦苷通过增加成骨细胞 OPG 的表达来与 RANKL 竞争结合 RANK 受体，从而更强烈地阻止 RANKL 与 RANK 之间的结合，抑制破骨细胞（OC）的分化、成熟，从而防止骨的过度吸收，防止骨质疏松的发生。橄榄苦苷可以降低血清中 IL-6 和 TNF-α 的含量，橄榄苦苷也许可以通过降低 TNF-α 和 IL-6 来防治骨质疏松症，但该机制有待于进一步研究验证。

MAPK p38-COX2 是炎症发生过程中一条重要的信号通路。MAPK 信号通路在很多组织中对 COX2 都具有调控作用。橄榄苦苷具有下调 COX2 表达的功能，并减少 IL-6 等骨吸收刺激因子的分泌。橄榄苦苷在抗肿瘤的同时是否也可以通过 MAPK 通路来达到抗骨质疏松的作用有待进一步证明。

IL-1-TRAF6-MAPK 信号通路是调控破骨细胞的一条重要途径，IL-1 增加将会增加骨质疏松发病概率。而橄榄苦苷具有降低 IL-1 的作用。虽然有研究表明，橄榄苦苷通过减少 IL-1 炎症因子的分泌降低 OB 分泌 RANKL 来抑制 OC 的分化成熟，但是橄榄苦苷是否通过 IL-1 的减少来降低 TRAF6 的表达，从而抑制 OC 分化成熟，有待进一步的研究。橄榄苦苷通过改善妇科恶性肿瘤患者的免疫功能防治其术后骨质疏松症。研究表明，肿瘤的发生能够破坏骨骼和免疫系统。骨骼系统和免疫系统经由共同的细胞因子及受体、信号分子和转录因子等调节，骨细胞和免疫细胞均处于骨髓腔的共同微环境中。免疫系统异常通过改变成骨细胞和破骨细胞之间的偶联平衡影响骨重建失衡，导致骨质疏松，表明免疫系统和骨重建之间存在相互调节作用[35]。

（3）皮肤创伤保护作用

实验对象为 6 月龄的 BALB/c 小鼠，以 50mg/kg 的剂量皮下注射连续 7d 给药，发现橄榄苦苷能促进小鼠皮肤创伤愈合，降低伤口细胞浸润，促进伤口胶原蛋白沉积和再上皮化，增加血管内皮生长因子水平的表达[36]。

（4）促进毛发生长作用

经研究发现，橄榄苦苷能够促进毛发生长，其机理主要为促进毛囊生长和毛乳头细胞增殖，诱导毛乳头细胞 LEF1 基因、Cyc-D1 mRNA 表达、β-catenin 的蛋白表达和血管内皮生长因子基因表达[37]。

8. 药代动力学

（1）研究橄榄苦苷在大鼠血浆之中的药代动力学，通过对大鼠灌胃 0.4mmol/kg 橄榄苦苷，于给药前后不同时间点（0.083h、0.167h、0.25h、0.5h、1h、1.5h、2h、3h、4h、6h、8h、10h）眼眶采血，液相色谱-串联质谱（LC-MS/MS）法测定血药浓度，绘制血药浓度-时间曲线，计算药动学参数。结果橄榄苦苷在 10～1000ng/mL（$R^2=0.9990$）范围内线性关系良好，平均加样回收率大于 95%，RSD 小于 8%。t_{max} 为（1.7±0.3）h，$t_{1/2(z)}$ 为（1.7±0.2）h，C_{max} 为（356.4±45.0）ng/mL，AUC_{0-10} 为（1223.1±107.4）ng·h/mL，药动学行为符合二室模型特征[38]。

（2）建立测定大鼠血浆中橄榄苦苷浓度的高效液相色谱法（HPLC），研究橄榄苦苷在大鼠体内的药代动力学过程。雄性 Wistar 大鼠，灌胃给予橄榄苦苷 100mg/kg，于不同时间点收集血液。以甲醇-水-甲酸（63∶37∶1）为流动相，Agilent C$_{18}$ 为色谱柱，在紫外波长 276nm 下检测，应用药代动力学软件 3p97 拟合房室模型，并进行药代动力学参数的计算。结果选定条件下橄榄苦苷峰形良好，线性范围为 0.052～0.263mg/mL，日内日间精密度 RSD 均小于 3%，准确度 RE 为 -0.190%，加样回收率为 96.900%～102.700%。大鼠灌胃橄榄苦苷 100mg/kg 后，体内药代动力学过程符合二室模型，t_{max} 为 5.440h，$t_{1/2(\alpha)}$ 为 2.164h，$t_{1/2(\beta)}$ 为 35.292h，C_{max} 为 0.113μg/μL，AUC 为 6.254μg/μL，CL 为 15.990μg/μL。结论为该方法灵敏、简便、选择性强，适用于橄榄苦苷血药浓度的测定及其药代动力学研究[39]。

9.毒性作用

橄榄苦苷毒性很低，小鼠 1g/kg 未见死亡。

【应用】

1.用于抗病原微生物

用于制造治疗病毒、细菌、酵母、原生动物类、寄生虫和血吸虫等所引起的疾病的新药，以及治疗感冒的新药。

2.用于化妆品

用于护肤品中可以促进肌肤原蛋白再生，纠正老化痕迹，重现光滑无细纹、年轻有弹性的肌肤，自然抵御由氧化而导致的肌肤破坏，更使其免受 UV 紫外线伤害，有效维持肌肤柔嫩与弹性。

参考文献

［1］王昱，秦序.橄榄苦苷对小鼠脑缺血再灌注损伤的保护作用［J］.中国畜牧兽医，2016，43（09）：2388-2394.

［2］Ali R K，Elmira G，Behrooz M. Protective role of oleuropein against acute deltamethrin-induced neurotoxicity in rat brain［J］. Iran Biomed J，2015，19（4）：247-253.

［3］Luccarini I，Ed D T，Grossi C，et al. Oleuropein aglycone counteracts Aβ42 toxicity in the rat brain［J］. Neurosci Lett，2014，558（13）：67-72.

［4］王昱.橄榄苦苷对铅镉染毒大鼠外周血象和抗氧化酶活性的影响［J］.井冈山大学学报（自然科学版），2015，36（04）：75-79.

［5］Rigacci S. Olive oil phenols as promising multi-targeting agents against Alzheimer's disease［J］. Adv Exp Med Biol，2015，863：1-20.

［6］何小溪.油橄榄叶提取物对 L-NAME 诱导的大鼠高血压的降压作用［J］.国外医药——植物药分册，2004，（2）：78-79.

［7］Manna C，Migliardi V，Golino P，et al. Oleuropein prevents oxidative myocardial injury induced by ischemia and reperfusion［J］. The Journal of Nutritional Biochemistry，2004，15（8）：461-466.

［8］赵启明.橄榄苦苷对心肌缺血再灌注损伤的保护作用及机制研究［D］.兰州：兰州大学，2017.

［9］Baharv，Esmailidehaj，Alihosaini，et al. Prophylactic and therapeutic effects of oleuropein on reperfusion-induced arrhythmia in anesthetized rat［J］. Iran Biomed J，2016，20（1）：41-48.

［10］Mnafgui K，Khlif I，Hajji R，et al. Preventive effects of oleuropein against cardiac remodeling after myocardial infarction in Wistar rat through inhibiting angiotensin-converting enzyme activity［J］. Toxicol Mech Methods，2015，25（7）：538-546.

［11］Janahmadi Z，Nekooeian A A，Moaref A R，et al. Oleuropein offers cardioprotection in rats with acute myocardc-tion［J］. Cardiovasc Toxicol，2015，15（1）：61-68.

［12］Sato H，Genet C，Strehle A，et al. Anti-hyperglycemic activity of a TGR5 agonist isolated from Olea europaea［J］. Biochemical and Biophysical Research Communications，2007，362（4）：793-798.

［13］高彩霞，王成章，陈文英，等.油橄榄叶中多酚和黄酮的含量分析［J］.生物质化学工程，2006，（4）：4-6.

［14］Romero，Toral，Gómez G，et al. Antihypertensive effects of oleuropein-enriched olive leaf extract in spontane-ously hypertensive rats［J］. Food Funct，2016，7（1）：584-593.

［15］Nekooeian A A，Khalili A，Khosravi M B. Effects of oleuropein in rats with simultaneous type 2 diabetes and re-nal hypertension：a study of antihypertensive mechanisms［J］. J Asian Nat Prod Res，2014，16（9）：953-962.

［16］王昱，何九军.橄榄苦苷对脂多糖诱导的急性肺损伤小鼠的保护作用［J］.中国兽医杂志，2016，52（07）：8-11，66.

［17］Kim S W，Hur W，Li T Z，et al. Oleuropein prevents the progression of steatohepatitis to hepatic fibrosis induced by a high-fat diet in mice［J］. Exp Mol Med，2014，25：46-92.

[18] Priore P，Siculella L，Gnoni G V. Extra virgin olive oil phenols down-regulate lipid synthesis in primary-cultured rat-hepatocytes [J]. J Nutr Biochem，2014，25（7）：683-691.

[19] 胡光强，袁园，杜曦，等.橄榄苦苷对脂多糖诱导的小鼠急性肝损伤的保护效应 [J].重庆医学，2017，46（03）：312-314.

[20] Potonjak I，Skoda M，Pernjak P E，et al. Oral administration of oleuropein attenuates cisplatin-induced acute renal injury in mice through inhibition of ERK signaling [J]. Mol Nutr Food Res，2015，1：1-13. doi：10. 1002 .

[21] 王昱，王胜青，叶文斌，等.橄榄苦苷对糖尿病大鼠肾组织的保护作用及其机制 [J].食品工业科技，2015，36（21）：353-357.

[22] Murotomi K，Umeno A，Yasunaga M，et al. Oleuropein-rich diet attenuates hyperglycemia and impaired glucose tolerance in type 2 diabetes model mouse [J]. J Agric Food Chem，2015，63（30）：6715-6722.

[23] Sangi S M，Sulaiman M I，ElWahab M F，et al. Antihyperglycemic effect of thymoquinone and oleuropein，on streptozotocin-induced diabetes mellitus in experimental animals [J]. Pharmacogn Mag，2015，11（Suppl 2）：S251-257.

[24] Ruiz G V，Francisco J G，Maestro R. Oleuropein on lipid and fatty acid composition of rat heart [J]. Nutrition Research，1995，15（1）：37-51.

[25] 吴遵秋，姜友军，苏光灿，等.油橄榄叶中橄榄苦苷的体外抗氧化和抑菌活性 [J].食品科学，2014，35（21）：94-99.

[26] Micol V，Caturla N，Perez F L，et al. The olive leaf extract exhibits antiviralactivity against viral haemorrhagic septicaemia rhabdo virus（VHSV）[J]. Antiviral Research，2005，66（2）：129-136.

[27] Lee H S，Huang P L，Zhang D W，et al. Discovery of small-molecule HIV-1 fusion and integrase inhibitorsoleuropein and hydroxytyrosol：Part I. Integrase inhibition [J]. Biochemical and Biophysical Research Communications，2007，354（4）：872-878.

[28] Hamdi H K，Castellon R. Oleuropein，a non-toxic olive iridoid，is an anti-tumor agent and cytoskeleton disruptor [J]. Biochemical and Biophysical Research Communications，2005，334（3）：769-778.

[29] Visioli F，Galli C. Oleuropein protects low density lipoprotein from oxidation [J]. Life Sciences，1994，55（24）：1965-1971.

[30] 刘明.氯化两面针碱和橄榄苦苷对胶质瘤的抑制作用及机制的研究 [D].济南：山东大学，2016.

[31] 徐朝琪，许玉宇，姜盼，等.橄榄苦苷抑制丙烯醛诱导的 HBE 细胞内质网应激的机制研究 [J].南京医科大学学报（自然科学版），2017，37（09）：1124-1130.

[32] 徐涛，秦聪，肖程程，等.橄榄苦苷对 HK-2 细胞缺糖缺氧损伤的保护作用 [J].疑难病杂志，2017，16（09）：931-934，860.

[33] 陈侯磐，汪洋，刘扬，等.橄榄苦苷对破骨细胞的分化以及骨吸收功能的影响 [J].第三军医大学学报，2017，39（14）：1435-1439.

[34] 高梦颖，黄惠娟，谢树红.橄榄苦苷对破骨细胞增殖影响的实验研究 [J].中国骨质疏松杂志，2017，23（07）：896-899.

[35] 刘慧兰，黄惠娟.橄榄苦苷治疗妇科恶性肿瘤术后骨质疏松的机制研究进展 [J].中国骨质疏松杂志，2015，21（04）：482-485.

[36] Mehraein，Sarbishegi，Aslani. Evaluation of effect of oleuropein on skin wound healing in aged male BALB/c mice [J]. Cell J，2014，16（1）：25-30.

[37] Tong T，Kim N，Park T. Topical application of oleuropein induces anagen hair growth in telogen mouse skin [J]. PLoS One，2015，10（6）：e0129578.

[38] 徐保鑫，李转梅，张学兰，等.女贞子中橄榄苦苷与羟基酪醇在大鼠血浆中的药动学差异 [J].中成药，2017，39（07）：1387-1390.

[39] 营松，苏占辉，刘丽艳，等.橄榄苦苷在大鼠体内药代动力学研究 [J].时珍国医国药，2012，23（08）：1896-1898.

胡黄连苷Ⅱ
Picroside Ⅱ

【CAS】　39012-20-9

【化学名】　6-香草基梓醇

【结构式】

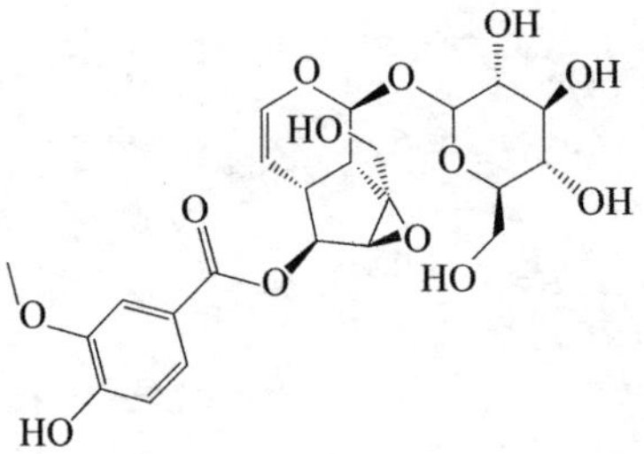

【分子式与分子量】　$C_{23}H_{28}O_{13}$；512.46

【来源】　玄参科植物胡黄连 *Picrorhiza scrophulariiflora* Pennell. 根茎。

【理化性质】　白色结晶粉末。

【药理作用】　胡黄连苷Ⅱ主要有保肝利胆、抗炎平喘、保护神经、免疫调节等药理作用[1-4]。

1. 对中枢神经系统的影响

(1) 对脑缺血再灌注损伤的细胞保护作用

体外实验表明，胡黄连苷Ⅱ具有增强神经生长因子诱导 PC12 细胞轴突生长的作用[5]。进一步研究表明，胡黄连苷Ⅱ对谷氨酸引起的 PC12 细胞损伤有保护作用，其作用机制可能与抑制或清除谷氨酸诱导的细胞内活性氧的生成，调节凋亡相关基因 Bcl-2 蛋白的表达有关[6]，或与其直接清除氧自由基及增强细胞抗氧化系统的功能有关[7]。利用大鼠大脑中动脉缺血再灌注模型，经尾静脉注射胡黄连苷Ⅱ单体，研究其在缺血性脑损伤中的神经保护作用。结果显示，胡黄连苷Ⅱ可减少神经细胞凋亡的数量，并能下调神经细胞 iNOS 的表达[8]。进一步研究表明，胡黄连苷Ⅱ可能通过下调 NFκB 和 IκB 的表达，抑制脑缺血再灌注损伤的炎症反应导致的神经细胞凋亡[9]。

(2) 对大鼠脑缺血再灌注损伤后 Cyt-C mRNA 和 Caspase-3 mRNA 表达的影响

选取 Wistar 大鼠 60 只，随机选 6 只为假手术组，剩余采用改良线栓法建立 MCAO/R 模型，选取建模成功 48 只，随机分为胡黄连苷Ⅱ组和模型对照组，每组 24 只，各组又分为缺血 1.5h 再灌注后 1d、2d、4d、7d 组，每组 6 只。胡黄连苷Ⅱ组给予胡黄连苷Ⅱ腹腔注射，其余组给予等量 NS 腹腔注射，按 Narrow Alley Corner Test 评分法评价大鼠神经行为功能，原位杂交检测 Cyt-C mRNA 和 Caspase-3 mRNA 的表达水平。发现胡黄连苷Ⅱ组和模型对照组神经功能缺失评分较假手术组明显降低，且胡黄连苷Ⅱ组较模型组也明显降低；胡黄连苷Ⅱ组 Cyt-C mRNA 和 Caspase-3 mRNA 表达水平较模型组明显降低，较假手术组明显升高，差异均具有统计学意义（$P<0.05$）。这表明胡黄连苷Ⅱ可下调 Cyt-C mRNA 和 Caspase-3 mRNA 表达，抑制大鼠脑缺血再灌注损伤诱导的细胞凋亡，起到神经保护作用[10]。

(3) 对脑缺血损伤大鼠 ERK1/2 信号通路的影响

应用线栓法建立大鼠大脑中动脉闭塞（MCAO）模型，按随机数字表将 96 只造模成功大鼠分为模型组、治疗组、脂多糖（LPS）组和 U0126 组，每组再分为缺血 6h、12h、24h

3 个亚组。治疗组缺血后 2h 腹腔注射胡黄连苷 II（20mg/kg）。LPS 组在缺血后 2h 腹腔注射 LPS（20mg/kg）和胡黄连苷 II（20mg/kg）。U0126 组在缺血后 2h 腹腔注射 U0126-EtOH（20mg/kg）和胡黄连苷 II（20mg/kg）。模型组和对照组同步腹腔注射等体积的生理盐水。采用改良的神经功能评分（m NSS）法评价大鼠神经行为功能；HE 染色观察神经细胞形态结构；原位末端标记（TUNEL）法检测细胞凋亡；免疫组织化学和蛋白质免疫印迹法（Western blot）检测脑组织 p-ERK1/2 表达。发现大鼠脑缺血损伤后，随着时间的延长，模型组大鼠神经功能缺损评分升高，皮质区神经细胞损伤加重，凋亡细胞增多，p-ERK1/2 蛋白表达较对照组明显增强（$P<0.05$）。治疗组和 U0126 组大鼠皮质区神经元细胞损伤较轻，凋亡细胞，减少 p-ERK1/2 表达较模型组明显降低（$P<0.05$）。LPS 组大鼠神经元细胞早期损伤较重，凋亡细胞与 p-ERK1/2 表达水平较高，但后期 p-ERK1/2 表达水平有所下降，大鼠神经行为功能损伤略有恢复。这表明脑缺血损伤后激活 ERK1/2 通路介导神经细胞凋亡和炎症反应，胡黄连苷 II 可能通过降低 ERK1/2 通路的活化，抑制神经细胞凋亡和炎症反应而保护神经系统[11]。

（4）对大鼠脑缺血再灌注损伤后 TLR4、NFκB 及 IκB 表达的影响

通过选取成年雌性健康大鼠 72 只，从中随机选择 12 只为空白对照组，其余 60 只大鼠采用线栓法建立大脑中动脉脑缺血再灌注损伤的模型。选取建模成功的 36 只大鼠，采用随机数字表法分为胡黄连苷 II 治疗组、阳性对照组以及阴性对照组，每组 12 只。胡黄连苷 II 治疗组大鼠给予胡黄连苷 II 注射干预，阳性对照组大鼠给予丹参素钠干预，空白对照组和阴性对照组给予磷酸盐缓冲液（PBS）干预。采用 TUNEL 染色方法检测 3 组大鼠的细胞凋亡情况；采用免疫组织化学染色方法检测各组大鼠脑内 TLR4、NFκB 及 IκB 表达的情况。发现空白对照组大鼠的 TUNEL 阳性细胞呈散在分布、数量较少，大鼠的海马组织、纹状体、大脑皮质中 TLR4、NFκB 及 IκB 的表达较微弱；阴性对照组大鼠的 TUNEL 阳性细胞比空白对照组大鼠的数量显著增加，海马组织、纹状体、大脑皮质中 TLR4、NFκB 及 IκB 的表达较空白对照组显著增加（$P<0.05$）；胡黄连苷 II 治疗组以及阳性对照组大鼠 TUNEL 阳性细胞数、不同脑组织中 TLR4、NFκB 及 IκB 的表达均较阴性对照组大鼠低（$P<0.05$），组间差异无统计学意义（$P>0.05$）。这表明对脑缺血再灌注损伤大鼠来说，给予胡黄连苷 II 治疗可以下调大鼠 TLR4、NFκB 及 IκB 的表达，显著抑制大鼠的炎症反应，抑制神经细胞的凋亡[12]。

（5）对大鼠脑缺血再灌注损伤的保护作用及对 AQP4、MMP9 表达的影响

选 120 只成年健康雄性大鼠，随机选择 30 只作为假手术组，其余 90 只制备脑缺血再灌注模型，成功 78 只，平均分为模型组和胡黄连苷 II 组。胡黄连苷 II 组予胡黄连苷 II 腹腔注射，模型组、假手术组给予等量的生理盐水腹腔注射，假手术组不制备脑缺血模型，其他步骤均同模型组。检测 3 组大鼠神经功能缺失评分、变性细胞数/细胞总数（DCI）、凋亡细胞数/细胞总数（ACI）、脑梗死面积/同侧半球面积（CIV），以及水通道蛋白 4（AQP4）、基质金属蛋白酶 9（MMP9）和环氧合酶 2（COX2）表达水平。发现胡黄连苷 II 组神经功能缺失评分、DCI、ACI、CIV 水平较假手术组显著降低，模型组各水平也较假手术组明显降低，且胡黄连苷 II 组较模型组也明显降低；胡黄连苷 II 组的 AQP4、MMP9 和 COX2 表达水平分别为（1.12 ± 0.14)ng/mL、（0.95 ± 0.08)ng/mL、（0.58 ± 0.05)ng/mL，较模型组明显降低，较假手术组显著升高，差异均具有统计学意义（均 $P<0.05$）。这表明胡黄连苷 II 可以显著抑制 AQP4、MMP9 表达，对脑缺血再灌注损伤具有一定的保护作用[13]。

（6）干预脑缺血再灌注大鼠神经损伤的脑保护作用

选取成年健康雄性大鼠 40 只，按照随机数字表法随机分为 2 组，假手术处理 10 只作为对照组，剩余 30 只为研究组，利用线栓法制作大鼠大脑动脉缺血再灌注模型，再分为 3 组，各 10 只，包括模型组、胡黄连苷Ⅱ低剂量组及胡黄连苷Ⅱ高剂量组。再灌注时及时给药，对照组与模型组同步尾注生理盐水，胡黄连苷Ⅱ低剂量组与高剂量组则分别尾注 10mg/kg、30mg/kg 胡黄连苷Ⅱ，对比几组大鼠缺血再灌注后 24h 神经功能缺损评分，以及脑匀浆上清相关指标。发现和模型组相比，胡黄连苷Ⅱ低剂量组与高剂量组在神经功能缺损评分，脑匀浆上清 SOD 活性、还原型谷胱甘肽水平、MDA 水平及 NOS 活性等方面均有显著性差异（$P<0.05$）。这表明胡黄连苷Ⅱ干预脑缺血再灌注大鼠神经损伤模型有一定的脑保护作用，可能和其提高脑组织抗氧化能力与减轻氧化性损伤等有关[14]。

（7）对脑缺血损伤后 COX2 表达的影响

应用线栓法建立大鼠大脑中动脉闭塞（MCAO）模型，按照随机对照原则，动物分为对照组、模型组、胡黄连苷组、LPS 组和 U0126 组，每组再分为缺血 6h、12h 和 24h 三个亚组。m NSS 法评价大鼠神经行为功能；TUNEL 法检测细胞凋亡；蛋白质免疫印迹法检测脑组织 COX2 表达水平。发现大鼠脑缺血损伤后，随着时间的延长模型组大鼠神经功能评分升高，皮质区神经凋亡增多，COX2 蛋白表达增强。胡黄连苷组和 U0126 组大鼠皮质区神经细胞凋亡和 COX2 表达较模型组明显降低，LPS 组大鼠早期神经细胞凋亡细胞与COX2 表达水平较高，但后期 COX2 表达水平有所下降，损伤略有恢复。这表明胡黄连苷Ⅱ可能通过降低 COX2 通路的活化，抑制脑缺血后神经细胞凋亡和炎性反应而保护神经系统[15]。

（8）对大鼠脑缺血再灌注损伤后 JNK 信号通路的调节作用

采用 140 只健康状况良好的 Wistar 雄性大鼠，大鼠脑缺血模型用线栓法建立，根据随机对照的原则，将大鼠分为五组，即对照组、模型组、胡黄连苷组、LPS 组和 U0126 组，每个组内再根据缺血时间 6h、12h 以及 24h 分为三个不同的亚组。采用腹腔注射胡黄连苷Ⅱ（20mg/kg）干预治疗的方式，改良神经的功能评分作为评价大鼠神经性行为功能，用 HE 染色法作为观察神经细胞的形态结构的方法；以原位 TUNEL 检测细胞凋亡，以免疫组织化学（IHC）及 Western blot 检测脑组织 JNK 表达水平。结果大鼠脑缺血损伤后，出现神经行为的功能障碍，皮质区 JNK 蛋白表达和凋亡神经细胞的数量比对照组显著增多。大鼠皮质区凋亡细胞与 JNK 表达水平在胡黄连苷组和 U0126 组显著低于模型组。LPS 组大鼠凋亡细胞与 JNK 表达水平较高，但是后期 JNK 表达水平有一定程度的下降，动物神经行为功能得到恢复。结论：胡黄连苷Ⅱ或许通过减弱脑缺血后的 JNK 通路的活化水平，减少神经细胞的凋亡，抑制炎症反应，从而对神经系统形成保护[16]。

（9）对脑缺血损伤后神经元特异性烯醇化酶表达的影响

应用双侧颈总动脉结扎法建立大鼠前脑缺血模型，按照正交试验设计分组，经腹腔注射胡黄连苷Ⅱ干预治疗。甲苯胺蓝染色法观察神经细胞结构；流式细胞术观察细胞早期凋亡率；免疫组织化学法和 Western blot 法定性、定量检测神经元特异性烯醇化酶（NSE）表达；反转录聚合酶链反应（RT-PCR）检测 NSE mRNA 转录水平。发现胡黄连苷Ⅱ治疗大鼠脑缺血损伤的最佳时间和剂量：根据甲苯胺蓝染色显示为脑缺血 2.0h 腹腔注射胡黄连苷Ⅱ10mg/kg；流式细胞术检测显示为脑缺血 1.5h 腹腔注射胡黄连苷Ⅱ10mg/kg；免疫组织化学法分析为脑缺血 2.0h 腹腔注射 10mg/kg；Western blot 分析为脑缺血 2.0h 给予 10mg/kg；RT-PCR 显示为脑缺血 1.5h 给予 10mg/kg。这表明根据用药剂量最小化和治疗时间窗最大化的原则综合评价，胡黄连苷Ⅱ治疗脑缺血损伤的最佳治疗时间窗为脑缺血 1.5～2.0h，腹腔注射胡黄连苷Ⅱ10mg/kg[17]。

（10）脑缺血再灌注损伤中的抗氧化作用

选用成年健康 Wistar 大鼠 100 只，应用线栓法建立 MCAO/R 模型，随机分为假手术组、阴性对照组、阳性对照组、药物治疗组。假手术组不做处理，阴性对照组经尾静脉注射生理盐水，阳性对照组注射丹参素钠 10mg/kg，药物治疗组注射胡黄连苷Ⅱ10mg/kg。Bederson 法进行神经功能评分，氯化三苯基四氮唑（TTC）染色法测定脑梗死体积，免疫组化检测神经细胞诱导型一氧化氮合酶（iNOS）和超氧化物歧化酶（SOD）的表达变化，ELISA 检测脑组织匀浆中 iNOS 和 SOD 的含量，TUNEL 法检测细胞凋亡。发现假手术组神经行为功能正常，无脑梗死。假手术组免疫组化示大鼠脑组织 iNOS 和 SOD 弱表达，TUNEL 阳性细胞数量较少，散在分布。阴性对照组神经行为功能评分、脑梗死体积较假手术组有明显差异（$P < 0.05$），免疫组化示大鼠脑组织 iNOS 表达增强，SOD 表达明显减弱，脑组织匀浆 iNOS 增高，SOD 降低，TUNEL 阳性细胞数量增多，较假手术组有明显差异（$P < 0.05$）。阳性对照组和胡黄连苷Ⅱ组神经行为功能、脑梗死体积低于阴性对照组（$P < 0.05$）。阳性对照组和胡黄连苷Ⅱ组免疫组化示大鼠脑组织 iNOS 表达及脑组织匀浆 iNOS 和 TUNEL 阳性细胞数量均低于阴性对照组（$P < 0.05$），而大鼠脑组织 SOD 表达及脑组织匀浆 SOD 均高于阴性对照组（$P < 0.05$）。阳性对照组与胡黄连苷Ⅱ组比较，各指标均无显著差异（$P > 0.05$）。这表明胡黄连苷Ⅱ可能通过下调 iNOS 表达和上调 SOD 表达来抑制细胞凋亡，因此胡黄连苷Ⅱ对大鼠脑缺血再灌注损伤有一定的保护作用[18]。

（11）对脑缺血再灌注损伤中大脑神经凋亡的保护作用

通过环孢素（CsA）和苍术苷（Atr）分别作为 Cyto-C 阳性对照和阴性对照，改良 Longa 法制备缺血 2h 再灌注 24h 大鼠脑缺血再灌注（I/R）模型。再灌注 24h 后，TTC 染色观察脑梗死体积；免疫组织化学和 Western blot 检测 Cyto-C、Caspase-9、Caspase-3 表达水平。发现模型组大鼠脑缺血再灌注后 TTC 显示染色脑梗死体积明显增加，免疫组织化学和 Western blot 显示 Cyto-C、Caspase-9、Caspase-3 表达水平较假手术组明显增多（$P < 0.05$）。治疗组大鼠 TTC 显示脑梗死体积缩小，免疫组化和 Western blot 显示 Cyto-C、Caspase-9、Caspase-3 表达水平与模型组相比明显降低（$P < 0.05$）。与 Atr 组相比，Atr+胡黄连苷Ⅱ组大鼠脑梗死体积缩小，免疫组化和 Western blot 显示 Cyto-C、Caspase-9、Caspase-3 表达水平减弱（$P < 0.05$）。这表明胡黄连苷Ⅱ抑制缺血再灌注损伤大脑神经凋亡的机制可能与下调 Cyto-C/Caspase-9/Caspase-3 信号通路蛋白有关[19]。

胡黄连苷Ⅱ通过拮抗下丘脑-垂体-肾上腺轴功能亢进，从而改善抑郁症状，发挥一定的抗抑郁作用。相关研究表明，胡黄连苷Ⅱ具有缓解抑郁模型行为学损伤的作用，可显著降低大鼠血浆中促肾上腺皮质激素和皮质酮的含量，可显著降低抑郁模型大鼠强迫游泳的不动时间[20]。

取雄性 SD 大鼠 96 只，随机分为 6 组，每组 16 只。正常组、模型组给予等剂量 0.9%氯化钠注射液，胡黄连苷Ⅱ低、中和高剂量组分别给予 13mg/kg、1mg/kg、0mg/kg 胡黄连苷Ⅱ，丙米嗪给予 15mg/kg 丙米嗪，腹腔注射给药，持续 14d。通过强迫游泳（FST）、敞箱实验（OFT）观察应激后各组大鼠行为学的变化。采用放射免疫方法检测大鼠血浆促肾上腺皮质激素（ACTH）和皮质酮（CORT）的水平，发现经慢性应激 21d 后，模型组中 FST 不动时间增加，OFT 水平与垂直得分下降，血浆 ACTH、CORT 含量增高，与正常组比较差异均有统计学意义（$P<0.05$）。经 13mg/kg、1mg/kg、0mg/kg 胡黄连苷Ⅱ和阳性对照药丙米嗪治疗 14d 后，大鼠 FST 不动时间降低、OFT 水平与垂直得分增高，血浆中 ACTH、CORT 含量降低，与模型组比较差异均有统计学意义（$P<0.05$）。这表明胡黄连苷Ⅱ具有缓解抑郁模型行为学损伤的作用，其机制可能与其调节慢性应激大鼠血浆 ACTH 和 CORT 的水平有关[21]。

2. 对内脏系统的影响

（1）对心脏的保护作用

健康 Wistar 大鼠 32 只，随机分为对照组（control 组）、1μmol/L 胡黄连苷Ⅱ预处理组（LP）、10μmol/L 胡黄连苷Ⅱ预处理组和大剂量胡黄连苷Ⅱ预处理组（HP）。采用 Langendorff 离体心脏流灌装置，行缺血 30min，再灌注 120min，制备心肌缺血再灌注模型。胡黄连苷Ⅱ预处理于缺血前 15min 分别以含有 1μmol/L 和 10μmol/L 的胡黄连苷Ⅱ离体心脏灌注液（KH 液）灌注。记录各组心功能指标，测定心肌梗死面积，测定冠脉灌流出液中 SOD、MDA 含量。发现 LP 组和 HP 组明显加快心率（HR）、提高左心室发展压（LVDP）和左心室内压最大上升及下降速率（$\pm dp/dt_{max}$），缩小心肌梗死范围，提高 SOD 的活性，降低 MDA 含量。这表明胡黄连苷Ⅱ预处理能减轻心肌缺血再灌注损伤，其心肌保护作用机制可能与胡黄连苷Ⅱ提高机体抗氧化应激损伤的能力有关[22]。

检测 H9C2 细胞在乙醇干预及胡黄连苷Ⅱ预处理条件下的氧化应激状态。结果显示 100 mmol/L 及以上浓度的乙醇可导致 H9C2 细胞的存活率下降，100～200 mmol/L 之间细胞存活率下降最为明显，200 mmol/L 的乙醇可导致上清液中 LDH 活性的增加、细胞匀浆中 SOD 及 Gpx 活性的下降、细胞匀浆中 MDA 及细胞内 ROS 含量的增加。而胡黄连苷Ⅱ预处理可部分改善乙醇所致细胞存活率的下降程度，其保护作用部分是通过提高细胞中 SOD 及 Gpx 活性实现的。结论为胡黄连苷Ⅱ对乙醇所致 H9C2 心肌细胞氧化应激损伤，具有保护作用，其保护作用部分是通过提高细胞的抗氧化作用实现的[23]。

（2）对肝损伤的保护作用

通过腹腔注射脂多糖/D-氨基半乳糖苷（LPS/D-GalN）构建经典的急性肝损伤（ALI）动物模型，采用荧光定量 PCR、流式细胞术、酶联免疫吸附实验等技术，观察胡黄连苷Ⅱ对急性脓毒性肝损伤的保护作用，体外实验探讨胡黄连苷Ⅱ抗细胞凋亡、焦亡的作用机制，观察胡黄连苷Ⅱ对 LPS/D-GalN 诱导的小鼠急性脓毒性肝损伤的影响。发现胡黄连苷Ⅱ抑制 LPS/D-GalN 诱导的小鼠肝损伤的炎症反应，减轻肝细胞的凋亡和焦亡，改善脓毒症小鼠肝损伤，降低脓毒症小鼠肝损伤的死亡率。胡黄连苷Ⅱ抑制凋亡的机制可能是通过线粒体内源性途径抑制 Bax，促进 Bcl-2 表达，从而抑制 Caspase-3 活性；抑制细胞焦亡的可能机制为通过抑制 NLRP3 炎性小体的活化，从而抑制 IL-1β 和 IL-18 释放，对急性脓毒性肝损伤起保护作用[24]。

胡黄连苷Ⅱ通过抗脂质过氧化反应，保护线粒体膜完整性以及上调线粒体中 ATP 酶活性，对四氯化碳、D-氨基半乳糖联合脂多糖以及对乙酰氨基酚（AP）诱导的小鼠肝损伤起到保护作用[25]。

（3）对肾的保护作用

对雄性 Wistar 大鼠肾 I/R 损伤研究表明，胡黄连苷Ⅱ对肾 I/R 损伤具有保护作用，与剂量大小有一定关系，其机制可能是减少氧化应激，进而增加肿瘤坏死因子相关受体 6（TRAF6）表达，从而减少细胞凋亡的发生[26]。

通过小鼠肾小管上皮细胞建立缺氧/复氧损伤模型，分别用不同浓度胡黄连苷 II（1μg/mL，10μg/mL，100μg/mL，1000μg/mL）进行药物干预。研究表明，与正常组相比，各缺氧/复氧组细胞内氧化应激水平增高，凋亡细胞或死亡细胞数量明显增加。与单纯缺氧/复氧组比较，不同浓度的胡黄连苷 II 可抑制细胞内的氧化损伤。胡黄连苷 II 使肾小管上皮细胞增殖活性增强，细胞凋亡数量减少，培养液中 MDA 含量下降、SOD 活性增强，Bax 蛋白和 HMGB1 蛋白表达下调，Bax mRNA 水平下调，Bcl-2 mRNA 水平上调。这表明缺氧/复氧导致肾小管上皮细胞内氧化应激增强，胡黄连苷 II 能通过抑制肾小管细胞内氧化应激来改善缺氧/复氧后的细胞凋亡和坏死[27]。

对大鼠肾缺血再灌注损伤的保护作用，建立肾缺血再灌注损伤大鼠模型，实验大鼠随机分为 3 组：假手术组（sham）、缺血再灌注组（ischemia and reperfusion，I/R）和胡黄连苷 II 组，每组 10 只。检测大鼠血清肌苷（Cr）和尿素氮（BUN），光镜观察病理组织变化，免疫组化及 Western blot 检测 Toll 样受体 4（TLR4）和核因子 κB（NFκB）蛋白表达，实时荧光定量聚合酶链反应（qRT-PCR）检测肿瘤坏死因子-α（TNF-α）、白细胞介素-1β（IL-1β）和细胞间黏附分子-1（ICAM-1）细胞因子水平。发现与假手术组比较，缺血再灌注组 Cr、BUN 水平均明显增高；光镜病理组织可见肾小管损伤明显；免疫组化观察见 TLR4 和 NFκB 表达明显增强，Western blot 检测 TLR4 和 NFκB 蛋白表达显著增加，qRT-PCR 检测示 TNF-α、IL-1β 和 ICAM-1 表达升高，差异均有统计学意义（$P<0.05$）。胡黄连苷 II 组与缺血再灌注组相比，肾功能指标明显减低，肾小管上皮细胞损伤减轻，TLR4 和 NF-κB 表达显著减弱，TNF-α、IL-1β 和 ICAM-1 表达降低，差异均有统计学意义（$P<0.05$）。这表明胡黄连苷 II 在肾脏缺血再灌注损伤时能有效地保护肾功能，其作用机制可能与抑制 TLR4/NFκB 通路表达进而抑制炎症反应有关[28]。

通过建立肾缺血再灌注损伤大鼠模型，将实验大鼠随机分为 3 组，即假手术组、缺血再灌注组和胡黄连苷 II 组，每组 10 只。全自动生化分析仪检测大鼠血清肌酐（Cr）、尿素氮（BUN）浓度，光镜观察病理组织变化，免疫组化检测 Caspase-3 表达，Real Time PCR 及 Western blot 检测 Bax、Bcl-2 和 PARP-1 表达水平。发现与假手术组比较，缺血再灌注组 Cr、BUN 水平均明显增高；光镜病理组织可见肾小管损伤明显；免疫组化示 Caspase-3 表达增强；Real Time PCR 及 Western blot 检测 Bax、PARP-1 表达增强，而 Bcl-2 表达减轻，差异有统计学意义（$P<0.05$）。胡黄连苷 II 组与缺血再灌注组比较，肾功能指标明显降低，肾小管上皮细胞损伤减轻，Caspase-3 表达显著减弱，Bax 与 PARP-1 的活性明显下降；Bcl-2 表达显著增强，差异有统计学意义（$P<0.05$）。这表明胡黄连苷 II 在肾脏缺血再灌注损伤时能有效地保护肾功能，其作用机制可能与增加 Bcl-2 表达，降低 Bax、PARP-1、Caspase-3 等凋亡基因的表达有关[29]。

3.抗炎平喘作用

胡黄连苷 II 可减轻气道炎症，抑制支气管收缩，对哮喘大鼠有抗炎平喘作用[2]。胡黄连苷 II 能减轻哮喘大鼠肺组织中炎细胞浸润程度，降低哮喘大鼠气道阻力和提高肺顺应性，减轻气道炎症，抑制支气管收缩，对哮喘大鼠有抗炎平喘作用。可以明显延长诱喘潜伏期、减轻哮喘症状，对整体动物引喘有保护作用，并可以抑制哮喘大鼠气道局部炎症反应，改善气道局部和全身的 Th 亚群失衡。另一项研究结果表明，使用胡黄连苷 II 使大鼠诱喘潜伏期明显延长，诱喘反应减轻；基础呼气阻力降低；肺顺应性升高；支气管肺泡灌洗液中细胞总数和血管周围外周血嗜酸粒细胞计数明显减少；外周血嗜酸性粒细胞（EOS）计数显著降低；

血清及肺泡灌洗液（BALF）上清液中 IFN-γ 的水平显著升高，IL-4 的水平显著降低（P <0.01）；支气管壁炎性细胞浸润减少，支气管壁及 EOS 浸润明显减少[20]。

4.抗氧化作用

H_2O_2 损伤的 L-02 细胞作为氧化应激损伤模型，发现 0.6mmol/L H_2O_2 可诱导 L-02 细胞凋亡，细胞内 ROS 浓度增加，细胞线粒体跨膜电位明显下降。预先经过不同浓度的胡黄连苷Ⅱ处理后，H_2O_2 诱导的 L-02 细胞凋亡明显减少，同时明显减弱 H_2O_2 对细胞内 ROS 浓度和线粒体跨膜电位的影响。这表明胡黄连苷Ⅱ对氧化应激损伤 L-02 细胞具有保护作用，其机制可能与降低细胞内 ROS 含量，进而抑制 $\Delta\Psi_m$ 的降低有关[30]。

5.大鼠睾丸缺血再灌注损伤的保护作用

选取成年雄性 SD 大鼠 45 只随机分为 3 组，每组 15 只：睾丸缺血再灌注＋胡黄连苷Ⅱ组（睾丸 I/R＋胡黄连苷Ⅱ组）；睾丸缺血再灌注组（睾丸 I/R 组）；对照组。睾丸 I/R 组和睾丸 I/R＋胡黄连苷Ⅱ组大鼠分别建立睾丸扭转复位模型，睾丸 I/R＋胡黄连苷Ⅱ组在再灌注同时腹腔注射胡黄连苷Ⅱ（10mg/kg）。3 组的凋亡指数分别为（4.28±0.36)%、（18.93± 1.27)%、（9.53±1.02)%，SOD 活性分别为（0.83±0.05)U/mg 蛋白、（0.28±0.03)U/ mg 蛋白、（0.54±0.03)U/mg 蛋白，MDA 含量分别为（1.92±0.26)nmol/g 蛋白、（5.23± 0.78)nmol/g 蛋白、（2.97±0.35)nmol/g 蛋白，各组上述指标相互比较均有统计学意义（P<0.05）。睾丸 I/R 组中 Bax 及 Caspase-3 表达明显高于对照组，睾丸 I/R＋胡黄连苷Ⅱ组明显改善 I/R 引起的表达变化，与对照组相比，睾丸 I/R 组中 TNF-α 和 IL-1β mRNA 表达水平明显增高，和睾丸 I/R 组比较，睾丸 I/R＋胡黄连苷Ⅱ组中 TNF-α 和 IL-1β mRNA 表达水平明显减低，各组上述指标相互比较均有统计学意义（P<0.05）。结论：胡黄连苷Ⅱ可降低氧化应激水平，发挥抗炎及抗凋亡作用，从而在睾丸组织在缺血再灌注损伤过程中发挥保护作用[31]。

6.药代动力学

① 大鼠单剂量静脉注射给予胡黄连苷Ⅱ后，测定大鼠血浆、组织、粪便、尿液及胆汁中胡黄连苷Ⅱ含量，结果显示，静脉注射给药后，胡黄连苷Ⅱ迅速从大鼠体内消除，并可在体内广泛分布。有约 19.59% 以原形从胆汁和尿液排泄[32]。

② 采用 HPLC-ESI-MS 法对胡黄连苷Ⅱ在大鼠体内药代动力学研究。静脉注射后，大鼠体内胡黄连苷Ⅱ浓度快速降低，平均消除半衰期仅为 19.6 min。AUC 与剂量呈现良好的线性相关性，提示胡黄连苷Ⅱ在大鼠体内的吸收属于线性动力学。静脉注射给药后胡黄连苷Ⅱ广泛分布于各组织，其中肾和肝组织中浓度最高。胡黄连苷Ⅱ主要通过尿液和胆汁排泄，在尿液中的平均累积排泄为 11.79%；胆汁中平均累积排泄率为 7.80%；粪便中未检测出胡黄连苷Ⅱ。胡黄连苷Ⅱ平均血浆蛋白结合率为 30.0%。这说明静注给药后，胡黄连苷Ⅱ迅速从大鼠体内消除，并可在体内广泛分布，有约 19.59% 以原形从胆汁和尿液排泄。口服给药后，胡黄连苷Ⅱ在体内消除半衰期明显高于静脉给药，说明胡黄连苷Ⅱ可能存在肝肠循环。对胡黄连苷Ⅱ的在体肠吸收特征研究表明，胡黄连苷Ⅱ在肠道各部位的吸收速率常数和表观渗透系数按照空肠、回肠、十二指肠的顺序依次下降。胡黄连苷Ⅱ在肠道内无明显的特异吸收部位，吸收呈现一级吸收动力学特征。葡萄糖酸苷和胡黄连苷Ⅱ的硫酸盐是主要的代谢产物。对大鼠 P450 酶活性影响的研究表明，单次给药胡黄连苷Ⅱ对 P450 酶活性没有影响，而连续给药对 CYP2C19、2D6、2E1 活性有抑制[33]。

参考文献

[1] Gao H，Zhou Y W. Anti-lipid peroxidation and protection of liver mitochondria against injuries by picroside Ⅱ ［J］. World J Gastroenterol，2005，11（24）：3671-3674.

[2] 何薇，林江涛.胡黄连苷 Ⅱ 对哮喘大鼠的抗炎平喘作用 ［J］.中日友好医院学报，2005，19（4）：233-235.

[3] Li T，Liu J W，Zhang X D，et al. The neuroprotective effect of picroside Ⅱ from hu-huang-lian against oxidative stress ［J］. Am J Chin Med，2007，35（4）：681-691.

[4] Smit H F，Kroes B H，Berg A J，et al. Immunomodulatory and anti-inflammatory activity of Picrorhiza scrophulariiflora ［J］. J Ethnopharmacol，2000，73（1-2）：101-109.

[5] Li P，Matsunaga K，Yamakuni T，et al. Potentiation of nerve growth factor-action by picrosides Ⅰ and，natural iridoids，in PC12D cells ［J］. Eur J Pharmacol，2000，406（2）：203-208.

[6] 郭明川，曹艳，刘建文.胡黄连苷 Ⅱ 在谷氨酸诱导的 PC12 细胞损伤中的保护作用 ［J］.中国临床药理学与治疗学，2007，12（4）：440-443.

[7] Liu J W，Yu Y J，Zheng P Y，et al. Synergistic protective effect of picroside Ⅱ and NGF on PC12 cells against oxidative stress induced by H_2O_2 ［J］. Pharmacol Rep，2007，59（5）：573-579.

[8] 阎文静，李震，王海萍，等.胡黄连苷 Ⅱ 抑制大鼠脑缺血/再灌注损伤细胞凋亡和 iNOS 的表达 ［J］.中国药理学通报，2009，25（12）：1677-1678.

[9] 李震，徐新颖，沈卫，等.胡黄连苷 Ⅱ 对大鼠脑缺血/再灌注损伤 NF-κB 和 I-κB 的干预作用 ［J］.中国药理学通报，2010，26（1）：52-56.

[10] 於永婷，郭配，陈红兵.胡黄连苷 Ⅱ 对大鼠脑缺血-再灌注损伤后 CytCmRNA 和 Caspase-3mRNA 表达的影响 ［J］.世界最新医学信息文摘，2017，17（79）：5-6.

[11] 王婷婷，翟丽，张红艳，等.胡黄连苷 Ⅱ 对脑缺血损伤大鼠 ERK1/2 信号通路的影响 ［J］.中国中西医结合杂志，2016，36（04）：437-444.

[12] 陈红兵，赵磊，刘一民.胡黄连苷 Ⅱ 对大鼠脑缺血再灌注损伤后 TLR4、NF-κB 及 I-κB 表达的影响 ［J］.中国中医急症，2016，25（02）：242-244.

[13] 陈红兵，刘一民，赵磊.胡黄连苷 Ⅱ 对大鼠脑缺血再灌注损伤的保护作用及对 AQP4、MMP-9 表达的影响 ［J］.中国中医急症，2016，25（01）：60-63.

[14] 黄运林，叶俊宁，刘庭辉.胡黄连苷 Ⅱ 干预脑缺血再灌注大鼠神经损伤的脑保护作用 ［J］.山西中医，2016，32（06）：53-54，57.

[15] 官亚东，翟丽.胡黄连苷 Ⅱ 对脑缺血损伤后 COX-2 表达的影响及意义 ［J］.临床医学工程，2016，23（03）：288-290.

[16] 周广正.胡黄连苷对大鼠脑缺血再灌注损伤后 JNK 信号通路的调节作用机制 ［D］.青岛：青岛大学，2016.

[17] 赵丽，郭云良，李晓丹，等.胡黄连苷 Ⅱ 对脑缺血损伤后神经元特异性烯醇化酶表达的影响 ［J］.中国药理学通报，2014，30（02）：192-199.

[18] 房雷.胡黄连苷 Ⅱ 在大鼠脑缺血再灌注损伤中的抗氧化作用 ［D］.青岛：青岛大学，2011.

[19] 张红艳，翟丽，王婷婷，等.胡黄连苷 Ⅱ 通过抑制 cyto C/caspase-9/caspase-3 通路发挥神经保护作用 ［J］.中国药理学通报，2017，33（05）：668-674.

[20] 张文锐，周微，宋瑛世，等.胡黄连苷 Ⅱ 药理研究进展 ［J］.中国生化药物杂志，2014，34（05）：183-186.

[21] 周俊华，熊哲.胡黄连苷 Ⅱ 对慢性应激抑郁大鼠的治疗作用及其机制 ［J］.医药导报，2011，30（12）：1549-1551.

[22] 吴楠，李雯娜，吕岩，等.胡黄连苷 Ⅱ 预处理对大鼠离体心脏缺血再灌注的影响 ［J］.医学研究杂志，2013，42（12）：46-49.

[23] 胡军，赵渊源，孙靖涵，等.胡黄连苷 Ⅱ 对乙醇诱导的 H9C2 心肌细胞损伤的保护作用 ［J］.中国医科大学学报，2014，43（06）：523-526，537.

[24] 房尚萍.胡黄连苷 Ⅱ 对急性脓毒性肝损伤小鼠的保护及机制研究 ［D］.上海：第二军医大学，2017.

[25] 李白雪，张传涛，范昕建，等.基于抗氧化作用机制的胡黄连苷药理作用研究概况 ［J］.亚太传统医药，2013，9

（11）：61-63.

[26] 陈炜伟，李鹏，姚仲青，等.胡黄连苷-Ⅰ和胡黄连苷-Ⅱ研究进展 [J].中药材，2015，38（08）：1756-1760.

[27] 刘洋，刘修恒，王磊，等.胡黄连苷Ⅱ对大鼠肾小管上皮细胞缺氧/复氧损伤的保护作用 [J].武汉大学学报（医学版），2017，38（03）：381-386.

[28] 翁小东，王磊，刘修恒，等.胡黄连苷Ⅱ对大鼠缺血再灌注损伤后炎性反应的影响 [J].职业与健康，2016，32（23）：3200-3203，3207.

[29] 翁小东，王磊，刘修恒，等.胡黄连苷Ⅱ对大鼠肾缺血再灌注损伤后肾细胞凋亡反应的保护作用 [J].中国医药导报，2016，13（21）：21-24，193.

[30] 顾伟，范昕建，吴疆，等.胡黄连苷Ⅱ对 H_2O_2 损伤 L-02 细胞的保护作用 [J].世界华人消化杂志，2008（29）：3274-3278.

[31] 冯鹏程，李海波，李超志.胡黄连苷Ⅱ对大鼠睾丸缺血再灌注损伤的保护作用 [J].职业与健康，2017，33（22）：3061-3065.

[32] 俞巧玲，陈西敬，任伟超，等.胡黄连苷Ⅱ在大鼠体内的药代动力学 [J].中国天然药物，2008，6（5）：382-386.

[33] 陈炜伟，李鹏，姚仲青，等.胡黄连苷-Ⅰ和胡黄连苷-Ⅱ研究进展 [J].中药材，2015，38（08）：1756-1760.

黄芪甲苷
Astragaloside IV

【CAS】 84687-43-4

【化学名】 9,19-环戊烷-β-D-葡萄糖基糖苷

【异名】 黄芪皂苷 Ⅳ

【结构式】

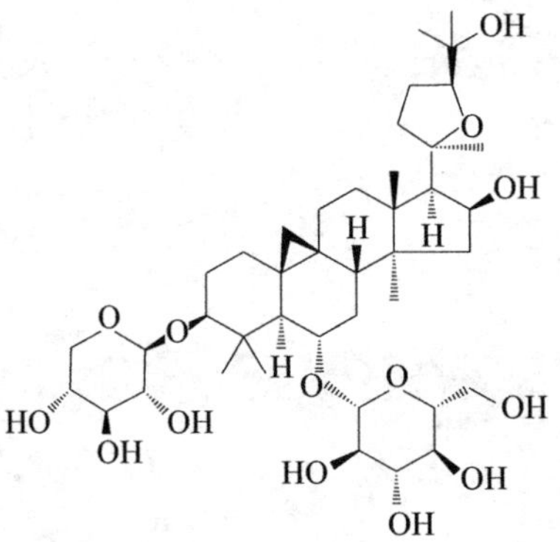

【分子式与分子量】 $C_{41}H_{68}O_{14}$；784.97

【来源】 豆科植物蒙古黄芪 *Astragalus membranaceus* (Fisch.) Bge. var. *mongholicus* (Bge.) Hsiao 根，膜荚黄芪 *A. membranaceus* (Fisch.) Bge. 根，亚历山大黄芪 *A. alexandrinus* Boiss 根，棉毛黄芪 *A. sieversianus* Pall. 的根，多刺黄芪 *A. spinosus* Vahl 地上部分。

【理化性质】 无色针晶，熔点 295~296℃[1]。

【药理作用】

1. 对中枢神经系统的影响

黄芪甲苷结合三七活性成分可以对缺血再灌注造成的小鼠的氧化应激损伤有保护作用，其潜在的机制可能是通过抑制 NFκB 和 JAK1/STAT1 通路，调节缺血后内质网应激反应 (ERS)。黄芪甲苷可能通过抗氧化和减轻钙超载对缺氧复氧造成的神经元损伤具有保护作用。此外，黄芪甲苷通过对神经细胞的保护作用可能潜在具有治疗帕金森病、抑郁症等作用[2]。通过抑制神经细胞凋亡和海马中氧化损伤改善大鼠慢性脑缺血引起的学习记忆障碍。黄芪甲苷可能是天然的 PPAR-γ 激动剂，并可通过促进神经干细胞增殖和分化对基于干细胞疗法[3] 的阿尔茨海默病有改善作用，这些结果表明黄芪甲苷可能对阿尔茨海默病有潜在治疗效果。

采用改良线栓法模拟局灶性脑缺血再灌注损伤。选取健康清洁级雄性 SD 大鼠 40 只，随机分为假手术组、脑缺血再灌注组、黄芪甲苷组和溶剂对照组。除假手术组外，其他各组缺血 2h、再灌注 24h。黄芪甲苷组于再灌注的同时腹腔注射黄芪甲苷 20mg/kg，溶剂对照组腹腔注射相同体积的溶剂。根据 Zea Longa 评分标准对各组大鼠进行神经功能学的评分，挑选模型成功的大鼠；TTC 法检测脑梗死体积；尼氏染色法观察大鼠大脑皮质区细胞形态学的变化；透射电子显微镜观察大脑皮质区细胞超微结构的变化。发现假手术组未见神经功能缺损症状，脑梗死体积为零。与假手术组比较，其他各组均有一定的神经功能缺损症状、不同程度的神经细胞损伤，脑梗死体积增加（$P<0.05$）；与脑缺血再灌注组比较，黄芪甲苷组可明显改善神经功能缺损症状、减轻神经细胞损伤、减小脑梗死体积（$P<0.05$），而溶剂对照组无明显变化（$P>0.05$）。这表明黄芪甲苷可减轻大鼠局灶性脑缺血再灌注损伤，对神经细胞发挥保护性作用[4]。

　　黄芪甲苷能上调 Bcl-2 的表达，并下调 Bax 和 Caspase-3 的表达，有效地减少缺血再灌注导致的内皮细胞凋亡；黄芪甲苷能下调 BIP、CHOP、P-PERK 和 P-eif2α 蛋白的表达，抑制内质网应激；黄芪甲苷能增加 ATP 的含量，提高线粒体膜电位，有效地减少缺血再灌注对线粒体的损伤；黄芪甲苷能有效地保护血脑屏障，减少脑梗死的面积，达到保护大脑神经的作用；黄芪甲苷能通过有效减少线粒体的损伤，并抑制内质网应激，达到脑保护作用[5]。

　　采用 SD 大鼠，用黄芪甲苷对 CCI 模型所致神经损伤进行修复治疗，采用免疫印迹和免疫组化等方法，研究细胞损伤修复进展情况。结果表明，黄芪甲苷能显著下调 DRGs 中 P2X3、TRPA1、TRPV1 表达，通过抑制这些在疼痛传递过程中有重要作用的蛋白质的表达，从而起到镇痛的作用[6]。

　　黄芪甲苷能够改善 Aβ25-35 诱导的阿尔茨海默病（AD）大鼠的学习记忆能力。黄芪甲苷显著减轻 Aβ25-35 诱导的 AD 大鼠海马组织神经元损伤。Aβ25-35 侧脑室注射降低海马组织的 GSH-Px 和 SOD 活性，上调海马 MDA 含量，黄芪总苷及黄芪甲苷预处理能够显著抑制 GSH-Px 和 SOD 活性降低和 MDA 含量增加。黄芪甲苷对 Aβ25-35 诱导的 PC12 细胞损伤具有保护作用，并通过抑制细胞凋亡、氧化应激损伤发挥作用。Aβ25-35 诱导的 PC12 细胞 iNOS RNA 表达上调，黄芪总苷及黄芪甲苷能够抑制 iNOS RNA 表达上调。黄芪甲苷对 H_2O_2 诱导的 PC12 细胞具有显著的保护作用[7]。

　　通过小鼠腹腔注射不同剂量黄芪甲苷，运用强迫游泳实验和悬尾实验研究黄芪甲苷的抗抑郁作用，并检测小鼠前额皮层和海马体中四氢孕酮水平。发现黄芪甲苷在 40mg/kg 浓度时具有抗抑郁作用，其抗抑郁作用与四氢孕酮生物合成相关。这表明黄芪甲苷具有抗抑郁作用，该作用与四氢孕酮生物合成相关[8]。

　　通过 ICR 小鼠随机分为空白组，假手术组，模型组，黄芪甲苷高、中、低剂量组，阳性对照组。除空白组和假手术组外各组小鼠侧脑室注射 LPS（5μL/只、3μL/只）建立 AD 小鼠模型，假手术组小鼠侧脑室注射等体积生理盐水，空白组小鼠不作任何处理。造模后次日开始给药，黄芪甲苷各给药组高、中、低剂量分别为 80mg/kg、40mg/kg、20mg/kg，阳性对照组给予 5mg/kg 多奈哌齐，每日 1 次，连续灌胃 21d。在造模后 14～20d，采用 Morris 水迷宫实验和新物体识别（NOR）实验评价各组动物的认知能力，造模后第 21 天取材，ELISA 法检测各组小鼠脑内海马区 TNF-α 和 IL-1β 的含量，Iba-1 免疫组化染色观察各组小鼠海马区小胶质细胞数量及形态的变化。发现侧脑室注射 LPS 能明显损伤 AD 小鼠的空间学习记忆能力和新物体识别能力，使小鼠脑内海马区炎症因子 TNF-α 和 IL-1β 的含量显著升高，并使小鼠脑内海马区小胶质细胞数量增多，胞体增大、突起增粗、变短，呈现明显的活化状态。黄芪甲苷各剂量组给药可缓解 LPS 造成的认知功能损伤，同时明显降低 AD 小鼠脑内海马区 TNF-α、IL-1β 的含量，减少小鼠海马区小胶质细胞的数量，抑制小胶质细胞活化。这表明黄芪甲苷可能通过抑制小胶质细胞活化介导的神经炎症反应来改善 AD 小鼠的学习记忆功能[9]。

　　2. 对内脏系统的影响

　　（1）对心血管系统的影响

　　体外研究表明，黄芪甲苷对体外培养缺氧心肌细胞具有保护作用。黄芪甲苷能有效提高缺氧心肌细胞的 CCK-8 和 SOD 活性，降低细胞 LDH、MDA、ROS 含量，减轻细胞损伤。进一步采用激光共聚焦显微镜和电镜研究发现，黄芪甲苷进入细胞后特异性地分布于线粒体膜上。黄芪甲苷可上调常氧和缺氧条件下细胞 SOD1 mRNA 和 SOD1 蛋白质表达水平，加

快胞内 O_2^- 歧化反应速度，同时黄芪甲苷分子可以与 OH^- 反应而减少胞内 OH^- 的蓄积，减轻细胞的氧化损伤，使 SOD 等内源性抗氧化酶活性得以提高，细胞损伤和凋亡显著下降[10]。进一步研究发现，缺氧心肌细胞加入 25mg/L 的黄芪甲苷可使细胞活力增加；乳酸脱氢酶（LDH）活力分别为（2800±9）U/L、（2312±52）U/L，提示黄芪甲苷和槲皮素均可有效提高缺氧心肌细胞活力、减轻细胞损伤，其作用优于维生素 E。黄芪甲苷的保护作用较槲皮素更好，但两者减轻细胞脂质过氧化损伤、提高 SOD 活力、清除 ROS 的作用差异不明显[11]。

体内研究也表明，黄芪甲苷对大剂量异丙肾上腺素（ISO）造成的大鼠心肌功能与组织损伤具有保护作用。大剂量 ISO 注射能显著降低大鼠左室压 dp/dt_{max} 达 22%（$P<0.01$），并造成显著的心肌损伤。而黄芪甲苷能使 dp/dt_{max} 和 dp/dt_{min} 分别增加 94% 和 84%（$P<0.01$），收缩压上升 10%（$P<0.05$），有效增强心功能，并减少 ISO 所致的心肌损伤和纤维化，提示黄芪甲苷可预防大剂量 ISO 造成的心脏损害[12]。在考察黄芪甲苷对 ISO 所致小鼠心肌肥厚的保护作用机制时也发现，黄芪甲苷降低心脏重量指数和心肌 Hyp 含量，降低血清 LDH 和 CK 水平，增加心肌 SOD 活性，降低心肌 MDA 含量，上调 SERCA2a mRNA 的表达，说明黄芪甲苷可通过清除氧自由基以及上调 SERCA2a mRNA 的表达对 ISO 诱导的小鼠心肌肥厚发挥保护作用[13]。研究表明，0.5mg/(kg·d)、1mg/(kg·d) 的黄芪甲苷可显著增加急性期病毒性心肌炎模型小鼠的生存率，减轻心肌炎症性病理变化（$P<0.01$），同时增强心肌总超氧化物歧化酶（T-SOD）、GSH-Px、CAT 活力，降低 MPO 及 ROS 含量，提示黄芪甲苷是通过抗氧化作用达到治疗病毒性心肌炎目的的[14]。

另有研究发现，9% 黄芪甲苷 0.1mL 灌胃给药 14d 可显著降低病毒性心肌炎小鼠的死亡率（$P<0.05$），同时显著下调病毒性心肌炎小鼠心肌组织 MIF mRNA 和蛋白质表达水平，说明 MIF 参与病毒性心肌炎发病过程，而黄芪甲苷可通过下调 MIF 表达发挥治疗作用[15]。以 5mg/(kg·d) 给大鼠腹腔注射黄芪甲苷 2 周后采用基因芯片检测，结果表明，黄芪甲苷组大鼠心肌细胞有 72 个上调基因，其中 39 个基因生物学特性明确。经基因功能分析，黄芪甲苷对血管发育功能的影响最大，其次是对心肌发育功能和与细胞骨架表达及细胞收缩相关功能有影响，提示黄芪甲苷对促进血管和心肌发育、增强心肌功能等基因上调的作用最为明显[16]。

研究还发现，黄芪甲苷可显著减少冠脉结扎犬的梗死面积，改善离体大鼠心肌缺血再灌注后心脏功能及心律失常，并可显著增加体内外冠脉流量。但黄芪甲苷对心律失常的改善作用可被 NOS 抑制剂 L-NAME 所阻断，并能提高心肌 SOD 的活性，说明黄芪甲苷的抗缺血性心肌损伤作用是通过抗氧化活性和诱导 NO 形成实现的[17]。

黄芪甲苷联合羟基红花黄色素 A 可显著减小小鼠心肌梗死面积。黄芪甲苷联合羟基红花黄色素 A 可上调心肌细胞中抗凋亡蛋白 Bcl-2 的表达，下调促凋亡蛋白 cleaved Caspase-3 和 Bax 的表达；黄芪甲苷与羟基红花黄色素 A 联合可降低心肌梗死小鼠血清中 IL-6、TNF-α 的含量。这表明黄芪甲苷联合羟基红花黄色素 A 可减小小鼠心肌梗死面积，抑制心肌梗死后的心肌细胞凋亡及炎症反应，发挥保护心肌损伤的作用[18]。

采用腹主动脉缩窄法（AAC）建立大鼠慢性心衰模型，建模成功后随机分为模型组、缬沙坦组及黄芪甲苷组，另建立假手术组。缬沙坦组和黄芪甲苷组分别给予 2mg/(kg·d) 的缬沙坦及 30mg/(kg·d) 的黄芪甲苷灌胃，假手术组及模型组给予生理盐水灌胃。8 周后收集心脏结构及血流动力学参数，留取心肌染色后观察心肌细胞形态学变化 Western blot 和

qRT-PCR 检测长链脂酰辅酶 A 脱氢酶（LCAD）、6-磷酸果糖激酶 1（PFK1）的蛋白质及 mRNA 表达情况。与假手术组相比，模型组大鼠的左室质量指数（LVMI）、胶原容积分数（CVF）、左室后壁厚度（LVPWD）、PFK1 蛋白及 mRNA 表达均升高（$P<0.05$），LCAD 蛋白及 mRNA 表达均下降（$P<0.05$）。与模型组相比，缬沙坦组及黄芪甲苷组 LVMI、CVF、LVPWD、PFK1 蛋白及 mRNA 表达均下降（$P<0.05$），LCAD 蛋白及 mRNA 表达升高（$P<0.05$）。黄芪甲苷可以抑制慢性心衰大鼠心肌纤维化，其机制可能是通过上调 LCAD、下调 PFK1、纠正能量代谢异常实现的[19]。

建立人脐静脉内皮细胞（HUVEC）缺氧损伤模型，将细胞分为 5 组，对照组、模型组、川芎嗪（80μg/mL）组、黄芪甲苷（40μg/mL）组及川芎嗪（80μg/mL）＋黄芪甲苷（40μg/mL）组，MTT 法检测川芎嗪、黄芪甲苷及其配伍对缺氧损伤 HUVECs 增殖的影响，免疫组化法检测缺氧损伤 HUVECs 细胞 VEGF、Ang-Ⅱ蛋白表达，Western blot 检测 VEGF 和 Ang-Ⅱ蛋白的表达，RT-PCR 检测 VEGF 和 Ang-Ⅱ mRNA 表达。结果与模型组相比，川芎嗪与黄芪甲苷均能提高细胞存活率，川芎嗪与黄芪甲苷配伍组具有极显著差异（$P<0.001$），川芎嗪与黄芪甲苷配伍提高 VEGF、Ang-Ⅱ蛋白表达。同时，川芎嗪与黄芪甲苷配伍组能上调 VEGF 和 Ang-Ⅱ mRNA 的表达（$P<0.001$）。结论：川芎嗪与黄芪甲苷配伍可能通过增加血管生成靶向因子 VEGF 和 Ang-Ⅱ的表达发挥促进血管生成的作用[20]。

体外细胞实验中，将小鼠巨噬细胞 RAW264.7 随机分为 5 组，即对照组、黄芪甲苷组、康士得组、雷帕霉素组以及 si RNA 组。分别用黄芪甲苷含药血清、Akt 抑制剂康士得、哺乳动物雷帕霉素靶蛋白（mTOR）抑制剂雷帕霉素及 mTOR-si RNA 体外处理 RAW264.7 细胞 48 h，透射电镜观察巨噬细胞自噬体的变化，免疫荧光法及 Western blot 法检测微管相关蛋白 LC3-Ⅱ表达，实时荧光定量 PCR（qRT-PCR）和 Western blot 法检测 Akt、mTOR 及自噬相关蛋白 Beclin1 的表达，ELISA 检测 RAW264.7 细胞分泌炎症因子白细胞介素-4（IL-4）、IL-10、IL-2 和 γ-干扰素（IFN-γ）水平。体内实验采用 HE 染色检测各组小鼠主动脉横截面病理损伤程度，qRT-PCR 和 Western blot 法分别检测小鼠主动脉组织中 Akt、mTOR 的 mRNA 和蛋白质表达。体外实验结果显示，与对照组比较，黄芪甲苷含药血清组和各抑制剂组细胞透射电镜下观察到自噬体明显增多（$P<0.05$），LC3-Ⅱ和 Beclin1 蛋白的表达水平明显上调（$P<0.05$），而 Akt 及 mTOR 的 mRNA 及蛋白质表达水平明显减少（$P<0.05$），巨噬细胞分泌的 IL-10 明显降低，而分泌的 IFN-γ 显著增加（$P<0.05$）。小鼠主动脉 HE 染色结果显示，与模型组比较，黄芪甲苷组小鼠血管各层结构正常，排列整齐，局部有小灶性的钙化颗粒物沉积，病变轻、斑块小，泡沫细胞和脂质减少，弹力板基本完整，病变程度明显较轻，并较各抑制剂组轻。黄芪甲苷组小鼠主动脉组织 Akt、mTOR 的 mRNA 和蛋白质表达均较低（$P<0.05$）。这表明黄芪甲苷抑制动脉粥样硬化斑块的形成机制与调控 PI3K/Akt/mTOR 信号通路、抑制炎症反应有关[21]。

8 周龄健康 SD 大鼠采用腹主动脉缩窄法建立压力超负荷模型，术后 6 周行大鼠超声心动图判断建模是否成功，建模成功后随机分为盐酸贝那普利组、模型对照组、低剂量及高剂量黄芪甲苷组，另建立假手术组，每组 20 只大鼠，低剂量和高剂量黄芪甲苷组分别给予 40mg/(kg·d)、80mg/(kg·d) 的黄芪甲苷灌胃，盐酸贝那普利组给予 10mg/(kg·d) 的盐酸贝那普利灌胃，假手术组及模型对照组给予相同体积的生理盐水灌胃。干预 8 周后行大鼠超声心动图测定大鼠心脏结构及功能指标，然后行大鼠左心室插管收集血流动力学参数，留取大鼠血液及心肌测定游离脂肪酸（FFA）浓度，留取心肌组织行苏木素-伊红（HE）染色、Masson 染色观察心肌细胞形态学变化，蛋白质免疫印迹（Western blot）、qRT-PCR 检测过氧化物酶体增殖物激活受体 α（PPAR-α）蛋白及 mRNA 表达情况。结果：与假手术组相比，模型对照组大鼠的左心室质量指数、胶原容积分数、FFA 浓度增高（均 $P<0.05\sim$ 0.01），PPAR-α 蛋白及其 mRNA 表达明显下降（均 $P<0.01$）。黄芪甲苷干预后，低剂量及高剂量黄芪甲苷组左心室质量指数、胶原容积分数、FFA 浓度较模型对照组下降（均 $P<0.05\sim0.01$），PPAR-α 蛋白及其 mRNA 表达较模型对照组升高（均 $P<0.01$）。这表明黄芪甲苷可以抑制压力超负荷大鼠心室重构，其机制可能是通过上调 PPAR-α 及其 mRNA 的表达情况，提高心肌 FFA 利用率，进而改善心肌能量代谢实现的[22]。

建立异丙肾上腺素诱导 H9C2 心肌细胞凋亡模型，发现黄芪甲苷通过提高线粒体膜电位及减少细胞色素 c 外流，抑制 H9C2 心肌细胞凋亡。大量的研究表明，黄芪甲苷可以通过上调抗凋亡蛋白 Bcl-2 的表达下调促凋亡蛋白 Bax 及 Caspase-3 的表达，减少心肌细胞等的凋亡[23]。研究过氧化氢引起的 H9C2 细胞凋亡，发现黄芪甲苷能增加其细胞抗氧化酶的活性，清除自由基和减少丙二醛的产生，增加 Bcl-2 的表达，减少 Bax 的表达，发挥抗凋亡作用[24]。

（2）对消化系统的影响

乙醇诱导的胃黏膜损伤过程中，大鼠胃组织细胞发生了线粒体氧化应激及线粒体途径的细胞凋亡，黄芪甲苷能够通过减少线粒体脂质过氧化，增加线粒体 GSH 浓度减轻线粒体氧化应激反应；乙醇诱导胃黏膜损伤过程中，大鼠胃组织发生了以中性粒细胞聚集、促炎症细胞因子 TNF-α、IL-1β 高表达、抑炎症细胞因子 IL-10 低表达、炎症反应关键蛋白 NFκB p65 高表达为特征的炎症反应，黄芪甲苷能够通过降低 MPO 活力、减少 TNF-α、IL-1β 及 NFκB p65 的表达，增加 IL-10 的表达减轻胃组织的炎症反应。这表明黄芪甲苷腹腔注射具有保护乙醇诱导的大鼠胃黏膜损伤的作用，这种作用可能与其抗炎症及线粒体氧化应激诱导的大鼠胃组织细胞凋亡有关[25]。

（3）对呼吸系统的影响

报道显示，组织学结果表明黄芪甲苷可减弱百草枯诱导的肺损伤，生化结果表明，黄芪甲苷可显著减少丙二醛（MDA）、过氧化物酶（MPO）、炎性细胞因子水平，同时增加超氧化物歧化酶（SOD）、过氧化氢酶（CAT）、谷胱甘肽过氧化物酶（GHS-Px）的水平，蛋白质免疫印迹结果表明，黄芪甲苷可减少 Txnio/Trx 的表达，抑制百草枯诱导的肺损伤小鼠模型中的 Rho/ROCK/NFκB 信号通路[26]。

黄芪甲苷对支气管哮喘的影响。支气管哮喘是临床常见的以气道炎症、黏液分泌过多、气道高反应等为特征的呼吸系统疾病之一。其发病机制复杂，不同的哮喘内在表型会表现出不同的病理改变，目前多从气道上皮细胞、树突状细胞、T 细胞亚型、B 细胞、固有淋巴细胞、嗜酸性粒细胞、肥大细胞、中性粒细胞、气道重塑、气道上皮受损、气道平滑肌增生、杯状细胞增生等方面进行研究。黄芪甲苷对 BALF 中总炎症细胞、中性粒细胞、淋巴细胞的数量及肺组织的中 EOS 的水平，气道上皮细胞中的黏液细胞数量同样起到抑制作用；黄芪甲苷在提高 IFN-γ 水平的同时还能提高 Th1/Th2 的比值，而孟鲁司特仅降低了 IL-4 的水平；黄芪甲苷能降低 Th2 细胞的数量，抑制哮喘的 Th2 细胞及其细胞因子分泌优势，上调 Th1 细胞水平的同时提高 Th1/Th2 的比值，达到免疫平衡状态；黄芪甲苷明显抑制支气管上皮细胞内产生黏液的杯状细胞的数量及胶原沉淀；黄芪甲苷可以通过提高 IL-10 及 FoxP3 mRNA 的表达增加 CD4⁺、CD25⁺ Treg 细胞的数量，从而起到增加机体免疫、缓解哮喘症状的作用[27]。

（4）对肝脏的影响

通过抑制 JAK2/STAT3 信号通路减轻重症急性胰腺炎（SAP）大鼠肝损伤。将 96 只健康 SD 大鼠随机分成假手术组、模型组（SAP 组）、黄芪甲苷治疗组和 AG490 干预组，每组 24 只。对大鼠采用逆行胰胆管注射 5%牛磺胆酸钠（1mL/kg）建立 SAP 模型。黄芪甲苷治疗组和 AG490 干预组大鼠于造模前 2h 分别腹腔注射 20mg/kg 黄芪甲苷和 8.0mg/kg AG490，假手术组和模型组各自注射对应量的 0.9%生理盐水。处理结束后每组分别于 12h、18h 和 24h 各组随机取 8 只大鼠检测其腹水量，下腔静脉穿刺采血检测血淀粉酶（AMY）、丙氨酸氨基转移酶（ALT）和天冬氨酸氨基转移酶（AST）水平，酶联免疫吸附（ELISA）法检测血清中 TNF-α、IL-6 和 IL-1β 水平，HE 染色观察各组大鼠肝脏组织病理变化，Western blot 检测各组大鼠肝脏组织中 p-JAK2 和 p-STAT3 的蛋白质水平。发现各时点模型组大鼠腹水量和血清中 AMY、ALT、AST 以及 IL-6、TNF-α、IL-1β 水平明显高于假手术组，黄芪甲苷和 AG490 干预组大鼠这些指标明显低于模型组。同时，模型组大鼠与假手术组相比，p-JAK2 和 p-STAT3 的蛋白质水平明显上调。黄芪甲苷和 AG490 预处理则明显改善大鼠肝损伤，并抑制 JAK2 和 STAT3 的磷酸化水平。这表明黄芪甲苷能够通过抑制 JAK2/STAT3 信号通路的活化从而减轻重症急性胰腺炎大鼠急性肝损伤[28]。

将小鼠随机分为空白组、模型组、黄芪甲苷（As）低/中/高剂量组。连续给药 45d，取血清，检测血清 Fe、总铁结合力（total iron binding capacity，TIBC）、ALT、AST、总胆红素（total bilirubin，TBIL）、MDA、GSH 水平；用 HE 染色观察肝脏病理组织学变化；用免疫组化法分析肝脏组织蛋白硝化的表达变化；用原位末端转移酶标记技术（TUNEL）染色法观察肝细胞凋亡的变化。发现与空白组比较，模型组小鼠血清中血清 Fe、ALT、AST、MDA，肝中 Fe 和 TBIL 含量显著增加（$P<0.01$），而 TIBC 和 GSH 含量显著降低（$P<0.05$，$P<0.01$）；与模型组比较，黄芪甲苷组小鼠血清中血清 Fe、ALT、AST、MDA 水平，及肝中 Fe 和 TBIL 含量显著降低（$P<0.05$，$P<0.01$），肝中 TIBC 和 GSH 含量显著增高（$P<0.05$，$P<0.01$）；HE 结果显示，与空白组比较，铁超载组可见肝细胞水样变性、肝细胞脂肪变性和炎症细胞浸润等；不同浓度黄芪甲苷组的上述病理改变得以改善；免疫组化结果发现，与空白组比较，铁超载组血管周围细胞浆中 3-硝基酪氨酸（3-NT）显著增加，而黄芪甲苷组血管膜周围的 3-硝基酪氨酸则显著减少；TUNEL 染色发现与空白组比较，模型组肝细胞凋亡显著增多；与模型组比较，黄芪甲苷组肝细胞凋亡显著减少。这表明黄芪甲苷对铁超载造成的肝损伤具有保护作用[29]。

（5）对肾脏的影响

肾小管上皮细胞间充质转分化的保护作用。将大鼠近端肾小管上皮细胞分为三组：正常对照组、TGF-β1 刺激组（5ng/mL，48h）及 AS-IV 干预组（TGF-β1 刺激的同时加用 AS-IV 100μmol/L）。采用萤火虫荧光素酶法检测细胞内三磷酸腺苷（ATP）含量以评价线粒体功能。采用 Western blot 法检测线粒体生物合成及 EMT 相关指标的表达。发现 TGF-β1 刺激下肾小管上皮细胞 ATP 合成减少，线粒体生物合成相关蛋白下调（$P<0.05$）。TGF-β1 刺激可诱导 EMT，表现为纤连蛋白及Ⅰ型胶原蛋白表达增加、E-钙黏素表达减少（$P<0.05$）。而 AS-IV 干预后可显著提高细胞 ATP 含量、增加线粒体生物合成并改善 EMT（$P<0.05$）。这表明黄芪甲苷可保护 TGF-β1 诱导的肾小管上皮细胞间充质转分化，其机制可能与增加线粒体生物合成有关[30]。

在大鼠肾缺血再灌注模型中，黄芪甲苷通过下调 TGF-β_1 的表达在一定程度上可以减轻肾脏损害。黄芪甲苷通过抑制氧化应激、细胞凋亡[31]、调节炎症基因 NFκB 表达[32]，并上调凋亡调节因子（PUMA）防止缺血再灌注造成的急性肾损伤。黄芪甲苷可以抑制 TGF-β_1 诱导的肾间质纤维化，其可能的机制是上调 Wnt/β-catenin，阻断 TGF-β/Smad 通路。黄芪甲苷还可以通过下调 MAPK 影响的 p38 的磷酸化和 c-Jun 末端激酶的磷酸化从而抑制 Caspase-3 的活性，显著减弱 TGF-β_1 诱导的细胞凋亡，保护肾小管上皮细胞损伤[33]。在小鼠肾成纤维细胞中黄芪甲苷可通过抑制 MAPK 和 NFκB 通路，从而抑制 TGF-β_1 诱导的成纤维化[34]。此外，黄芪甲苷可协同阿魏酸在梗阻性肾病大鼠中抑制肾间质纤维化[35]。黄芪甲苷通过抑制 p38 MAPK 信号通路和肝细胞生长因子（HGF）的过表达可抑制高糖诱导的肾小管上皮细胞凋亡。

通过选择 40 只大鼠制成肾缺血再灌注损伤大鼠模型，将其分为假手术组、模型组、黄芪甲苷组和维生素 E 组。比较不同时间尿素氮（blood urea nitrogen，BUN）、肌酐（creatinine，Cr）、肾损伤分子-1（kidney injury molecule-1，KIM-1）水平和 Fas、Fas-L、Bcl-2 蛋白表达情况和细胞凋亡指数。发现与模型组比较，黄芪组和维生素 E 组在各个时间点血清 BUN、Cr 和尿液 KIM-1 水平均明显下降（$P<0.05$）；黄芪组和维生素 E 组各个时间点血清 BUN、Cr 和尿液 KIM-1 水平比较，差异均有统计学意义（$P<0.05$）。与模型组比较，黄芪组和维生素 E 组 Fas、Fas-L 表达均明显下降，Bcl-2 阳性表达率高于模型组，神经凋亡指数低于模型组（$P<0.05$）。这表明黄芪甲苷能够下调 Fas 和 Fas-L 蛋白表达，上调 Bcl-2 蛋白表达，且可有效抑制细胞凋亡，对肾缺血再灌注损伤模型大鼠具有良好的保护作用[36]。

建立肾缺血再灌注和顺铂诱导肾损伤 2 个动物模型，黄芪甲苷通过抑制氧化应激和细胞凋亡途径来防治急性肾损害，其机制是通过减少血清和组织中 MDA 水平，增加血清 CAT 和 SOD 的活性，上调抗凋亡蛋白 Bcl-2，下调促凋亡蛋白 Bax，抑制 Caspase-3 的活性，降低 p38 MAPK 磷酸化，减少肾小管细胞凋亡[37]。

3.对内分泌系统的影响

以 2 型糖尿病大鼠为研究对象，研究了黄芪甲苷对链霉素和高脂饮食诱导的糖尿病大鼠体内肝葡萄糖酶的调节作用。结果显示，黄芪甲苷给药量为 25mg/kg、50mg/kg 时可显著降低大鼠的血糖、甘油三酯（TG）和胰岛素水平，并抑制相关 mRNA 和蛋白质表达。黄芪甲苷通过抑制肝葡萄糖原磷酸化酶（GP）和葡萄糖-6-磷酸酶（G6Pase）起到降低血糖的作用[38]。

黄芪甲苷通过抑制 GP 和 G6Pase 活性[39]，在 3T3-L1 脂肪细胞中诱导 TNF-α 分泌，改善胰岛素的耐受作用起到降糖作用。近年来研究表明，黄芪甲苷对糖尿病并发症也有很好的作用，报道显示黄芪甲苷可以降低血糖水平，减少尿蛋白外排，提高足细胞的黏附功能，延缓糖尿病肾病发展，对视网膜神经节细胞具有保护作用，可能有益于糖尿病引起的视网膜病变的治疗，在 2 型糖尿病小鼠中对糖尿病视网膜异常有保护作用[40]，对糖尿病大鼠血管内皮障碍也具有保护作用[41]。由此推测，黄芪甲苷可以开发成潜在的治疗糖尿病和糖尿病并发症的临床用药。

4.抗病毒作用

采用细胞病变效应（CPE）抑制实验和噻唑蓝（MTT）比色法观察黄芪甲苷对人腺病毒 3 型（HAd V3）的抑制作用，激光共聚焦显微镜荧光分析检测黄芪甲苷在病毒生物合成阶段对 HAd V3 六邻体（hexon）蛋白表达的影响。CPE 及 MTT 结果表明黄芪甲苷对腺病毒有直接灭活作用，同时能够抑制腺病毒的复制和吸附，病毒抑制率与药物浓度呈正相关，但在细胞保护作用方式下黄芪甲苷不能阻断病毒进入细胞。在生物合成阶段黄芪甲苷组与病毒对照组比较 hexon 蛋白的表达明显降低。这表明黄芪甲苷在体外具有抗腺病毒作用，黄芪甲苷抗腺病毒作用可能与其在生物合成阶段抑制 hexon 蛋白的表达有关[42]。此外，黄芪甲苷还对柯萨奇病毒、乙型肝炎病毒生长具有抑制作用[43]。

5.抗肿瘤作用

对人卵巢癌 HO-8910 原位移植瘤转移的抑瘤作用。选取已建立荧光蛋白转染的 HO-8910 卵巢癌动物模型，设 G1 模型组、G2 顺铂组、G3 黄芪甲苷组、G4 姜黄素组、G5 黄芪甲苷＋姜黄素配伍组，每组 8 只。荷瘤鼠经治疗后，与模型组比较，瘤重均有所减小，配伍组瘤重明显低于其他组（$P<0.05$）。免疫组化结果显示，与模型组比较，顺铂组和单体组 MMP2、Bcl-2 蛋白表达均降低，配伍组明显降低（$P<0.05$）；Real Time PCR 结果显示，与模型组比较，中药组 MMP2、Bcl-2、miR21 基因表达均降低，配伍组明显下调（$P<0.05$），miR15a、miR200a 基因表达均增强，配伍组明显上调（$P<0.05$）。这表明黄芪甲苷配伍姜黄素对人卵巢癌 HO-8910 原位移植瘤出现转移后有抑瘤作用，其作用机制可能与抑制 MMP2、Bcl-2、miR21 表达，上调 miR15a、miR200a 表达有关，黄芪甲苷配伍姜黄素确有协同增效作用[44]。

对胃癌 SGC7901/DDP 细胞多药耐药性的逆转作用。黄芪甲苷能抑制 SGC7901/DDP 耐药细胞的增殖，并呈时效及量效关系，维拉帕米对耐药细胞有强大的增殖抑制作用，且累积毒性明显。0.02mg/mL、0.04mg/mL、0.08mg/mL 黄芪甲苷及 $10\mu g/mL$ 维拉帕米对 SGC7901/DDP 细胞的抑制率均不超过 10%，可作为无毒浓度。黄芪甲苷能增加 SGC7901/DDP 细胞对顺铂的敏感性而实现多药耐药性的逆转，并有浓度依赖性，0.02mg/mL、0.04mg/mL、0.08mg/mL 黄芪甲苷作用 24h 后，细胞抑制率分别为（11.07 ± 1.09）%、（16.29 ± 1.32）% 和（24.63 ± 1.68）%，均高于对照组的（8.97 ± 1.07）%，相对逆转倍数依次为 1.23、1.82 和 2.75，$10\mu g/mL$ 维拉帕米的相对逆转指数为 4.67。RT-PCR 结果显示经不同浓度的黄芪甲苷处理后的 SGC7901/DDP 细胞 MDR1 mRNA 水平均有所下降。Western blot 结果显示随着黄芪甲苷浓度增加，P-gp 相对表达量逐渐下降，0.08mg/mL 黄芪甲苷能明显下调 P-gp 的表达水平。证明了无毒浓度的黄芪甲苷在体外实验中能对 SGC7901/DDP 细胞的多药耐药性发挥逆转作用，其机制可能与 MDR1 基因及 P-gp 蛋白的表达的下调有关。0.08mg/mL 黄芪甲苷表现出较好的多药耐药逆转作用，虽然其逆转效应不如 0.01mg/mL 维拉帕米，但毒副作用明显低于后者，可以作为安全有效的逆转调节剂应用于 P-gp 介导的胃癌多药耐药[45]。

通过调节细胞自噬增强贝伐单抗在肺癌细胞系 A549 中的抗肿瘤作用。MTT 方法检测黄芪甲苷单药以及与贝伐单抗联合应用对 A549 细胞增殖能力的影响。Western blot 方法分别检测黄芪甲苷以及贝伐单抗处理 A549 后自噬相关蛋白 p62 和 LC3 的表达水平。RT-PCR 方法检测黄芪甲苷处理后 A549 细胞内侵袭相关基因 MMP2 和 MMP9 的表达情况。ECIS 方法检测黄芪甲苷处理后 A549 细胞黏附与迁移能力的变化。发现 MTT 检测结果显示，100mg/L 的黄芪甲苷与 750mg/L 的贝伐单抗联合应用对 A549 细胞的活力有显著的抑制作用，两药联合应用组与对照组相比差异有统计学意义，P 值为 0.0009。Western blot 检测结果显示，黄芪甲苷能够通过影响自噬通路 p62 和 LC3 的表达从而抑制自噬的发生。RT-PCR 方法显示黄芪甲苷能显著抑制侵袭相关基因 MMP2 和 MMP9 的表达，黄芪甲苷组与对照组相比差异有统计学意义，P 值分别为 0.0001 和 0.001。ECIS 结果显示黄芪甲苷能够增强 A549 细胞的黏附能力并抑制其转移。体外研究结果显示黄芪甲苷能够增强 A549 细胞的黏附能力并抑制其转移和侵袭，这一过程是通过抑制细胞自噬的发生，而贝伐单抗有较弱的促进自噬发生的作用，当两者联合时较单用贝伐单抗具有更强的抗肿瘤细胞增殖的作用[46]。

6.对免疫系统的影响

黄芪甲苷作为补益中药黄芪的主要活性成分，具有调节免疫的作用。将不同质量浓度的黄芪甲苷、小鼠腹腔巨噬细胞及结核杆菌共同孵育，检测巨噬细胞对结核杆菌的吞噬能力，并检测培养液中 γ-干扰素（IFN-γ）和白细胞介素-1β（IL-1β）的含量。结果显示黄芪甲苷的给药量分别为 0.2g/L、0.6g/L、1.5g/L、4.0g/L 时，巨噬细胞吞噬结核杆菌的结核杆菌 DNA（TB-DNA）拷贝数以及上清液中 IFN-γ 和 IL-1β 的含量均明显高于对照组。黄芪甲苷具有提高巨噬细胞吞噬结核杆菌能力的作用[38]。

黄芪甲苷在体内外可以增加 T 淋巴细胞、B 淋巴细胞增殖和抗体生成，在体外腹腔巨噬细胞中亦可抑制白介素-1（IL-1）和肿瘤坏死因子 α（TNF-α）的产生。黄芪甲苷可以通过抑制促炎症因子高迁移率族蛋白 1（HMFB1），对炎症具有一定的影响，而 HMFB1 对调节性 T 细胞（Treg）有潜在影响，进而表明黄芪甲苷在调节免疫方面也有一定的作用[47]。

此外，黄芪甲苷可以通过调节免疫对哮喘小鼠模型、过敏性鼻炎小鼠模型、衰老大鼠模型[48]、肺癌[49] 等有作用，还对心肌具有保护作用。多发性硬化（MS）为一种慢性自身免疫性神经炎症疾病，氧化应激诱导的神经元细胞凋亡在 MS 发病机制中发挥重要作用。黄芪甲苷可抑制氧化应激，减少细胞的活性氧（ROS）水平，增强抗氧化防御体系，增加抗凋亡和抗炎通路，以及调节 T 细胞的分化和在中枢神经系统中的渗透。由此表明，黄芪甲苷可能在临床上用于治疗和预防 MS。总之，黄芪甲苷可以通过调节机体免疫作用在多种疾病防治中发挥一定的作用。

以 PC12 细胞建立 OGD/R 自噬性损伤模型，分别设立黄芪甲苷和人参皂苷 Rg$_1$ 不同剂量，药物干预细胞后，以激光共聚焦显微镜检测自噬体评价药物对细胞自噬性损伤的作用，并计算药物的半数抑制浓度（median inhibitory concentration，IC$_{50}$）。以黄芪甲苷和人参皂苷 Rg$_1$ 的 IC$_{50}$ 为 1 个剂量单位，按 Isobologram 法分别设立黄芪甲苷与人参皂苷 Rg$_1$ 不同比例（1:2、1:1、2:1）的配伍，研究药物对细胞自噬的影响，计算各比例配伍的 IC$_{50}$，采用 Isobologram 及 95% 可信区间和相互作用指数 γ 分析黄芪甲苷与人参皂苷 Rg$_1$ 配伍抑制自噬的相互作用性质。在此基础上，以黄芪甲苷与人参皂苷 Rg$_1$ 的 IC$_{50}$ 剂量进行 1:1 配伍，以细胞存活率、乳酸脱氢酶（lactate dehydrogenase，LDH）漏出率、自噬体数量及 p62 蛋白表达评价药物配伍对细胞损伤和细胞自噬的影响。结果黄芪甲苷与人参皂苷 Rg$_1$ 抑制自噬的 IC$_{50}$ 及其 95% 可信区间分别为（27.22±0.614)mg/L[25.96，29.03]、（13.68±1.334)mg/L[10.27，16.95]。黄芪甲苷与人参皂苷 Rg$_1$ 在 1:1 配伍时呈现协同增效作用，而黄芪甲苷与人参皂苷 Rg$_1$ 在 1:2 和 2:1 配伍时，呈拮抗作用。以黄芪甲苷和人参皂苷 Rg$_1$ 的 IC$_{50}$ 剂量进行 1:1 配伍验证，结果显示单用黄芪甲苷和人参皂苷 Rg$_1$ 以及配伍均能增强细胞存活率，减轻 LDH 漏出，减少自噬体数量和 LC3-Ⅱ 蛋白数量，增加 p62 蛋白表达，且配伍组效应强于黄芪甲苷与人参皂苷 Rg$_1$ 单用组。析因设计实验分析表明，以黄芪甲苷和人参皂苷 Rg$_1$ 的 IC$_{50}$ 剂量进行 1:1 配伍时，对细胞存活、LDH 漏出及自噬体形成均存在交互作用。结论为缺糖缺氧 2h 再复糖复氧 24 h，细胞出现过度自噬和细胞损伤，黄芪甲苷和人参皂苷 Rg$_1$ 以 IC$_{50}$ 剂量进行 1:1 配伍时，对细胞自噬性损伤具有协同抑制作用[50]。

7. 抗氧化作用

Hoechst 33342 染色发现正常组细胞核呈长椭圆状，呈均匀淡蓝着色，甲基乙二醛（MGO）组部分细胞核皱缩或破碎，染色不均匀，有致密的亮蓝着色，黄芪甲苷（AS-IV）预给药后细胞核形态明显改善，仅有少数细胞核呈不均匀蓝染。AnnexinV/PI 双染流式细胞仪检测结果显示，MGO 能诱导 ARPE-19 细胞发生凋亡，MGO 组细胞凋亡率显著高于对照组，AS-IV 能显著降低 MGO 诱导的细胞凋亡，起到抗凋亡的作用。JC-1 染色结果显示，与正常组相比，MGO 组红/绿荧光比值显著降低，与 MGO 组相比，AS-IV 预给药后细胞红/绿荧光比值明显提高，表明 AS-IV 预给药能够抑制 MGO 诱导的线粒体膜电位下降。Western blot 结果显示，与正常组相比，MGO 组 Bcl-2/Bax 值显著下降，AS-IV 预给药能提高 Bcl-2 蛋白的表达水平，显著提高 Bcl-2/Bax 值。另外，AS-IV 能够抑制具有 DNA 修复功能的 DNA 修复酶（PARP）的裂解，并提高 Akt 的活化水平，发挥促进细胞存活的作用。荧光酶标法结果显示，MGO 组细胞 Caspase-9 和 Caspase-3 活化程度明显升高，AS-IV 预给药能显著降低 Caspase-9 和 Caspase-3 活化水平，起到调节细胞凋亡的作用。研究结论为 AS-IV 对 MGO 损伤的 ARPE-19 有明显的保护作用。AS-IV 能够明显抑制 MGO 诱导的细胞氧化应激反应，减少 ROS 的生成和 MDA 的含量，增加抗氧化酶 SOD 的水平；AS-IV 能够调节线粒体通路中 Bcl-2 家族和 Caspase 家族蛋白的表达发挥抗细胞凋亡的作用；AS-IV 还能够通过提高 Akt 的磷酸化水平，促进细胞存活[51]。

通过 MTT 法检测细胞存活率；克隆形成实验观察黄芪甲苷对辐照后 L-02 细胞克隆形成的影响；生长曲线观察黄芪甲苷对 L-02 细胞的增殖能力的影响；WST-1 法检测总超氧化物歧化酶（SOD）活力；微板法检测还原型谷胱甘肽（GSH）活力及丙二醛（MDA）含量；二氯荧光黄二乙酸酯（DCFH-DA）法检测活性氧（ROS）含量。结果表明：终浓度为 $80\mu g/mL$ 以下的黄芪甲苷对 L-02 细胞增殖无影响；辐照后细胞存活率随受照剂量增大而降低，随辐照后时间增长而降低；黄芪甲苷能够提高辐射损伤后 L-02 细胞的增殖能力，抑制辐射所致的胞内 ROS 和 MDA 含量升高，同时使胞内 SOD 和 GSH 活力有所恢复。由此推测黄芪甲苷可能是通过清除 L-02 细胞内的自由基降低 γ 射线诱发的氧化损伤发挥辐射防护作用[52]。

研究发现，黄芪甲苷干预处理可恢复 UVA 照射 24 h 后人成纤维细胞降低的活性。UVA 照射可使 SOD 显著下降、MDA 上升，而黄芪甲苷处理的细胞上清液中 SOD 活性显著增加，MDA 下降（$P<0.05$），提示黄芪甲苷可通过抑制氧化损伤和增强细胞抗氧化能力发挥抗辐射作用[53]。

8. 其他作用

（1）对眼的影响

用不同浓度的 MGO（2mmol/L、1mmol/L、0.75mmol/L 和 0.5mmol/L）诱导 ARPE-19 细胞损伤，以 CCK-8 法检测细胞活力，确定 MGO 损伤细胞的最佳浓度和时间，以不同浓度的 AS-IV 预给药 6h，然后加入 MGO 造模，检测细胞活力，确定 AS-IV 保护 ARPE-19 细胞的最佳浓度。以 DCFH-DA 为荧光探针检测细胞内 ROS 的水平，利用试剂盒测定细胞内 SOD 活力和 MDA 含量，探究 AS-IV 对 MGO 引起的 ARPE-19 细胞氧化应激的影响。以 Hoechst 33342 对细胞核进行染色，利用高内涵成像系统观察细胞核的形态和蓝染情况，对细胞进行 Annexin V/PI 双染，利用流式细胞仪检测细胞凋亡情况，以 JC-1 为荧光探针对线粒体膜电位进行检测。Western blot 法检测细胞凋亡的线粒体通路中 Bcl-2、Bax 和 PARP 蛋白的表达和 PI3K/Akt 通路中 p-Akt 的表达，利用荧光酶标法检测 Caspase-9 和 Caspase-3 的活化水平，从而探究 AS-Ⅳ 保护 ARPE-19 细胞分子机制。实验结果为随着 MGO 浓度的增加，ARPE-19 的细胞活力逐渐降低。当 MGO 孵育 16h，浓度为 1mmol/L 时细胞活力为 60% 左右，即选取 1mmol/L MGO 孵育 16 h 作为最佳的造模条件，AS-Ⅳ 预给药能提高细胞活力，减轻 MGO 对细胞的损伤，当 AS-Ⅳ 浓度 10μmol/L 时细胞活力提高至最大，与模型组相比有显著性差异。ROS 染色结果显示，MGO 组 ROS 产生明显增多，荧光强度显著增加，AS-Ⅳ 预给药后荧光强度减弱，证明 AS-Ⅳ 能够减少 ROS 的产生，并且与 MGO 组相比，AS-Ⅳ 预给药能显著逆转 MGO 引起的 SOD 活力降低和 MDA 水平升高。

（2）治疗股骨头坏死

将新西兰大白兔分成对照组 6 只，模型组 6 只，髓芯减压组 6 只，髓芯减压联合黄芪甲苷体外诱导 MSC 组 6 只。兔股骨头坏死模型制备采用液氮冷冻法诱导。发现在 8 周时，髓芯减压联合黄芪甲苷体外诱导 MSC 组骨细胞形成致密饱满、量大清晰、增生活跃，造血细胞丰富，有较密骨小梁结构出现，骨密度出现最高现象。这表明黄芪甲苷体外诱导 MSC 治疗兔股骨头坏死，黄芪甲苷诱导 MSC 转化为成骨细胞，髓芯减压联合黄芪甲苷体外诱导 MSC 治疗兔股骨头坏死 8 周时有较密骨小梁结构出现，骨密度最高[54]。

（3）促进成骨细胞增殖分化的作用

将成骨细胞 MC3T3-E1 分为对照组和实验组，对照组正常培养成骨细胞，实验组采用不同浓度黄芪甲苷干预成骨细胞，并孵育不同时间，MTT 法观察对细胞增殖的影响，检测碱性磷酸酶（ALP）活性观察对细胞分化的作用，Western blot 检测成骨细胞 Toll 样受体 4（TLR4）蛋白表达。发现与对照组比较，随着黄芪甲苷浓度的增加，成骨细胞活性或 ALP 活性逐渐上升，并趋于稳定。延长黄芪甲苷作用时间，低浓度组细胞活性显著升高，而各组细胞 ALP 活性均显著上升。与对照组比较，实验组细胞中 TLR4 表达显著下降。结论为黄芪甲苷能够促进成骨细胞增殖和分化，其作用机制可能与 TLR4 通路有关[55]。

（4）对 Wnt/β-catenin 信号通路活化的人滑膜及软骨细胞共培养体系相关因子的调控作用

通过 β-catenin 慢病毒载体转染正常人滑膜细胞，激活其 Wnt/β-catenin 信号通路。Wnt/β-catenin 信号通路活化的人滑膜细胞与正常人软骨细胞置于 Transwell 小室中共培养。黄芪甲苷混悬液干预共培养体系，采用 ELISA 方法检测黄芪甲苷对滑膜细胞、软骨细胞培养上清液基质金属蛋白酶 7（MMP7）、Ⅱ型胶原羧基端肽（CTX-Ⅱ）、软骨寡聚基质蛋白（COMP）表达的影响。黄芪甲苷干预后，ELISA 法检测发现滑膜与软骨细胞上清液中 MMP7、CTX-Ⅱ、COMP 表达与正常对照相比明显升高（$P<0.01$）。这表明黄芪甲苷可以抑制滑膜细胞 Wnt/β-catenin 信号通路，下调 MMP7、CTX-Ⅱ、COMP 的表达。黄芪甲苷可能通过抑制骨关节炎滑膜 Wnt/β-catenin 信号通路，改善滑膜炎症，调控滑膜-软骨共同体系微环境，达到抑制软骨降解、促进软骨细胞功能恢复而治疗骨关节炎目的[56]。

（5）防脱发的作用

黄芪甲苷通过阻止 Procaspase-8 的断裂，抑制 Caspase-3 和 Procaspase-9 的活性，下调促凋亡蛋白 Bax 和 p53，上调抗凋亡蛋白 Bcl-2 和 Bcl-xl，减少细胞线粒体 C 的释放，抑制 Caspase-3 的活性来发挥抗凋亡的作用[57]。

（6）对糖尿病视网膜病变 db/db 小鼠的作用

黄芪甲苷下调视网膜醛糖还原酶的活性，通过降低 ERK1/2 磷酸化和 NFκB 的活性，减少 db/db 大鼠的视网膜神经节细胞的凋亡，缓解视网膜神经节细胞功能紊乱[58]。

（7）对实验性糖尿病大鼠睾丸组织的保护作用

通过高脂高糖饮食加腹腔注射链脲佐菌素（STZ）的方法制备实验性糖尿病大鼠模型。测定大鼠空腹血糖水平，称量体重和睾丸重量并计算睾丸指数，测定血清中睾酮含量，睾丸组织中酸性磷酸酶（ACP）、乳酸脱氢酶（LDH）和谷氨酰转肽酶（γ-GT）含量，测定睾丸组织中超氧化物歧化酶（SOD）、谷胱甘肽过氧化物酶（GSH-Px）、过氧化氢酶（CAT）活性和丙二醛（MDA）含量，HE 染色观察睾丸组织形态结构，透射电镜观察睾丸组织超微结构。发现黄芪甲苷能够显著降低实验性糖尿病大鼠空腹血糖水平，增高体重、睾丸质量以及睾丸指数，升高血清睾酮含量，升高 LDH、γ-GT、ACP 含量和 SOD、GSH-Px、CAT 活性且降低 MDA 含量，显著改善睾丸组织结构病变和超微结构。这表明黄芪甲苷可能通过降低氧化应激反应、改善睾丸组织病变和细胞超微结构而对实验性糖尿病大鼠睾丸组织起到一定的保护作用[59]。

9. 药代动力学研究

大鼠尾静脉注射给予黄芪甲苷 8mg/kg，用 HPLC-ELSD 方法进行含量测定，采用 DAS 2.0 软件分析其药代动力学参数。结果发现大鼠尾静脉注射黄芪甲苷后血药浓度-时间曲线按二室模型拟合最佳，主要药代动力学参数：$t_{1/2(\alpha)}$ 为 110.5min，$t_{1/2(\beta)}$ 为 331.6min，CL 为 0.3661mL/(min·kg)，AUC_t 为 11880.31min/(μg·mL)，AUC_i 为 13707.13min/(μg·mL)，V_c 为 0.00032mL/kg，V_d 为 175.142mL/kg。这表明大鼠尾静脉注射黄芪甲苷后在体内符合二室模型，HPLC-ELSD 方法可用于大鼠体内血浆中黄芪甲苷的含量测定及其体内药物动力学研究[60]。

10. 毒性作用

黄芪甲苷在 0.5mg/kg、1.0mg/kg、2.0mg/kg 剂量下对新西兰兔无母体毒性。受试剂量下的黄体数和着床率与对照组比较无显著性差异，但各受试剂量下活胎率显著降低，表明黄芪甲苷在受试剂量下具有一定的胚胎毒性。黄芪甲苷在受试剂量下未见明显的骨骼畸形、外观和内脏畸形，表明黄芪甲苷无致畸作用。进一步研究发现，黄芪甲苷在 1.0mg/kg 剂量下对 SD 大鼠有一定的母体毒性和胚胎毒性，但未见明显的大体畸形、骨骼畸形和内脏畸形，表明黄芪甲苷无致畸作用[61]。

参考文献

[1] 屠鹏飞，郭洪祝，果德安. 中药与天然药物活性成分研究及新药的发现 [J]. 北京大学学报，2002，34（5）：513-518.

[2] Gui J，Chen R，Xu W，et al. Remission of CVB3-induced myocarditis with astragaloside IV treatment requires A20 (TNFAIP3) up-regulation [J]. J Cell Mol Med，2015，19（4）：850-864.

[3] Zhao P，Wang Y，Zeng S，et al. Protective effect of astragaloside IV on lipopolysaccharide-induced cardiac dysfunction via downregulation of inflammatory signaling in mice [J]. Immunopharmacol Immunotoxicol，2015，37（5）：428-433.

[4] 李媛，吴增，靳晓飞，等. 黄芪甲苷对大鼠局灶性脑缺血/再灌注损伤的影响 [J]. 中国药理学通报，2018，34（01）：108-112.

[5] 侯伯南. 黄芪甲苷对缺血再灌注损伤后血脑屏障的预保护作用机制研究 [D]. 广州：广州中医药大学，2017.

[6] 褚征，高声传，陈宇峰，等. 黄芪甲苷对 CCI 模型所致神经损伤修复的机制初步研究 [J]. 科学技术与工程，2016，16（31）：146-149，154.

[7] 晏燕.黄芪主要有效成分对 Aβ 诱导阿尔茨海默病模型的干预及氧化机制研究 [D].武汉：武汉大学，2016.

[8] 马建春，张昊亮，马灶亮，等.黄芪甲苷抗抑郁作用机制研究 [J].亚太传统医药，2018 (11)：17-19.

[9] 李娟，常子嵩，姚遥，等.黄芪甲苷对阿尔茨海默病小鼠模型认知功能和脑内神经炎症的影响 [J].南京中医药大学学报，2018 (06)：597-601.

[10] 胡炯宇，黄跃生.黄芪甲苷减轻缺氧心肌细胞氧化损伤的机制研究 [G].第八届全国烧伤外科学年会论文汇编，2007，11.

[11] 胡炯宇，黄跃生，宋华培，等.槲皮素和黄芪甲苷对大鼠缺氧心肌细胞的保护作用 [J].中华烧伤杂志，2007，(3)：157-160.

[12] 王建，刘佳骅，姚鹏，等.黄芪甲苷对异丙肾上腺素诱导心肌损伤的保护作用 [J].上海交通大学学报（医学版），2007，27 (4)：384-386，391.

[13] 许晓乐，季晖，谷舒怡，等.黄芪甲苷对异丙肾上腺素所致小鼠心肌肥厚的保护作用 [J].中国医科大学学报，2007，38 (5)：451-455.

[14] 汪明辉，李双杰.黄芪甲苷抗氧化机制对病毒性心肌炎保护作用的研究 [J].临床儿科杂志，2007，25 (10)：825-828.

[15] 刘佩友，于小华，李双杰，等.巨噬细胞移动抑制因子在病毒性心肌炎中的作用及黄芪甲苷干预研究 [J].药学服务与研究，2009，9 (1)：18-21.

[16] 张川，柳润辉，李慧梁，等.黄芪甲苷对大鼠心肌基因表达谱的影响 [J].中国中药杂志，2008，33 (2)：172-175.

[17] 张卫东，陈红，张川，等.黄芪甲苷对心肌缺血损伤的保护作用 [J].中医药优秀论文选（下），2009：808-813.

[18] 苏宁，卢芬萍，朱明明，等.黄芪甲苷联合羟基红花黄色素 A 对小鼠心肌梗死的保护作用 [J].中国实验方剂学杂志，2018，24 (02)：98-103.

[19] 唐斌，张金国，谭洪勇，等.黄芪甲苷对慢性心衰大鼠心肌纤维化及能量代谢的影响 [J].中国病理生理杂志，2017，33 (03)：411-416.

[20] 李玉梅，杨辛欣，韩旭，等.川芎嗪与黄芪甲苷配伍对人脐静脉内皮细胞血管生成的作用及机制探讨 [J].中草药，2017，48 (04)：722-727.

[21] 张志鑫，李彦杰，秦合伟，等.基于 PI3K/Akt/mTOR 信号通路调控巨噬细胞自噬探讨黄芪甲苷抗动脉粥样硬化的作用机制 [J].中草药，2017，48 (17)：3575-3581.

[22] 唐斌，张金国，谭洪勇，等.黄芪甲苷对压力超负荷大鼠心室重构及过氧化物酶体增殖物激活受体 a 表达的影响 [J].中国循环杂志，2017，32 (02)：183-187.

[23] Hu X M，Liu L. Effect of astragaloside on cardiomyocyte apoptosis of heart failure rats [J]. Chin J Inf Tradit Chin Med，2014，21 (1)：40-42.

[24] Wu X，Hu J. Pretreatment with astragaloside Ⅳ protects H9c2 cells against hydrogen peroxide-induced apoptosis by scavenging of reactive oxygen species and regulation of Bcl-2 and Bax expression [J]. J Med Plants Res，2011，5 (14)：3304-3311.

[25] 秦书敏.黄芪甲苷对乙醇诱导的大鼠胃粘膜损伤的保护作用及机制研究 [D].广州：广州中医药大学，2017.

[26] Chen T，Wang R，Jiang W，et al. Protective effect of astragaloside IV against paraquat-induced lung injury in mice by suppressing rho signaling [J]. Inflammation，2016，39 (1)：483-492.

[27] 王嵩，邵庆，李国文，等.黄芪甲苷干预支气管哮喘的研究进展 [J].上海中医药杂志，2017，51 (06)：102-105.

[28] 张海云，常香荣.黄芪甲苷通过抑制 JAK2/STAT3 信号通路减轻重症急性胰腺炎大鼠肝损伤 [J].中国病理生理杂志，2016，32 (06)：984-989.

[29] 叶枝红，谢海纳，钱知知，等.黄芪甲苷对"铁超载"所致小鼠肝损伤的保护作用 [J].中国实验方剂学杂志，2018，24 (08)：116-121.

[30] 刘新辉，宋高峰，韦弦，等.黄芪甲苷对 TGF-β$_1$ 诱导下肾小管上皮细胞间充质转分化的保护作用及机制 [J].江西中医药，2018 (02)：61-63.

[31] Gui D，Huang J，Liu W，et al. Astragaloside IV prevents acute kidney injury in two rodent models by inhibiting oxidative stress and apoptosis pathways [J]. Apoptosis，2013，18 (4)：409-422.

[32] Tan S，Wang G，Guo Y，et al. Preventive effects of anatural anti-inflammatory agent, astragaloside IV, on is-

chemic acute kidney injury in rats [J]. Evid Based.

［33］Xu W，Shao X，Tian L，et al. Astragaloside IV ameliorates renal fibrosis via the inhibition of mitogen-activated protein kinases and antiapoptosis in vivo and in vitro [J]. J Pharmacol Exp Ther，2014，350（3）：552-562.

［34］Che X，Wang Q，Xie Y，et al. Astragaloside IV suppresses transforming growth factor-β1 induced fibrosis of cultured mouse renal fibroblasts via inhibition of the MAPK and NF-κB signaling pathways [J]. Biochem Biophys Res Commun，2015，464（4）：1260-1266.

［35］Meng L Q，Tang J W，Wang Y，et al. Astragaloside IV synergizes with ferulic acid to inhibit renal tubulointerstitial fibrosis in rats with obstructive nephropathy [J]. Br JPharmacol，2011，162（8）：1805-1818.

［36］沈烨.黄芪甲苷对肾缺血再灌注损伤模型大鼠的保护作用 [J].中医学报，2018，33（09）：1696-1699.

［37］Gui D，Huang J，Liu W，et al. Astragaloside Ⅳ prevents acute kidney injury in two rodent models by inhibiting oxidative stress and apoptosis pathways [J]. Apoptosis，2013，18（4）：409-422.

［38］段立军，孙博航.黄芪甲苷的研究进展 [J].沈阳药科大学学报，2011，28（05）：410-416.

［39］Lv L，Wu S Y，Wang G F，et al. Effect of astragaloside IV on hepatic glucose regulating enzymes in diabetic mice induced by a high fat diet and streptozotocin [J]. Phytother Res，2010，24（2）：219-224.

［40］Ding Y，Yuan S，Liu X，et al. Protective effects of astragaloside IV on db/db mice with diabetic retinopathy [J]. PLoS One，2014，9（11）：e112207.

［41］Yin Y，Qi F，Song Z，et al. Ferulic acid combined with astragaloside IV protects against vascular endothelial dysfunction in diabetic rats [J]. Biosci Trends，2014，8（4）：217-226.

［42］商蕾，曲章义，宁莉莉，等.黄芪甲苷体外抗疱疹病毒作用研究 [J].中国药理学通报，2013，29（06）：854-858.

［43］梅周芳，施天昀，都勇，等.黄芪甲苷研究进展 [J].临床医药文献电子杂志，2017，4（03）：586-587.

［44］杨苏钰，唐德才，曹子丰，等.黄芪甲苷配伍姜黄素对人卵巢癌 HO-8910 原位移植瘤转移的抑瘤作用 [J].中国实验方剂学杂志，2017，23（06）：155-160.

［45］叶青.黄芪甲苷对胃癌 SGC7901/DDP 细胞多药耐药性的逆转作用及其机制研究 [D].南京：南京中医药大学，2017.

［46］庞欣桥，王婧，姚婷，等.黄芪甲苷通过调节细胞自噬增强贝伐单抗在肺癌细胞系 A549 中抗肿瘤作用机制的研究 [J].临床与病理杂志，2016，36（03）：220-225.

［47］Zhang A，Zheng Y，Que Z，et al. Astragaloside IV inhibits progression of lung cancer by mediating immune function of Tregs and CTLs by interfering with IDO [J]. J Cancer Res Clin Oncol，2014，140（11）：1883-1890.

［48］Zhao J，Yang P，Li F，et al. Therapeutic effects of astragaloside IV on myocardial injuries：multi-target identification and network analysis [J]. PLoS One，2012，7（9）：e44938.

［49］He Y，Du M，Gao Y，et al. Astragaloside IV attenuates experimental autoimmune encephalomyelitis of mice by counteracting oxidative stress at multiple levels [J]. PLoS One，2013，8（10）：e76495.

［50］丁煌，李静娴，唐标，等.黄芪甲苷与人参皂苷 Rg$_1$ 配伍抗 PC12 细胞氧糖剥夺/复糖复氧后自噬性损伤相互作用的研究 [J].中国药理学通报，2017，33（02）：235-243.

［51］周云丰.黄芪甲苷对甲基乙二醛诱导的视网膜色素上皮细胞损伤的保护作用及机制研究 [D].北京：北京协和医学院，2017.

［52］胡雅梦，刘琅嬛，刘宝婵，等.黄芪甲苷对肝细胞的辐射防护作用 [J].辐射研究与辐射工艺学报，2015，33（06）：19-24.

［53］王玫玲，吴秀红，周静芬，等.黄芪甲苷抑制长波紫外线引起人成纤维细胞氧化损伤的研究 [J].中国中西医结合皮肤性病学杂志，2009，8（5）：268-270.

［54］孙庆，季庆辉，刘智勇，等.黄芪甲苷体外诱导 MSC 治疗兔股骨头坏死实验研究 [J].黑龙江医药科学，2017，40（02）：42-44.

［55］王涛，张育民，王军伟，等.基于 Toll 样受体 4 通路研究黄芪甲苷促进成骨细胞增殖分化的作用 [J].解剖学研究，2017，39（05）：375-377.

［56］王德刚，许传勇，姜玉祥，等.黄芪甲苷对 Wnt/β-catenin 信号通路活化的人滑膜及软骨细胞共培养体系相关因子的调控作用 [J].广东医学，2017，38（03）：354-357.

［57］Kim M H，Kim S H，Yang W M. Beneficial effects of astragaloside Ⅳ for hair loss via inhibition of fas/fas L-mediated apoptotic signaling [J]. PLoS One，2014，9（3）：1-7.

［58］Ding Y，Yuan S，Liu X，et al. Protective effects of astragaloside Ⅳ on db/db mice with diabetic retinopathy ［J］. PLoS One，2014，9（11）：1-8.

［59］武向丽.黄芪甲苷对实验性糖尿病大鼠睾丸组织的保护作用 ［J］.西部中医药，2017，30（11）：32-36.

［60］谭成芳，刘晓华，富志军.黄芪甲苷在大鼠体内的药代动力学研究 ［J］.海峡药学，2013，25（08）：40-41.

［61］朱江波，朱玉平，张天宝.黄芪甲苷对大鼠和兔发育毒性的评价 ［J］.毒理学杂志，2007，21（4）：317-318.

积雪草苷
Asiaticoside

【CAS】 16830-15-2

【化学名】 2α,3β,23-三羟基-12-烯-28-酸［O-6-L-吡喃鼠李糖基-(1→4)-O-β-D-吡喃葡萄糖基-(1→6)-O-β-D-吡喃葡萄糖基］酯

【异名】 亚细亚皂苷

【结构式】

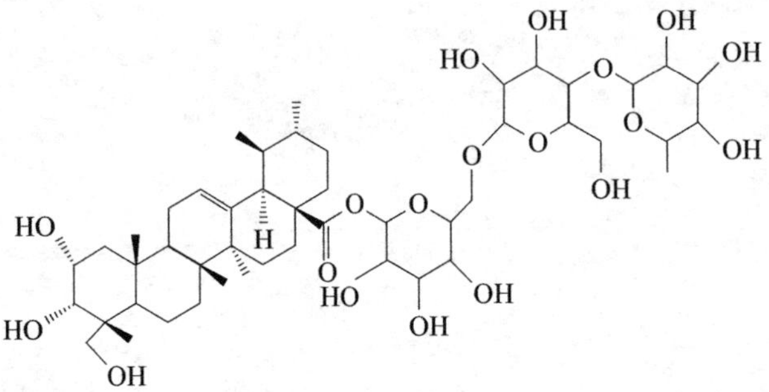

【分子式与分子量】 $C_{48}H_{78}O_{19}$；911.1233

【来源】 伞形科植物积雪草 *Centella asiatica* (L.) Urban 的全草。

【理化性质】 该品为淡黄色至淡棕黄色的粉末；无臭，味苦，稍具有引湿性。该品在水、乙醇中易溶，在乙醚、氯仿中不溶。

【药理作用】

1.对中枢神经系统的影响

积雪草苷可能通过促进海马组织 PPAR-γ 蛋白的表达和抑制炎症因子 IL-6、TNF-α 的表达来改善 AD 模型大鼠的空间记忆能力[1]。积雪草苷对小鼠学习记忆有增强作用，对 PC12 细胞有神经保护作用[2]。

积草雪苷对脊髓损伤有治疗作用，能够通过抗氧化应激、抗免疫以及调节 p38 MAPK 通路来治疗脊髓损伤[3]。积雪草苷能使星形胶质细胞损伤减小，增强胶质纤维酸性蛋白（GFAP）、胶质细胞源神经营养因子（GDNF）及 NSE 的表达，抑制大鼠脊髓损伤 D-丝氨酸表达，从而保护神经元细胞，使 NSE 表达增加[4]。

用链脲佐菌素制作糖尿病周围神经痛模型，造模成功后给予高中低剂量的积雪草苷，结果表明积雪草苷可以显著抑制脊髓背角小胶质细胞激活，下调脊髓 IL-β_1、TNF-α 的释放，从而能够有效地抑制糖尿病周围神经损伤引起的热痛觉超敏和触觉诱发痛过敏[5]。采用原代培养大脑皮层神经元 N-甲基-D-天冬氨酸损伤模型，发现积雪草苷对 N-甲基-D-天冬氨酸引起的损伤神经元具有显著的保护作用，并且呈浓度依赖性。其机制为积雪草苷可下调谷氨酸 N2B 受体表达，进而抑制或部分抑制谷氨酸 N2B 受体介导细胞内钙超载，并且降低凋亡相关蛋白 Bcl-2 的表达水平，从而保护大脑皮层神经元免受 N-甲基-D-天冬氨酸（NMDA）诱导的兴奋性毒性损伤[6]。

积雪草苷能够抗抑郁，积雪草苷能够恢复抑郁症大鼠海马区的 BDNF、PSD95、synapsin I，且能够恢复到正常大鼠的水平，其机制为积雪草能够通过 BDNF 信号通路发挥抗抑郁的效果[7]。

积雪草苷预处理可下调 GluN2B 受体表达，进而抑制或部分抑制 GluN2B 受体介导细胞内钙超载，并且降低凋亡相关蛋白 Bcl-2 的表达水平，从而保护大脑皮层神经元免受 NMDA

诱导的兴奋性毒性损伤[8]。

积雪草苷对脑缺血再灌注大鼠有显著保护作用，可能与其抗氧化、抗凋亡活性有关[9]。

积雪草苷可抑制造模大鼠局部成纤维细胞的增殖和减少胶原纤维的生成[10]。积雪草苷有效地抑制了 Aβ1-42 诱导星形胶质细胞 NO 的释放，并降低了 iNOS mRNA 的表达水平。这表明积雪草苷具有较好的神经抗炎作用[11]。

2.对内脏系统的影响

（1）对心血管系统的影响

用积雪草苷干预大鼠心梗后的模型，发现积雪草苷可改善心梗大鼠非梗死区心肌组织胶原的表达，减轻细胞外基质聚积而发挥抗心肌间质纤维化的作用。其机制主要通过调节细胞外基质转化生长因子 TGF-β_1 的表达来实现。

积雪草苷可减少心肌梗死大鼠非梗死区 TGF-β_1 的表达，从而减弱非梗死区心肌组织 Col I、Col III 异常合成与沉积，减轻心肌梗死后左室心肌纤维化程度，延缓左室重构的发展[12]。

积雪草苷预处理能通过减少心肌细胞凋亡、抗脂质过氧化物产生及抗炎症反应等机制，对心肌缺血再灌注损伤产生保护作用[13]。积雪草苷预处理能通过减少心肌细胞凋亡、抗脂质过氧化物产生及抗炎症反应等机制，对心肌缺血再灌注损伤产生保护作用[13]。

积雪草苷可降低心梗大鼠左室非梗死区心肌 TGF-β_1 的表达及心肌羟脯氨酸含量，改善左室功能，减轻大鼠心梗后心肌纤维化[14]。积雪草苷可减少心梗大鼠非梗死区 TGF-β_1 的表达，从而减弱非梗死区心肌组织 Col I、Col III 异常合成与沉积，减轻心梗后左室心肌纤维化程度，延缓左室重构的发展[15]。

（2）对呼吸系统的影响

积雪草苷对博来霉素诱导的大鼠肺纤维化有保护作用，其保护作用机制是通过抑制 TGF-β_1 细胞信号转导通路来降低细胞内信号转导蛋白 Smad-3，从而减少成纤维细胞合成细胞外胶原基质来实现的[16]。

体内实验：雄性 SD 大鼠分为常氧对照组、低氧模型组、积雪草苷（AS）25mg/kg 和 50mg/kg 给药组。间歇低氧法（每天低氧 8h，每周 6d，持续 4 周）制备 HPH 大鼠模型，AS 组用 AS 25mg/(kg·d) 或 50mg/(kg·d) 治疗 4 周。体外实验：将人肺动脉内皮细胞（HPAEC）分为常氧组和低氧模型组，低氧模型组在低氧条件下（5%O_2，5%CO_2）培养，用 AS 0mg/L、25mg/L、50mg/L、100mg/L 或 200mg/L 作用 72 h，CCK-8 法检测 HPAEC 存活情况；再将 HPAEC 分为常氧对照组、常氧 AS 100mg/kg 组、低氧模型组和低氧 AS 100mg/kg 组；细胞培养 5d 后用 Transwell 法检测 HPAEC 迁移能力，免疫荧光及 Western blot 检测 CD31 和 α 平滑肌肌动蛋白（α-SMA）的表达水平。结果在体内和体外实验中，免疫荧光和 Western blot 结果均显示，与常氧对照组相比，低氧模型组的 CD31 表达下降（$P<0.01$），α-SMA 表达升高（$P<0.01$）；与低氧模型组相比，AS 给药组 CD31 表达升高，α-SMA 表达减少（$P<0.05$，$P<0.01$）。HPAEC 的增殖及迁移能力结果显示，与常氧对照组相比，低氧模型组 HPAEC 的增殖及迁移能力升高；AS 100mg/L 能抑制低氧培养 72h 后的 HPAEC 的增殖和迁移能力（$P<0.05$）。结论为 HPH 可能与内皮间充质转化有关，AS 对此有一定的抑制作用[17]。

（3）对肝脏的保护作用

积雪草苷能显著降低大鼠血清中的 ALT、AST 水平以及肝组织中的 Hyp 水平；积雪草苷各剂量组均能减轻大鼠肝组织的纤维化程度，其中高剂量组尤为显著（$P < 0.01$）。结论：积雪草苷具有抗免疫性大鼠的肝纤维化作用，且呈现出一定的量效关系[18]。

积雪草苷对大鼠酒精性脂肪肝有一定疗效，其可能的机制是通过抑制 CYP2E1 和 TNF-α 的表达，减轻脂质过氧化反应[19]。

（4）对肾脏的影响

60 只雄性 SD 大鼠，按体重随机分为假手术组（$n = 10$）和造模组（$n = 50$）。造模组大鼠进行右肾切除术，1 周后给以腹腔注射链脲佐菌素（STZ）30mg/kg，连续给 3d；72 h 后测血糖，以≥16.7mmol/L、尿糖＋＋＋以上及尿量大于对照组的 50％为糖尿病肾病（DN）模型成模标准。假手术组进行右肾被膜损伤，并注射相应量生理盐水。造模组通过灌胃给药，分为：DN 模型组（模型组）、DN＋福辛普利组［蒙组 1.6mg/(kg·d)］、DN＋积雪草高剂量组［高剂量组 16.8mg/(kg·d)］、DN＋积雪草中剂量组［中剂量组 11.2mg/(kg·d)］和 DN＋积雪草低剂量组［低剂量组 5.6mg/(kg·d)］（$n = 10$），连续给药 16 周，每日上午 1 次灌胃。利用实时荧光定量 PCR 和 Western blot 分别检测肾组织中 TGF-β$_1$、TβR1、TβR2、Smad2/3、p-Smad2/3 及 Smad7 mRNA 和蛋白质的表达。发现与假手术组相比，DN 组 TGF-β$_1$、TβR1、TβR2、Smad2/3 mRNA 和蛋白质表达及 Smad2/3 蛋白的磷酸化水平显著增加（$P < 0.05$），Smad7 mRNA 和蛋白质表达明显减少（$P < 0.05$），而福辛普利和高剂量积雪草能倒转 DN 引起的 TGF-β$_1$、TβR1、TβR2、Smad2/3 mRNA 和蛋白质表达增加（$P < 0.05$）及 Smad7 mRNA 和蛋白质表达降低（$P < 0.05$）。这表明积雪草可能通过调控 TGF-β$_1$/Smad 信号通路起到防治 DN 的作用[20]。

积雪草苷也能够增加多柔比星致肾硬化大鼠模型的 synaptopodin、nephrin 和 podocin 基因的表达，减少 desmin 基因的表达，从而减少肾间质胶原的表达量，进而延缓肾间质纤维化的发展[21]。

3. 对内分泌系统的影响

积雪草苷能有效促进脂肪的合成，并且抑制由 TNF-α 诱导的 IL-6 的分泌，这也就降低了血脂浓度。积雪草苷对糖尿病的发生、进展起到了有效的抑制作用，可以抑制糖尿病周围神经病变引起的糖尿病周围神经痛，其机制可能与抑制脊髓背角小胶质细胞的激活有关[22]。

积雪草苷对于高脂饲料诱导小鼠具有一定的预防肥胖和降脂的作用，其机制可能与上调肝脏 PPAR-α 表达，干预内源性 TG 合成有关[23]。

4. 抗肿瘤的作用

现代药理研究证实，积雪草苷具有抗肿瘤的作用。其机制主要是诱导肿瘤细胞的凋亡，阻断肿瘤细胞 DNA 的合成以及抑制肿瘤细胞的增殖。在积雪草苷抗肿瘤的研究中发现，积雪草苷能够诱导口腔表皮样癌细胞凋亡，与长春新碱合用具有协同效应，协同的机制为提高细胞内 Ca^{2+} 浓度，降低细胞膜电位，从而增加细胞对抗肿瘤药物的敏感性，同时积雪草苷能增加长春新碱引起的 G$_2$/M 期阻滞。流式细胞术、琼脂糖凝胶电泳和形态学检测均能够证实[24]，积雪草苷能抑制人胃癌 SGC-7901 细胞株的增殖，抑制其体外黏附和侵袭能力，诱导其凋亡[25]。积雪草苷对 Aβ 25-35 诱导的 PC12 细胞凋亡有保护效应，可能与增加 Bcl-2 表达有关[26]。积雪草苷可抑制人胃癌细胞 SGC-7901 的增殖并诱导其凋亡[27]。

5. 抗炎作用

积雪草苷对 Aβ1-42 致内皮细胞炎症因子表达具有保护作用[28]。原代培养的星形胶质细胞在脂多糖刺激下（1μg/mL），NO 的释放及炎症因子 TNF-α、IL-1β 和 IL-6 的表达与空白对照组相比均显著提高，使用积雪草苷干预后，下调了 NO 的释放及 TNF-α、IL-1β 和 IL-6 的表达，并呈现浓度依赖性。同时，LDH 检测显示积雪草苷在 1～100μmol/L 浓度作用 24h 对星形胶质细胞无明显毒性影响，且 CCK8 实验表明积雪草苷与 LPS 共孵育后均未能明显改变星形胶质细胞的存活率。这表明积雪草苷能有效抑制脂多糖诱导星形胶质细胞 NO 的释放，并下调相关炎症因子的表达，提示积雪草苷具有良好的改善细胞炎症损伤的作用[29]。

积雪草苷可以抑制 TLR4/NFκB 信号通路中 TLR4、MyD88、TRAF6、p-NFκB p65 蛋白表达，抑制细胞 NFκB 核转移，抑制炎性因子 TNF-α 与 IL-6 释放[30]。

6. 其他作用

（1）对腹膜的保护作用

积雪草苷可能通过抑制 p38 MAPK 信号通路降低高糖腹透液诱导的人腹膜间皮细胞的氧化应激水平，发挥对腹膜的保护作用[31]。

（2）抑制皮肤疤痕的形成

研究积雪草苷对体外培养的成纤维细胞的形态、增殖时发现，积雪草苷能够抑制瘢痕成纤维细胞的增殖，当药物浓度在 0.1～1.0mg/mL 时，成纤维细胞的增殖受到明显抑制，提示积雪草苷通过抑制成纤维细胞来减少肉芽组织与胶原等细胞外基质的合成，从而减少瘢痕形成，同时当积雪草苷在 1.0mg/mL 时能抑制瘢痕成纤维细胞的 I 型和 III 型胶原 mRNA 表达，这表明积雪草苷通过减少胶原的产生，降低细胞外基质的合成，从而抑制瘢痕的形成。该实验证实了积雪草苷通过抑制过于活跃的成纤维细胞，使其分泌胶原的功能受到抑制，进而起到抑制胶原增生、干预瘢痕形成的作用[32]。

研究证实积雪草苷能够在创伤愈合过程中促进成纤维细胞增生和细胞外基质的合成。但是，确切的机制仍不清楚，研究报告用积雪草苷干预人成纤维细胞时发现，积雪草苷能够增加人体细胞的黏附和迁徙，促进人成纤维细胞的增殖，可以应用于皮肤创伤的愈合[33]。

7. 药代动力学

SD 大鼠尾 iv 积雪草苷溶液及经过 D-甘露糖或十八胺修饰和未经修饰的脂质体制剂，不同时间点采集大鼠血浆及组织，样品处理后采用 HPLC 法检测血浆与组织中的药物浓度，绘制药-时曲线，计算药动学参数，比较积雪草苷剂型间在体内药动学参数和组织分布的差异。结果积雪草苷、积雪草苷脂质体、D-甘露糖-积雪草苷脂质体、十八胺-积雪草苷脂质体 4 种制剂的药-时曲线均符合权重为 1/C2 的单室模型。积雪草苷溶液及各脂质体的消除半衰期（$t_{1/2}$）分别为（14.52±0.56）min、（101.35±12.47）min、（149.82±20.00）min、（159.58±16.46）min，药时曲线下面积（AUC）分别为（1929.70±159.00）μg·min/mL、（57004.35±8710.89）μg·min/L、（93736.52±12710.76）μg·min/L、（64737.48±6365.28）μg·min/mL。同时制成脂质体后，积雪草苷在各器官中的质量浓度显著上升，在肺部的质量浓度由（4.94±0.94）μg/g 升至（39.12±12.04）μg/g。这表明将积雪草苷制成修饰脂质体制剂后，缓释明显，并能增强靶向作用[34]。

参考文献

[1] 黄雅兰，黄江，宋大强，等.积雪草苷对阿尔茨海默病模型大鼠海马组织中 PPAR-γ 蛋白表达的影响 [J].中国药房，2016，27（34）：4791-4794.

[2] 王筱婧，王东兴，徐春静，等.积雪草苷对阿尔茨海默病的治疗作用 [J].中国医药科学，2016，6（13）：37-

39，92.

　　[3] 罗杨.积雪草苷及芒果苷对大鼠脊髓损伤的保护作用及机制研究 [D].长春：吉林大学，2017.

　　[4] 刘雨，刘颖菊，赵刚.积雪草苷对脊髓损伤大鼠的保护作用及机制研究 [J].中药新药与临床药理，2011，22（05）：484-488.

　　[5] 金艳，高晓洁.积雪草苷对糖尿病周围神经痛的作用及其机制 [J].中药药理与临床，2013，29（5）：39.

　　[6] Qi F Y，Yang L，Tian Z，et al.Neuroprotective effects of Asiaticoside [J].Neural Regenes，2014，9（13）：1275.

　　[7] Luo L，Liu X L，Mu R H，et al.Hippocampal BDNF signaling restored with chronic asiaticoside treatment in depression — like mice [J].Brain Res Bull，2015，114：62.

　　[8] 祁凤燕.积雪草苷对 NMDA 诱导兴奋性神经毒性的保护作用及其机制研究 [D].西安：第四军医大学，2014.

　　[9] 王文娟，任欢欢，韩吉春，等.积雪草苷对缺血再灌注损伤的保护作用及其机制的研究 [J].石河子大学学报（自然科学版），2015，33（05）：593-598.

　　[10] 吉其舰，许铁.积雪草苷对博莱霉素诱导的大鼠肺纤维化的保护作用 [J].现代医学，2014，42（11）：1304-1309.

　　[11] 莫菊彩，应娜，徐长亮，等.积雪草苷对 Aβ 诱导星形胶质细胞炎性介质释放的影响 [J].浙江中医杂志，2012，47（11）：835-837.

　　[12] 王策.积雪草苷对心肌梗死大鼠转化生长因子-β1、Ⅰ和Ⅲ型胶原表达的影响 [J].中国老年学杂志，2016，36（23）：5799-5802.

　　[13] 王策.积雪草苷对大鼠心肌缺血再灌注损伤的保护作用研究 [J].药物评价研究，2015，38（02）：151-155.

　　[14] 王策.积雪草苷对大鼠心肌梗塞后左室功能及胶原修复影响的实验研究 [J].中医临床研究，2015，7（04）：4-7.

　　[15] 王策.积雪草苷对心肌梗死大鼠 TGF-β$_1$、Col Ⅰ 和 Col Ⅲ 表达的影响 [J].社区医学杂志，2015，13（05）：1-5.

　　[16] 吉其舰，许铁.积雪草苷对博莱霉素诱导的大鼠肺纤维化的保护作用 [J].现代医学，2014，42（11）：1304-1309.

　　[17] 叶文静，潘阿肖，金蒙蒙，等.积雪草苷对低氧肺动脉高压中内皮-间充质转化的作用（英文）[J].中国药理学与毒理学杂志，2017，31（05）：385-392.

　　[18] 赵嗣霞，张如松，杨苏蓓.积雪草苷抗大鼠免疫性肝纤维化作用研究 [J].中国现代应用药学，2017，34（05）：666-670.

　　[19] 黄强，朱小区，吴春明，等.积雪草苷对非酒精性脂肪肝大鼠氧化应激的影响 [J].江苏中医药，2016，48（03）：81-83.

　　[20] 马继伟，王宏天，刘浩飞，等.积雪草对早期糖尿病肾病大鼠 TGF-β$_1$ 表达及相关下游信号的影响 [J].中国应用生理学杂志，2018，34（01）：69-73.

　　[21] Wang Z，Liu J，Sun W.Effects of asiaticoside on levels of podocyte cytoskeletal proteins and renal slit diaphragm proteins in adriamycin—induced rat nephropathy [J].Life Sci，2013，93（8）：352.

　　[22] 金艳，高晓洁.积雪草苷对糖尿病周围神经痛的作用及其机制 [J].中药药理与临床，2013，29（05）：39-42.

　　[23] 高天曙，赵玉瑶，魏征，等.积雪草苷对高脂饲料诱导的肥胖小鼠降脂作用研究 [J].中华中医药杂志，2016，31（01）：279-282.

　　[24] 丁元，张鸶，王锁刚.积雪草苷的研究进展 [J].时珍国医国药，2016，27（03）：697-699.

　　[25] 康敏，任美萍，赵磊，等.积雪草苷对人胃癌 SGC-7901 细胞株转移能力和凋亡影响 [J].川生理科学杂志，2015，37（02）：47-49.

　　[26] 章卓，刘明华，张红，等.积雪草苷对 Aβ_（25～35）诱导 PC12 细胞凋亡的影响 [J].中国新药杂志，2012，21（02）：206-210.

　　[27] 曾满红，陈凌枫.积雪草苷抗人胃癌细胞株 SGC-7901 作用的研究 [J].江西中医学院学报，2011，23（06）：57-59.

　　[28] 章卓，陈丽娟，孙玉红，等.积雪草苷对 Aβ1-42 致内皮细胞炎症因子表达的影响 [J].中国生化药物杂志，2015，35（01）：46-48.

　　[29] 令狐浪，贾有敬，陈静，等.积雪草苷对脂多糖诱导星形胶质细胞炎症损伤的作用 [J].遵义医学院学报，2018，41（02）：160-164.

［30］宋大强.积雪草苷抑制 TLR4/NF-κB 信号通路减轻 Aβ _（1-42）诱导 hBMECs 凋亡［D］.泸州：西南医科大学，2018.

［31］王于嫣然.积雪草苷抑制高糖腹透液诱导人腹膜间皮细胞氧化应激的机制研究［D］.南京：南京中医药大学，2017.

［32］李珊珊，王玮蓁，曾宪玉.积雪草苷对瘢痕组织成纤维细胞Ⅰ、Ⅲ胶原和 TGF －β1mRNA 表达的影响［J］.中国麻风皮肤病杂志，2013，29（5）：310.

［33］Lee J H，Kim H L，Lee M H，et al. Asiaticoside enhances normal human skin cell migration，attachment and growth in vitro wound healing model［J］.Phytomedicine，2012，19（13）：1223.

［34］陈静怡，任翔，王晓辉，等.积雪草苷修饰脂质体在大鼠体内的药动学及组织分布研究［J］.中草药，2017，48（21）：4419-4424.

桔梗皂苷 D
Platycodin D

【CAS】　58479-68-8

【化学名】　3β-(β-D-吡喃葡萄糖基氧基)-2β,16α,23,24-四羟基-O-D-apio-β-D-呋喃糖基-(1→3)-O-β-D-吡喃糖基-(1→4)-O-6-脱氧油精-12-en-28-油酸

【结构式】

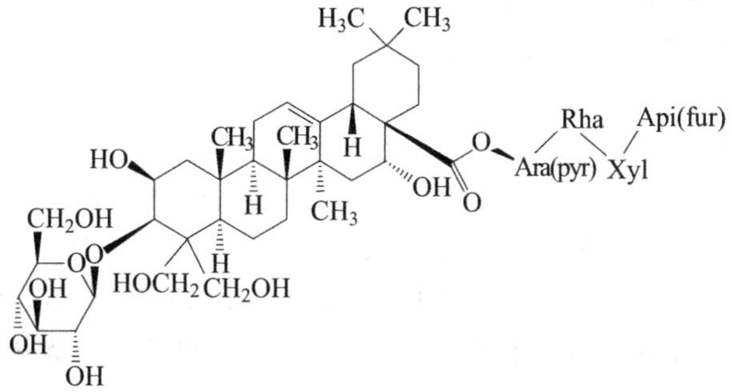

【分子式与分子量】　$C_{57}H_{92}O_{28}$；1225.34

【来源】　桔梗科植物桔梗 *Platycodon grandiflorus*（Jacq.）A. DC. 干燥根[1]。

【理化性质】　白色无定形粉末。熔点 228～231℃。易溶于水、甲醇、乙醇，不溶于丙酮、乙酸乙酯。紫外最大吸收峰 212nm（甲醇）。

【药理作用】

1. 对中枢神经系统的影响

桔梗皂苷 D 腹腔内、脑室内和鞘内注射对小鼠甩尾、扭体有剂量依赖性的抗伤害性感受作用，这种效应与脊髓上的 GABA、NMDA 和 non-NMDA 受体有关。桔梗皂苷 D 可作用于神经中枢，与 NE 和 5-HT 下行通路有关，而与阿片通路无关[2,3]。

2. 对内脏系统的影响

（1）对呼吸系统的影响

黏蛋白是支气管的分泌物，也是衡量药物祛痰效果的指标之一。桔梗皂苷 D 在体内外均可增加大鼠和仓鼠呼吸道黏蛋白的释放[4]。在体外实验中，桔梗皂苷 D 浓度为 200mg/L 时，SD 大鼠气管上皮细胞（RTSE）黏蛋白的分泌增加 252.7％。此外，桔梗皂苷 D 对金黄仓鼠气管上皮细胞（HTSE）的研究也取得了相似结果。

（2）抗肝损伤作用

桔梗皂苷 D（PD）对由 CCl_4 诱导的急性肝损伤具有保护作用，抗氧化及自由基清除作用是其抗肝损伤的主要机制[5]。PD 可以有效抑制血清中谷丙转氨酶（ALT）和谷草转氨酶（AST）水平、胆固醇（TC）和甘油三酯（TG）浓度的升高，增强抗氧化酶活性，抑制脂质过氧化产物丙二醛（MDA）的生成，此外，PD 还减少促炎因子 TNF-α、IL-1β 和 IL-6 的增加。由此推测 PD 部分通过改善氧化应激及脂质过氧化而发挥肝保护活性[6]。

3. 对内分泌系统的影响

桔梗皂苷 D 具有抗肥胖作用，可通过抑制胰脂肪酶活性，从而抑制对食物脂肪的吸收。研究表明，桔梗皂苷 D 可使胰脂肪酶的活性抑制在 38.4％ 水平上[7]。桔梗总皂苷对高脂饮食小鼠的抗肥胖作用主要是通过桔梗皂苷 D 抑制肠吸收饮食中脂类物质实现的[8]。

桔梗皂苷 D 可抑制小鼠脂肪细胞（3T3-L1）的脂肪形成[9]，其机制是通过增强 AMP 激活性蛋白激酶（AMPK）α、抑制过氧化物酶增殖体活化受体（PPAR）γ2 和 CCAAT/增

强子结合蛋白（C/EBP）α 的表达来实现增强脂代谢，从而抑制脂肪生成和堆积。在 3T3-L1 的脂细胞分化阶段，桔梗皂苷 D 通过降低 β-连环蛋白的 siRNA 的转染而抑制 PPAR-γ2 的表达，并降低了 C/EBPα、脂肪酸结合蛋白（FABP）及细胞内的脂滴形成，从而恢复 WNT/β-连环蛋白通路，抑制脂质的积累[10]。

桔梗皂苷 D 能显著降低血清和肝脏中 TG 和胆固醇浓度，可用于防治高胆固醇血症和高脂血症，为一种新的降胆固醇和抗动脉粥样硬化的潜在药物[11]。

4.抗真菌作用

MTT 法检测不同桔梗皂苷 D 对口腔上皮 KB 细胞存活率的影响；将白色念珠菌、KB 细胞以及不同浓度的桔梗皂苷 D 共同培养，革兰氏染色检测白色念珠菌黏附数，台盼蓝排斥实验检测念珠菌活力和菌丝转换率；ELISA 法检测上清液中 IL-18 与人 β-防御素 2（HBD-2）的蛋白含量；实时荧光定量 PCR 和 Western blot 法分别检测 KB 细胞中 HBD-2 mRNA 与蛋白质表达的变化。发现桔梗皂苷 D 对 KB 细胞存活率无影响；随着桔梗皂苷 D 浓度的增加，白色念珠菌的黏附数、菌活力和菌丝转换率逐渐下降，上清液中 IL-18 与 HBD-2 的蛋白质含量以及 KB 细胞中 HBD-2 mRNA 表达与蛋白质水平逐渐降低。这表明桔梗皂苷 D 具有抑菌作用，并参与了口腔黏膜上皮细胞防御白色念珠菌感染的免疫反应[12]。

5.抗肿瘤作用

研究表明，桔梗皂苷 D 可通过提高 NFκB 的活性诱导人永生化角质形成细胞 HaCaT 发生凋亡[13]。此外，桔梗皂苷 D 还可诱导人类白血病细胞发生周期阻滞和细胞凋亡[14]。桔梗皂苷 D 可诱导 PC-3 细胞呈 Caspase 非依赖性坏死样死亡；桔梗皂苷 D 可能通过 FOXO3a 通路及促进 MLKL 的磷酸化介导前列腺癌 PC-3 细胞程序性坏死[15]。桔梗皂苷 D 可以提高耐药细胞对伊马替尼的敏感性，联合用药在抑制细胞增殖、诱导凋亡、抑制 Bcr/abl 蛋白和激活 PI3K/AKT/mTOR 信号通路方面明显优于单独用药[16]。桔梗皂苷 D 可能通过下调 HAX1 表达抑制肝癌干细胞对 5-氟尿嘧啶的抵抗性[17]。桔梗皂苷 D 可能是通过降低线粒体膜电位、下调 Bcl-x 和 Bcl-2 蛋白表达，进一步激活 Caspase-3，来诱导细胞死亡，达到抗肿瘤的效果[18]。PD 抑制前列腺癌细胞生长主要通过诱导其程序性坏死，PD 通过 FOXO3a/Fas-L 途径介导进而激活 MLKL 通路可能是其发挥抗肿瘤效应的主要机制之一[19]。桔梗皂苷 D 在一定质量浓度范围内，均能诱导淋巴细胞的增殖，促进 IFN-γ 和 IL-6 的分泌，且呈双向调节；不能协同肝脏特异性脂蛋白（LSP）诱导淋巴细胞的增殖；在金黄色葡萄球菌感染淋巴细胞时桔梗皂苷 D 能促进淋巴细胞的增殖，但效果低于桔梗皂苷 D 单药组；能提高巨噬细胞吞噬金黄色葡萄球菌的功能。桔梗皂苷 D 能有效促进脾淋巴细胞的增殖和巨噬细胞的吞噬功能，可通过淋巴细胞分泌 IFN-γ 和 IL-6 发挥免疫增强作用[20]。桔梗皂苷 D 可能通过促进死亡受体复合物的形成，增强肿瘤坏死因子相关凋亡诱导配体（TRAIL）对肺癌细胞的凋亡诱导效应[21]。PD 可显著促进 MDA-MB-231 细胞的凋亡（$P < 0.05$）。PD 激活了 Caspase 家族蛋白，上调有活性的 cleaved Caspase-3、cleaved Caspase-8 和 cleaved Caspase-9 的表达，下调无活性的 Caspase-8 和 Caspase-9 的表达；PD 同时减少 Bcl-2 的表达，增加 Bax 的表达，使 Bcl-2/Bax 的比值降低。研究还发现 PD 使突变型 p53 蛋白的表达减少、E2F1 的表达增加[22]。桔梗皂苷 D 上调 BNIP3 表达，诱导 HepG-2 细胞发生自噬性死亡[23]。桔梗皂苷 D 通过下调 PKM2 的表达抑制肿瘤细胞的糖代谢，协同多柔比星杀伤宫颈癌 HeLa 细胞系[24]。桔梗皂苷 D 诱导乳腺癌细胞进入 Caspase-3 依赖的凋亡过程，其机制可能与降低 Bcl-2 表达，降低 Bcl-2/Bax 值有关[25]。PD 能够杀伤前列腺癌细胞，抑制增殖，

诱导凋亡，阻滞细胞周期进展，并通过 FOXO3a/MDM2 信号通路，抑制 MDM2 表达从而削弱 MDM2 对 FOXO3a 的泛素化，维持 FOXO3a 对前列腺癌细胞的抑制作用[26]。桔梗皂苷 D 通过调控周期蛋白 CyclinD1、c-myc、CDK6 的表达，将细胞阻滞于 G_1 期，进而诱导细胞凋亡，抑制人结肠癌细胞 SW620 的增殖[27]。

细胞凋亡作用。MTT 法测定桔梗皂苷 D 对 MG-63 细胞增殖抑制情况及其 IC_{50} 值，利用流式细胞仪检测加入桔梗皂苷 D 作用 24 h 后的 MG-63 细胞的凋亡情况、凋亡类型。使用二氯荧光黄二乙酸酯（DCFH-DA）检测加入桔梗皂苷 D 后肿瘤细胞内活性氧水平，加入 JC-1 线粒体染料试剂盒检测被桔梗皂苷 D 孵育 24 h 后肿瘤细胞线粒体膜电位的变化。发现 MTT 数据表明桔梗皂苷 D 对细胞的生长半数抑制浓度 IC_{50} 为 $11.80\mu mol/L$。MG-63 细胞被桔梗皂苷 D 作用 24 h 后，通过 JC-1 和 DCFH-DA 染色的实验结果表明桔梗皂苷 D 作用后的 MG-63 细胞内的活性氧水平上升，细胞线粒体膜电位下降。这表明桔梗皂苷 D 可能通过增加细胞内活性氧水平破坏线粒体从而导致细胞发生凋亡[28]。

HE 染色和透射电子显微镜观察细胞的形态学变化；流式细胞学技术检测细胞凋亡率的变化；Western blot 法检测凋亡通路相关蛋白的表达变化；PCR 法检测 p53、Bcl-2、Bax mRNA 表达；免疫组织化学法检测凋亡相关蛋白表达的影响。发现通过 HE 染色和电子显微镜观察桔梗皂苷 D 组 5637 细胞，可见凋亡细胞，凋亡指数明显高于对照组（$P<0.01$）；与对照组细胞相比，桔梗皂苷 D 组 5637 细胞 Survivin、Livin 表达量明显下降（$P<0.05$）；Caspase-9、Caspase-8、Caspase-3、Cyt-C 表达量与对照组比较，明显增加（$P<0.05$）；p53、Bax mRNA 水平明显升高，Bcl-2 mRNA 表达下降（$P<0.01$）；Bax、Caspase-9、Caspase-8 以及 Caspase-3 表达较对照组增多，而 Bcl-2 表达则明显下降（$P<0.01$）。这表明桔梗皂苷 D 能诱导人移行细胞癌 5637 细胞凋亡，其作用机制可能与上调 Caspase-9、Caspase-8、Caspase-3、Cyt-C、p53 和下调 Bcl-2 表达、激活线粒体途径和死亡受体途径有关[29]。

6.免疫调节作用

研究发现，桔梗皂苷 D 可抑制 RAW264.7 细胞中 NO 的释放，升高细胞中 TNF-γ 蛋白和 mRNA 的表达[30]。桔梗皂苷 D 均能显著提高卵白蛋白（OVA）免疫小鼠血清特异性 IgG 和 IgG_1 效价，显著促进 OVA 免疫小鼠 Th1 型免疫应答。此外，桔梗皂苷 D 可显著增强 OVA 免疫小鼠 T 淋巴细胞、B 淋巴细胞重组 HBsAg 免疫应答能力；显著提高免疫小鼠血清中 HBsAg 特异性 IgG 抗体及其 IgG_1、IgG_a 和 IgG_b 亚类抗体的效价[31]。有研究表明，桔梗皂苷 D 能显著促进 Con A、LPS 和特异性抗原诱导的免疫小鼠脾淋巴细胞增殖反应，显著促进免疫小鼠脾细胞 Th1 和 Th2 型细胞因子和转录因子 INF-γ、IL-10、T-bet 和 GA-TA-3 的表达，说明桔梗皂苷 D 对禽流感-新城疫重组二联活疫苗有显著的佐剂作用，能同时诱导免疫小鼠对禽流感-新城疫重组二联活疫苗产生 Th1 和 Th2 免疫应答[32]。

分析桔梗皂苷 D 对小鼠脾淋巴细胞增殖、细胞因子 IL-2 和 IL-4 分泌、细胞膜表面标志和细胞周期的影响，进而探讨桔梗皂苷 D 对小鼠脾淋巴细胞的免疫调节活性。小鼠脾淋巴细胞经桔梗皂苷 D 刺激后，MTT 法检测桔梗皂苷 D 对脾淋巴细胞增殖的影响；ELISA 法检测桔梗皂苷 D 对脾淋巴细胞分泌细胞因子 IL-2 和 IL-4 的影响；流式细胞术检测桔梗皂苷 D 对脾淋巴细胞膜表面标志和细胞周期的影响。结果表明，桔梗皂苷 D 能够提高脾淋巴细胞刺激指数，诱导脾淋巴细胞 IL-2 和 IL-4 的分泌，提高脾淋巴细胞 $CD4^+/CD8^+$ 的比值、促进脾淋巴细胞从 G_0/G_1 期进入 S 期。结果证实在一定质量浓度范围内，桔梗皂苷 D 可促进小鼠脾淋巴细胞增殖、诱导细胞因子分泌、提高 CD4$^+$/CD8$^+$ 亚群比值、促进细胞进入 DNA 合成期，具有良好的免疫调节活性[33]。

7. 抗炎作用

桔梗皂苷 D 对各种炎症模型均有较强的抗炎作用，抗炎活性的机制是调控炎症早期介质[34,35]，这主要与其抑制 PGE$_2$ 通路和 NO 的分泌有关。桔梗皂苷 D 浓度为 10mmol/L 和 30mmol/L 时可抑制大鼠促癌物组织多肽抗原（TPA）诱导的腹腔巨噬细胞中 PGE$_2$ 的产生[36]。

8. 抗氧化作用

利用 DPPH・和 O$_2^-$・两种方法对桔梗茎叶提取物进行抗氧化活性研究。结果表明，桔梗茎叶不同极性的萃取层，均有一定的清除 DPPH・和 O$_2^-$・的能力，具有一定的抗氧化作用，其中桔梗皂苷 D 的抗氧化率为 25.63%[37]。桔梗总皂苷（PGTS）具有较强的抗氧化能力，降低了大鼠体内氧化状态，减少了氧化损伤的概率，而 PD 的抗动脉粥样硬化活性至少部分地是因为其增加 NO 浓度，降低 OxLDL 诱导的内皮细胞黏附分子表达和减少内皮细胞与单核细胞的黏附作用。桔梗总皂苷的体内外抗氧化作用与脂质调节作用说明其降低脂质水平的作用，特别是其对胆固醇水平的调节，是因为显著升高大鼠肝脏 LDL-r 蛋白表达，使血液胆固醇更有利于向肝脏细胞内的运输，同时降低了肝脏 HMG-CoM-r 合成，减少了游离胆固醇的合成，增强了肝脏 CYP7A1 基因表达，进一步增强胆固醇向胆汁酸的转化且增加了粪便中的胆汁酸的排出等，从而有效地降低了脂质氧化的概率，减少了对心血管等的损伤，起到对动脉壁等的保护作用[38]。

9. 杀精作用

PD 对人精子有显著的瞬间杀灭效应，能引起精子晚期凋亡，杀精机制研究显示 PD 直接损伤精子膜。杀精浓度的 PD 对 DNA 无损伤，大鼠避孕实验证实 PD 在体内可有效避孕，对阴道刺激性在可接受范围内。PD 将来可能作为一种有潜力的临床杀精剂用于避孕[39]。

10. 药代动力学研究

运用 LC-MS/MS 技术，建立相关方法，对桔梗皂苷 D 进行药动学考察，发现桔梗皂苷 D 的口服生物利用度极低，单次口服给予大鼠 10mg/kg 剂量的桔梗皂苷 D 后，0.5 h 即达最高血药浓度（C_{max}）（13.7±4.5）ng/mL，药-时曲线下面积（AUC$_{0-24}$）为（35.4±16.1）ng・h/mL，半衰期（$t_{1/2}$）为（1.48±0.13）h；而静脉给予 0.5mg/kg 桔梗皂苷 D 后，药-时曲线下面积（AUC$_{0-24}$）为（2203±258）ng・h/mL，半衰期（$t_{1/2}$）为（6.57±0.70）h，其绝对生物利用度（AUC$_{po/dose}$）/（AUC$_{iv/dose}$）仅为 0.079%[40]。

动物实验选用 SD 大鼠，口服给以桔梗水提液，在 24h 内按时间点取血，药代动力学研究以桔梗皂苷 D 为检测指标，采用高效液相色谱法，使用 Phenomenex C$_{18}$ 色谱柱（100mm×4.6mm，5μm），乙腈：0.1%磷酸为流动相，梯度洗脱，流速 1.0mL/min，进样量 10μL，柱温 30℃，检测波长 203nm。发现桔梗皂苷 D 的药代动力学参数为：$t_{max}=$（0.69±0.44）h，$C_{max}=$（21.819±1.16）μg/mL，AUC$_{0-t}=$（44.132±0.67）μg・h/L，MRT=（2.00±0.75）h，CL=（228±0.80）L/h。这表明桔梗皂苷 D 的口服达峰时间较快，生物利用度较低，但已达到发挥提高其他药物疗效所需浓度[41]。

【应用】

桔梗皂苷 D 能抑制酪氨酸酶的活性，桔梗皂苷 D 作为美白护肤的活性成分得到广泛应用[42]。

参考文献

[1] 中国药典委员会.中华人民共和国药典 2015（一部）［M］.北京：化学工业出版社，2015：277.

[2] Choi S S, Han E J, Lee T H, et al. Antinociceptive mechanisms of platycodin D administered intracerebrovcntricalarly in the mouse [J]. Planta med, 2002, 68 (9): 794-798.

[3] Choi S S, Han E J, Lee T H, et al, Antinociceptive profiles of platycodin D in the mouse [J]. Am J Chin Med, 2004, 32 (2): 257-268.

[4] Shin C Y, Lee W Y, Lee E B, et al. Platycodin D and D3 increase airway mucin release in vivo and in vitro in rats and hamsters [J]. Planta med, 2002, 68 (3): 221-225.

[5] Lee K J, Choi J H, Kim H G., et al. Protective effect of saponins derived from the roots of *Platycodon grandiflorum* against carbon tetrachloride induced hepatotoxicity in mice [J]. Food and Chemical Toxicology, 2008, 46 (5): 1778-1785.

[6] 刘颖.蒸制桔梗及桔梗皂苷 D 对酒精和对乙酰氨基酚致肝损伤的保护作用及机制［D］.长春：吉林农业大学，2016.

[7] 郑毅男，刘可越，徐宝军，等.桔梗抗肥胖机理试验研究［J］.吉林农业大学学报，2002，24（6）：42-46.

[8] Han L K, Zheng Y N, Xu B J, et al. Saponins from Platycodi Radix Ameliorate High Fat Diet-Induced Obesity in Mice [J]. J Nutr, 2002 (132): 2241-2245.

[9] Lee E J, Kang M, Kim Y S, et al. Platycodin D inhibits lipo-genesis through AMPKα-PPRγ2 in 3T3-L1 cells and modulates fat accumulation in obese mice [J]. Planta Med, 2012, 78 (14): 1536-1542.

[10] Lee H, Bae S, Kim Y S, et al. WNT/β-catenin pathway mediates the anti-adipogenic effect of platycodin D, a natural com-pound found in *Platycodon grandiflorum* [J]. Life Sci, 2011, 89 (11-12): 388-394.

[11] Zhao H L, Cho K H, Ha Y W, et al. Cholesterol-lowering effect of platycodin D in hypercholesterolemic ICR mice [J]. Eur J Pharmacol, 2006, 537 (1-3): 166-173.

[12] 朱立芬，王冰.桔梗皂苷 D 防御口腔黏膜上皮细胞感染白色念珠菌的作用［J］.中国病理生理杂志，2017，33（01）：161-165.

[13] Ahn K S, Hahn B S. Kwack K, et al. Platycodin D-induced apoptosis through nuclear factor-kappa B activation in immortalized keratinocytes [J]. Eur J Pharmacol, 2006, 537 (1-3): 1-11.

[14] Kim M O, Moon D O, Choi Y H, et al. Platycodin D induces mitotic arrest in vitro, leading to endoreduplication, inhibition of proliferation and apoptosis in leukemia cells [J]. International Journal of Cancer, 2008, 122 (12): 2674-2681.

[15] 宋伟，王佳佳，王贺，等.桔梗皂苷 D 通过 FOXO3a 通路介导前列腺癌 PC-3 细胞程序性坏死［J］.肿瘤，2018（02）：85-93.

[16] 代群，葛宇清.桔梗皂苷 D 联合伊马替尼对白血病耐药细胞 K562/R 的抑制增殖和作用机制研究［J］.中国中药杂志，2018（02）：385-389.

[17] 宣丽杨.桔梗皂苷 D 对肝癌干细胞活力和细胞凋亡的干预作用及其机制研究［J］.浙江中西医结合杂志，2017，27（09）：756-759.

[18] 曾川川.桔梗皂苷 D 及金属（钌、铱）配合物的抗肿瘤活性研究［D］.广州：广东药科大学，2017.

[19] 宋伟.桔梗皂苷 D 通过 FOXO3a/FasL/MLKL 通路诱导前列腺癌 PC3 细胞程序性坏死［C］//中国研究型医院学会营养医学专业委员会、中国营养学会营养转化医学分会、中国人民解放军营养医学专业委员会.2017 中国营养医学发展论坛暨全军营养医学大会论文汇编.中国研究型医院学会营养医学专业委员会、中国营养学会营养转化医学分会、中国人民解放军营养医学专业委员会，2017：2.

[20] 冯慧慧，安妮，付越，等.桔梗皂苷 D 对小鼠巨噬细胞和脾淋巴细胞体外增殖和分泌功能的影响［J］.饲料研究，2016（17）：41-47.

[21] 章艳斐.桔梗皂苷 D 对肿瘤坏死因子相关凋亡诱导配体抗肺癌细胞活性的影响［J］.浙江中西医结合杂志，2016，26（08）：706-709.

[22] 孔亚，王佳佳，卢宗亮，等.桔梗皂苷 D 诱导乳腺癌 MDA-MB-231 细胞凋亡［J］.中国肿瘤生物治疗杂志，

2016，23（03）：350-354.

［23］徐洁，李小兵，赖盼建，等.桔梗皂苷 D 在体外对人肝癌细胞株 HepG2 的杀伤作用机制研究［J］.中国卫生检验杂志，2015，25（16）：2754-2757，2760.

［24］徐慧君，谭细凤.桔梗皂苷 D 联合多柔比星协同杀伤 Hela 细胞及其机制研究［J］.浙江实用医学，2015，20（06）：409-412.

［25］章英宏.桔梗皂苷 D 对人乳腺癌细胞体外杀伤效应及机制研究［J］.浙江中西医结合杂志，2015，25（06）：547-549.

［26］周蕊.桔梗皂苷 D 抑制前列腺癌生长及其 FOXO3a 相关机制的体内外研究［D］.重庆：第三军医大学，2014.

［27］吴葆华，陈喆，吕望，等.桔梗皂苷 D 抑制人结肠癌 SW620 细胞增殖及其机制的研究［J］.中国药学杂志，2013，48（05）：354-358.

［28］张程，邢德刚.桔梗皂苷 D 对 MG-63 细胞的凋亡作用［J］.广东药科大学学报，2017，33（01）：123-126.

［29］李晓刚，杨万山，孙抒.桔梗皂苷 D 对人移行细胞癌 5637 细胞株的诱导凋亡作用及其分子机制［J］.肿瘤防治研究，2018，45（09）：634-639.

［30］Wang C，Levis G B S，Lee E B，et al. Platycodin D and D3 isolated from the root of *Platycodon grandiflorum* modulate the production of nitric oxide and secretion of TNF-alpha in activated RAW 264. 7 cells［J］. Int Immunopharmacology，2004，4（8）：1039-1049.

［31］Xie Y，Li D. Platycodin D is a potent adjuvant of specific cellular and humoral immune responses against recombinant hepatitis B antigen［J］. Vaccine，2009，27（5）：757-764.

［32］谢勇.桔梗中皂苷的免疫佐剂活性研究［J］.杭州：浙江大学博士学位论文，2008：85.

［33］王萌，韩嘉祺，张凤，等.桔梗皂苷 D 对小鼠脾淋巴细胞免疫调节活性的研究［J］.中国兽医科学，2018，48（01）：93-100.

［34］付文卫，窦德强，裴月湖.桔梗的化学成分和生物活性研究进展［J］.沈阳药科大学学报，2006，23（3）：184-191.

［35］宋杨，齐云.桔梗的药理研究进展［J］.中国药房，2006，17（2）：140-141.

［36］Kim Y P，Lee E B，Kim S Y，et al. Inhibition of prostaglandin E2 production by platycodin D isolated from the root of *Platycodon grandiflorum*［J］. Planta med，2001，67（4）：362-364.

［37］王巍巍.桔梗茎叶中皂苷类化学成分及生物活性研究［D］.长春：吉林农业大学，2008：72.

［38］吴敬涛.桔梗皂苷的抗氧化及脂质调节作用研究［D］.济南：山东师范大学，2011.

［39］杨柳娜.桔梗皂苷 D 杀精机制及初步成药性研究［D］.重庆：第三军医大学，2013.

［40］邹葭霜，单进军，谢彤，等.桔梗皂苷 D 的研究进展［J］.中成药，2014，36（04）：823-827.

［41］邓杏好，谭梅英，张维彬.桔梗皂苷 D 的大鼠血浆药代动力学研究［J］.按摩与康复医学，2018，9（11）：45-47.

［42］徐宝，郑毅男，王永奇.桔梗的酪氨酸酶抑制活性成分研究［J］.药学实践杂志，2000，18（5）：356-359.

京尼平
Genipin

【CAS】 6902-77-8

【化学名】 1,4a,5,7a-四氢-1-羟基-7-(羟甲基)-环戊(c)吡喃-4-羧酸甲酯

【异名】 都桷子素，格尼泊素

【结构式】

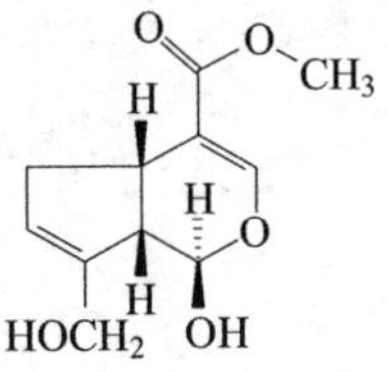

【分子式与分子量】 $C_{11}H_{14}O_5$；226.23

【来源】 茜草科植物栀子 *Gardenia jasminoides* Ellis 干燥成熟果实[1]，京尼平 *Genipa americana* L. 果实。

【理化性质】 白色粉末结晶（乙醇）。熔点 120～121℃。旋光度 $[\alpha]_D^{20}+135°$。易溶于热水、乙醇、丙酮，难溶于冷水。紫外最大吸收峰 240nm（甲醇）。

【药理作用】

1. 对中枢神经系统的影响

（1）神经元保护作用

体外研究表明，20μmol/L 与 40μmol/L 的京尼平均能显著抑制 Aβ 引起的海马神经元细胞毒性反应。由于京尼平可透过靶细胞膜，直接保护海马神经元免受 Aβ 的危害，其可能成为治疗 AD 的一线药物[2]。京尼平还可拮抗创伤和东莨菪碱引起的小鼠记忆障碍。5mg/L 的京尼平可诱导 PC12h 细胞轴突生长，其对 PC12h 细胞的神经营养作用机制可能是通过提高神经元型 NO 合酶活性使 NO 生成增加，从而激发 MAPK 级联反应[3]。近来研究表明，京尼平可能通过 NO-CcMP-PKG 信号通路传导使细胞外信号调节激酶磷酸化从而激发 MAPK 级联反应起作用[4]。

将 SD 大鼠随机分成四组，假手术组、脑缺血模型组、京尼平苷酸组和安理申对照组，每组 10 只。采用 Morris 水迷宫实验评价大鼠学习记忆能力，HE 染色观察大鼠海马 CA1 区、皮质内锥体层、扣带回皮质层和皮质外颗粒层的神经元数量的变化。水迷宫结果显示假手术组和脑缺血模型组大鼠平均逃避潜伏期分别为 (31.81 ± 9.51)s、(87.21 ± 12.18)s，京尼平苷酸组大鼠平均逃避潜伏期为 (45.48 ± 15.04)s 比脑缺血模型组明显缩短 $(P<0.01)$。HE 染色结果显示脑缺血模型组相对于假手术组各脑区神经元总数显著降低，变性神经元数和变性率显著增加 $(P<0.01)$。京尼平苷酸组与脑缺血模型组相比较，CA1 区、扣带回区、外颗粒层及内锥体层 4 个脑区的神经元总数均显著增加，变性神经元数及变性率均显著降低 $(P<0.01)$。京尼平苷酸组与安理申对照组比较，除在 CA1 区神经元总数方面前者高于后者 $(P<0.01)$ 以外，其余各脑区指标的差异均无差异 $(P>0.05)$。这表明京尼平苷酸可以改善大鼠缺血性脑损伤，能减少缺血性脑损伤大鼠大脑皮质和海马神经元的缺血性坏死[5]。

（2）镇痛作用

通过注射 Ⅱ 型胶原和弗氏佐剂建立胶原诱导大鼠关节炎（collagen-induced arthritis，CIA）模型，以机械刺激缩足反射阈值（mechanical withdraw threshold，MWT）为痛阈指

标，观察免疫后 18～24d 连续腹腔注射给予京尼平苷对 CIA 大鼠机械痛觉的过敏作用，行为学测试结束后，取 L4～5 段脊髓背角组织，采用免疫荧光组织化学及 Western blot 观察脊髓背角星形胶质细胞标记物 GFAP 水平的变化情况，酶联免疫吸附法（ELISA）检测致炎细胞因子 TNF-α、IL-1β 的水平。发现与模型组相比，京尼平苷（10mg/kg 和 100mg/kg）可显著抗 CIA 大鼠机械痛过敏作用，同时抑制脊髓背角星形胶质细胞标记物 GFAP 及致炎细胞因子 TNF-α、IL-1β 的水平。这表明京尼平苷对 CIA 诱导的类风湿性关节炎大鼠有显著的镇痛作用，该作用与其抑制脊髓背角胶质细胞活化、降低致炎细胞因子水平有关[6]。

2. 对内脏系统的影响

（1）对心脑血管系统的影响

① 京尼平能延缓光化学反应所引起的鼠股动脉血栓形成。其机制之一可能是抑制磷脂酶 A2 活性进而抑制胶原诱导的血小板聚集[7]。这一作用可弥补花生四烯酸酯抑制剂阿司匹林对胶原抑制的不足。

② 降压作用。木脂素类的松脂醇二葡萄糖苷曾被认为是杜仲降压的主要有效成分，但日本学者实验研究发现，杜仲的降压作用主要是环烯醚萜类的京尼平苷酸，京尼平亦具有一定的降压作用[8]。

（2）对消化系统的影响

京尼平苷能降低地鼠胆汁中因高热量饮食而升高的胆固醇，抑制胆固醇结晶聚集，降低胆囊胆固醇结石的成石率。研究表明，50mg/kg、100mg/kg 的京尼平苷使大鼠胆固醇结石的成石率分别减少至对照组的 40% 及 25%，京尼平苷是通过京尼平发挥其利胆作用的[9]。给予京尼平后，小鼠胆汁量明显增加，胆固醇浓度降低，GSH 分泌增加。京尼平的利胆作用可能与多药耐药相关蛋白 Mrp2 有关。Mrp2 是分布在胆小管膜上的多药耐药相关蛋白，是一种特异性的有机阴离子转运体。胆汁中的胆红素、GSH、葡萄糖醛酸苷等物质主要由 Mrp2 转运。而京尼平可通过增加 Mrp2 在胆小管膜表达，增加胆汁中的 GSH，从而使 GSH 分泌引起的肝细胞非胆汁酸依赖性部分分泌增加，发挥利胆作用[10]。

（3）对肝脏的影响

京尼平能抑制 Fas 介导的鼠肝细胞凋亡，此作用可能与京尼平抑制由钙离子内流诱导的肝细胞线粒体膜渗透性增高，影响 Fas 信号表达有关[11]。星状细胞在肝纤维化和门脉高压形成过程中起着关键作用，激活的星状细胞凋亡是肝纤维化得以逆转的中心环节。而京尼平可显著抑制肝脏星状细胞活性及其胶原的收缩性。20mg/L、40mg/L 的京尼平可使星状细胞脱氧核糖核酸合成分别减少至对照组的 18% 和 8%；40mg/L 的京尼平可使胶原的收缩性降低为对照组的 87%。因此，京尼平可能对肝纤维化和门脉高压有效[12]。

3. 对内分泌系统的影响

研究发现，栀子提取物可促进胰岛素分泌，进一步研究发现其活性成分为京尼平。UCP2 蛋白对胰岛素释放有抑制作用，且 2 型糖尿病动物模型常表现出高 UCP2 水平，因此解除 UCP2 对胰岛素释放的抑制可能会促使更多的胰岛素释放，改善部分 2 型糖尿病症状。而京尼平有望为临床上治疗 2 型糖尿病开启新的纪元[13]。

京尼平可以上调 miR-142a-5p 的表达。而且，荧光素酶报告系统实验结果显示，miR-142a-5p 可以通过与 Srebp-1c 3′UTR 中 ACTTTATT 序列结合而降低其活性，并且抑制其蛋白质表达水平。在转染 miR-142a-5p inhibitor 的原代肝细胞中，京尼平不改变 SREBP-1c 的蛋白质表达水平，对脂质堆积情况也没有影响，说明 miR-142a-5p 介导京尼平对 SREBP-

1c 表达和脂质堆积有抑制作用[14]。

使胰岛 β 细胞钙通道电流密度增大（0mV 下，京尼平苷组为 $-9.23pA/pF\pm0.42pA/pF$，对照组为 $-5.94pA/pF\pm0.19pA/pF$），差异显著（$P<0.001$）。钙离子成像实验结果显示，$10\mu mol/L$ 的京尼平苷明显增加细胞内钙离子浓度，Exendin（9-39）可消除其作用。结论：京尼平苷在离体大鼠胰岛组织中具有促胰岛素分泌的作用，GLP-1R/cAMP/PKA 信号通路是其发挥作用的重要机制，而电压依赖性钾通道和钙通道是其调控胰岛素分泌的重要离子通道，京尼平苷及其衍生物可能成为治疗 2 型糖尿病的新型药物之一[15]。

4.抗肿瘤作用

研究表明，京尼平（GP）可抑制肿瘤新生血管生成，这可能与京尼平抑制 γ-IFN 引起 IκB-β 降解有关[16]。

通过取对数生长期的 SGC-7901 细胞，分为对照组和不同浓度（5mg/L、10mg/L 和 20mg/L）GP 组，采用 MTT 法检测不同时间点（24h、48h 和 72h）SGC-7901 细胞体外增殖抑制率，应用 Transwell 小室细胞侵袭实验检测 SGC-7901 细胞体外侵袭能力，应用 Western blot 法检测 SGC-7901 细胞中 Bcl-2、Bax 和 Caspase-3 蛋白表达水平。发现 MTT 法检测，与对照组比较，作用不同时间后不同浓度 GP 组 SGC-7901 细胞增殖抑制率明显升高（$P<0.05$）；Transwell 小室细胞侵袭实验，与对照组比较，作用 72h 后，10mg/L 和 20mg/L GP 组穿膜细胞数明显降低（$P<0.01$）；Western blot 法检测，与对照组比较，作用 72h 后，20mg/L GP 组 SGC-7901 细胞中 Bcl-2 蛋白表达水平降低（$P<0.01$），Caspase-3 和 Bax 蛋白表达水平升高（$P<0.05$）。这表明 GP 能够抑制 SGC-7901 细胞的体外增殖和侵袭能力，且能够诱导细胞凋亡，其机制可能与调节 Bcl-2、Bax 和 Caspase-3 蛋白表达有关[17]。

通过培养 PC-3 细胞并分别使用 $40\mu mol/L$、$80\mu mol/L$、$160\mu mol/L$ 京尼平干预 48 h，MTT 法检测各组细胞的增殖情况；RT-PCR 检测细胞内 UCP-2 mRNA 的表达水平；可见分光光度法测定细胞内丙酮酸含量和线粒体琥珀酸脱氢酶活性。发现随着京尼平浓度的升高，PC-3 细胞的增殖活性、细胞内 UCP-2 mRNA 的表达水平、细胞内丙酮酸含量和线粒体琥珀酸脱氢酶活性均逐渐下降，即随着京尼平对 UCP-2 抑制的增强，细胞增殖活性逐渐降低，细胞内丙酮酸含量和线粒体琥珀酸脱氢酶活性亦随之降低。这表明京尼平可能通过降低细胞内丙酮酸含量和线粒体琥珀酸脱氢酶活性的方式参与激素非依赖性前列腺癌细胞的能量代谢，参与方式可能与抑制 UCP-2 有关[18]。

通过取 8 周龄的 SPF 级 SD 大鼠 20 只，颈椎脱臼处死后，酶消化法提取膝关节软骨细胞。采用硝普钠终浓度 0.75mmol/L、1.00mmol/L、1.50mmol/L、2.00mmol/L，分别加入 6 孔板软骨细胞中，选取合适终浓度诱导软骨细胞凋亡。终浓度分别为 $20\mu g/L$、$40\mu g/L$、$80\mu g/L$、$160\mu g/L$ 的京尼平苷加入 96 孔板软骨细胞，24 h 后 CCK-8 检测京尼平苷抑制软骨细胞增殖的效果。选择硝普钠终浓度为 1mmol/L，京尼平苷终浓度分别为 $80\mu g/L$、$160\mu g/L$ 的 6 孔板软骨细胞，Hoechst34580 染色观察凋亡软骨细胞核形态，罗丹明（Rho）123 染料检测线粒体膜电位，流式细胞技术检测软骨细胞凋亡，Western blot 法检测凋亡软骨细胞内诱导型一氧化氮合酶（iNOS）、Bax 蛋白水平。发现硝普钠适宜浓度为 1.00mmol/L，且细胞凋亡数与硝普钠浓度呈正相关（$P<0.05$）。京尼平苷在 $20\sim160\mu g/L$ 浓度范围内对体外培养二代软骨细胞无增殖抑制效果（$P>0.05$）。$80\mu g/L$、$160\mu g/L$ 的京尼平苷对硝普钠（SNP）诱导软骨细胞凋亡有一定保护作用，呈剂量依赖（$P<0.05$）；京尼平苷可降低凋亡软

骨细胞中 iNOS、Bax 的表达（$P<0.05$）。这表明京尼平苷对硝普钠诱导大鼠软骨细胞凋亡有一定的保护作用，其机制可能是降低软骨细胞 iNOS 的表达、抑制软骨细胞的凋亡[19]。

5.抗炎作用

京尼平能显著抑制 γ-IFN 引起 IκB-β 降解，其可通过抑制 NKκB 直接发挥抗炎作用，也可通过抑制 NKκB 进一步抑制诱导型 NOS 表达和 NO 合成而间接达到抗炎目的。另有研究证明，$50\sim300\mu mol/L$ 的京尼平可抑制诱导型 NOS 表达和 NO 合成，并表现出明显的剂量效应关系。此外，京尼平还是一种特异性的羟基清除剂，它能抑制由 Fe^{2+}/维生素 C 引起的鼠脑组织匀浆的脂质过氧化，并对巴豆油引起的水肿有显著的局部抗炎效应[16]。另有研究称，京尼平还具有抗补体活性[8]。可见京尼平可通过多种机制产生抗炎作用。

6.抗氧化作用

H_2O_2 组的细胞增殖率（$50.53\%\pm10.85\%$）明显低于正常对照组（$P<0.01$）而凋亡率则显著升高（$20.99\%\pm3.83\%$，$P<0.01$），与 H_2O_2 组相比，京尼平苷＋H_2O_2 组黑素细胞活力增强（$72.98\%\pm8.92\%$，$P<0.05$），凋亡率减少（$13.82\%\pm2.36\%$，$P<0.05$）。而加入 LY294002 后，黑素细胞活力显著降低（$44.35\%\pm14.85\%$，$P<0.01$），同时凋亡率升高（$24.55\%\pm5.01\%$，$P<0.05$）。这表明京尼平苷预培养可通过 PI3K/Akt 信号通路保护黑素细胞抵抗 H_2O_2 诱导的细胞活性降低和凋亡增加[20]。

7.药代动力学研究

将大鼠分为雌雄两组，分别灌胃给予 700mg/kg 的京尼平苷水溶液，收集各时间点的大鼠血浆，采用 LC-MS/MS 法测定血浆京尼平苷和京尼平浓度，通过 DAS 2.1.1 软件计算主要药代动力学参数。发现大鼠灌胃京尼平苷后，体内京尼平苷主要的药代动力学参数为：雄性组 AUC_{0-t} 为 $(17860\pm6886)\mu g \cdot h/L$，$C_{max}$ 为 $(3059\pm1499)ng/mL$，$t_{1/2}$ 为 $(7.4\pm3.4)h$；雌性组 AUC_{0-t} 为 $(17197\pm7576)\mu g \cdot h/L$，$C_{max}$ 为 $(3904\pm1062)ng/mL$，$t_{1/2}$ 为 $(5.3\pm2.9)h$。这表明灌胃 700mg/kg 京尼平苷后，京尼平苷药动学特征不具性别差异，而京尼平的药动学特征可能存在性别差异[21]。

8.毒性作用

过量京尼平有肝毒性，80mg/kg 的京尼平均可升高小鼠血清 AST 和 ALT 水平。这可能与京尼平与 GSH 及半胱氨酸结合使肝脏非蛋白巯基含量减少有关。

【应用】

1.生物交联剂

京尼平是一种安全、温和的生物交联剂[22]。

（1）在人工骨和骨缺损修复中的应用

京尼平交联的明胶可以显著改善磷酸三钙的性能。动物实验表明，京尼平交联明胶和磷酸三钙组成的混合材料生物相容性好、可生物降解，不发生任何炎症反应，且混合材料容易成形，并可以通过明胶和 Ca^{2+} 的释放帮助新骨细胞生长。京尼平交联明胶可作为生物赋形剂黏合颗粒进行骨缺损修复[23]。此外，京尼平交联明胶材料细胞毒性很低，术后恢复期在黏合颗粒骨周围出现纤维膜包裹时，颗粒骨仍处于黏合状态，说明京尼平交联明胶在体内确实起到赋形剂作用，术后 8 周骨细胞形态恢复正常，表明骨缺损修复取得成功[24]。

（2）组织工程化血管支架生物材料

研究发现，京尼平处理的猪动脉血管组织各项力学性能指标均好于 EX-810 交联样品和天然血管组织，有较高的弹性模量、细胞毒性小、细胞亲和性高，还具有易于保存、容易内皮化等优点，是组织工程化血管支架的理想生物材料[25,26]。

（3）生物瓣膜交联剂

市场上的生物瓣膜大都是戊二醛交联的猪主动脉瓣或由牛心包瓣膜制成。最近的研究表明，京尼平交联的生物瓣膜细胞毒性明显低于戊二醛对照组，而力学性能和抗酶解性能与戊二醛固定的组织无显著性差异。相信随着研究的深入，京尼平交联的生物瓣膜有取代戊二醛等交联的生物瓣膜的趋势[27,28]。

2. 栀子蓝色素高端产品制造的原料

栀子蓝色素是将京尼平与氨基酸反应制得的一种安全无毒的食用天然色素，它耐热、耐光、耐酸碱，pH 适应范围广，易溶解于水和低醇，可替代化学合成蓝色素单独使用，也可以与红、黄类色素调配成绿、紫、棕等色调混合使用，在国外被广泛应用于食品、药品及化妆品等产品的着色[29]。

3. 皮革鞣制剂

制革上应用最多、最重要的是铬鞣剂和植物鞣剂（栲胶）。近年来，清洁化制革工艺越来越受到人们的重视，由于铬鞣制工艺产生的废水污染环境，而植物鞣剂（栲胶）的生产会对森林造成破坏，因此寻找一种不污染环境、可再生的皮革鞣剂成为学术界研究的一个重要课题。有研究发现，采用京尼平的鞣制工艺制作的皮革柔韧性、手感、粒面平细度等综合性能都优于戊二醛和荆树皮栲胶工艺[30]。

4. 复合膜的制备

以乳清蛋白和壳聚糖为原料制备复合膜，同时利用天然无毒的京尼平作为交联剂，研究其制备工艺。通过单因素试验研究成膜材料比例、热处理温度、塑形剂、交联剂对乳清蛋白和壳聚糖复合膜性能的影响，并对复合膜进行表征和抑菌性研究。结果表明，京尼平可以作为交联剂用来制备乳清蛋白和壳聚糖复合膜，并且可以较好地改善复合膜的拉伸性能和阻隔性能，膜制备的最佳工艺条件是乳清蛋白（WPC）与壳聚糖（CS）配比为 6∶4，甘油添加量 4%，热处理温度 70℃，京尼平添加量 0.4%，此时复合膜的拉伸强度（TS）1.79 MPa，断裂伸长强度（E）30.28MPa，透光率（T）37%，水蒸气透过率（WVP）1.25，溶解性（S）34%。在此条件下制得的复合膜具有良好的阻隔性能、抗拉强度、致密性和抑菌性能，可用于食品保鲜和抗菌内外包装的使用[31]。

参考文献

[1] 中国药典委员会. 中华人民共和国药典 2015（一部）[M]. 北京：化学工业出版社，2015：248.

[2] Matsumi Y, Naoko S, Kenzo C, et al. Prevention of the neurotoxicity of the amyloid β Protein by genipin [J]. Biol Pharm Bull, 2001, 24（12）：1454-1455.

[3] Yamazako M, Chiba K, Mohri T, et al. Activation of the mitogen-activated protein kinase cascade through nitric oxide synthesis as a mechanism of neuritogenic effect of genipin in PC12h cells [J]. Neurochem, 2001, 79（1）：45-54.

[4] Matsmi Y, Kenzo C, Tetsuro M, et al. Cyclic GMP-dependent neurite outgrowth by genipin and nerve growth factor in PC12h cells [J]. Eur J Pharmacol, 2004, 488：35-43.

[5] 黄嘉驹, 严莉, 欧阳昌汉. 京尼平苷酸对大鼠缺血性脑损伤神经保护作用 [J]. 湖北科技学院学报（医学版），2017, 31（02）：93-96, 103, 88.

[6] 金桂娟, 叶齐, 徐之良. 京尼平苷对关节炎大鼠的镇痛作用及机制 [J]. 中国新药杂志，2018, 27（03）：356-360.

[7] Suzuki Y, Kondo K, Ikeda Y. Antithrombotic effect of geniposide and genipin in the mouse thrombosis model

[J]. Planta Med，2001，67（9）：807-810.

[8] Deyama T，Nishibe S，Nakazama Y. Constituents and pharmacological effects of eucommia and Siberian ginseng [J]. Acta Pharmacol Sin，2001，22（12）：1057-1070.

[9] 史卉妍，何鑫，欧阳冬生，等.京尼平苷及其衍生物的药效学研究 [J].中国药学杂志，2006，41（1）：4-6.

[10] Junichi S，Tetsuo M，Hirotoshi U，et al. Genipin enhances Mrp2（Abcc2）-mediated bile formation and organic anion transport in rat liver [J]. Hepatology，2004，39（1）：167-178.

[11] Masahiro Y，Naoko M，Nobuhiro O，et al. Genipin，a metabolite derived from the herbal medicine inchin-ko-to，and suppression of Fas-induced lethal liver apoptosis in mice [J]. Gastroenterology，2000，118：380-389.

[12] Mie I，Satoshi M，Atsushi M，et al. Japanese herbal medicine inchin-ko-to as a therapeutic drug for liver fibrosis [J]. J Iepatol，2004，41：584-591.

[13] 张成誉.栀子花能治糖尿病 [J].糖尿病之友，2006（9）：25.

[14] 仲红.京尼平改善高脂饮食诱导的高血脂症并降低肝脏脂质堆积的分子机制研究 [D].南京：南京师范大学，2018.

[15] 丁亚琴.京尼平苷对大鼠胰岛素分泌的影响及机制研究 [D].太原：山西医科大学，2017.

[16] Koo H J，Sonc Y S，Kimc H J，et al. Antiinflammatory effects of genipin，an active principle of gardenia [J]. Eur J Pharmacol，2004，495：201-208.

[17] 阎慧，马淑飞，段明华，等.京尼平对胃癌 SGC 7901 细胞体外增殖、侵袭能力和凋亡的影响及其机制 [J].吉林大学学报（医学版），2018，44（05）：924-928，1116.

[18] 姚茂良，谷江，张永春，等.京尼平抑制解偶联蛋白2对激素非依赖性前列腺癌细胞能量代谢的影响 [J].中华男科学杂志，2015，21（11）：973-976.

[19] 李皓，李仁嵩，肖志刚，等.京尼平苷对老年大鼠软骨细胞凋亡的保护作用及机制 [J].中国老年学杂志，2019，39（01）：168-172.

[20] 鹿文静.京尼平苷通过 PI3K-Akt 信号通路发挥对黑素细胞氧化损伤的保护作用 [D].济南：山东大学，2018.

[21] 佘丹，苏晓纯，何倩梅，等.京尼平苷在大鼠体内药代动力学性别差异研究 [J].中药药理与临床，2015，31（03）：50-52.

[22] 姚芳莲，李学强，于潇，等.京尼平对壳聚糖及明胶的交联反应 [J].天津大学学报，2007，40（12）：1485-1489.

[23] 金勋杰，闫景龙，迟志永，等.明胶、京尼平作为赋形剂黏合颗粒骨修复兔桡骨缺损 [J].中华创伤杂志，2007，23（12）：949-953.

[24] 曾荣，吴少科，郭伟韬，等.明胶和京尼平粘合自体颗粒骨修复兔桡骨缺损的实验研究 [J].广东医学院学报，2009，27（1）：5-8.

[25] 余喜讯，成敏.改造天然生物组织为血管支架材料的预处理方法 [J].生物医学工程学杂志，2004，21（3）：476-481.

[26] 李莉，陈健，余喜讯.生物交联剂京尼平改造生物性组织为组织工程化血管支架的实验 [J].中国组织工程研究与临床康复，2007，11（35）：6954-6957.

[27] 李莉，陈健，余喜讯.一种新型人工食道用生物材料的制备及其性能研究 [J].医疗卫生装备，2008，29（10）：1-3.

[28] 陈平，李新华，邢万红.京尼平交联的脱细胞牛心包生物支架材料的实验研究 [J].中国医药导报，2010，7（6）：28-30.

[29] 李令锦，李俊嵩，王东，等.京尼平对丝素蛋白交联的染色作用 [J].应用与环境生物学报，2009，15（6）：799-802.

[30] 丁克毅，李杰.京尼平与栲胶和铝盐的结合鞣研究 [J].中国皮革，2007，36（11）：8-11.

[31] 李媛，吕佳，徐雨春，等.京尼平交联乳清蛋白和壳聚糖膜的制备 [J].农产品加工，2017（21）：6-9，14.

连翘苷
Phillyrin

【CAS】　487-41-2

【化学名】　4-[4-(3,4-二甲氧基苯基)四氢-1H,3H-呋喃[3,4-c]呋喃-1-基]-2-甲氧基苯基

【结构式】

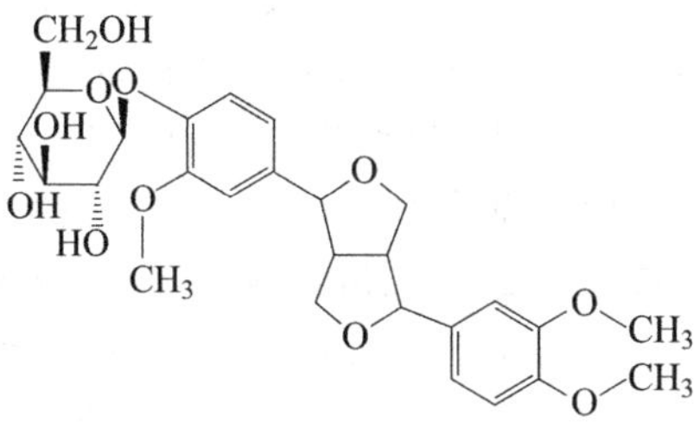

【分子式与分子量】　$C_{27}H_{34}O_{11}$；534.56

【来源】　木犀科植物连翘 $Forsythia\ suspensa$（Thunb.）Vahl 干燥果实的提取物。

【理化性质】　结晶，熔点 184～185℃。

【药理作用】

1. 对中枢神经系统的影响

采用 ApoE-/-小鼠喂养西方膳食饲料的方法建立动脉粥样硬化模型，建模同时用连翘苷低、中、高三个剂量（5mg/kg、15mg/kg、45mg/kg BW）进行灌胃干预，连续 12 周。12 周后，比较各组主动脉斑块面积以及乙酰化低密度脂蛋白（Ac LDL）刺激下的骨髓来源巨噬细胞 PPAR-γ、ABCA1、ABCG1、SR-B1 基因的表达情况。发现与模型对照组相比，连翘苷中、高剂量组的主动脉斑块面积减少（$P<0.05$），骨髓来源巨噬细胞 PPAR-γ、AB-CA1、ABCG1、SR-B1 基因表达均上调（$P<0.01$，$P<0.05$）。这表明连翘苷具有一定的抗动脉粥样硬化作用，其机制可能与促进巨噬细胞胆固醇流出的途径有关[1]。

连翘苷在 1～100μmol/L 浓度范围内不影响 SH-SY5Y 细胞存活率；与正常对照组细胞相比，MPP$^+$损伤模型组 MTT 代谢率明显降低（$P<0.001$），LDH 漏出率显著增加（$P<0.001$）；与模型组相比，连翘苷各组细胞活性显著升高（$P<0.05$），LDH 漏出率明显降低（$P<0.01$）。这表明连翘苷对 MPP$^+$诱导的 SH-SY5Y 细胞损伤具有神经保护作用[2]。

2. 对内脏系统的影响

（1）对心血管系统的影响

将 48 只清洁级 SD 大鼠随机分为 6 组：正常组、模型组、洛伐他汀 6mg/kg 组、连翘苷 50mg/kg 组、连翘苷 100mg/kg 组、连翘苷 150mg/kg 组，每组 8 只。实验采用高脂喂饲＋右侧颈总动脉球囊损伤＋腹腔注射维生素 D_3 的方法复制 AS 大鼠模型。4 周后正常组用等量生理盐水灌胃（ig），ig 洛伐他汀 6mg/kg，ig 连翘苷 50mg/kg、100mg/kg、150mg/kg，1 次/d，10 周后超声下观察右侧颈总动脉形态并计算动脉粥样硬化（AS）斑块面积；肉眼及光镜下观察右侧颈总动脉形态；检测右侧颈总动脉血管舒缩功能；检测血管组织中 AS 相关炎性因子和氧化性指标；免疫组化和 Western blot 技术检测钠氢交换蛋白 1（sodium hydrogen exchange protein 1，NHE-1）的蛋白质表达水平；PCR 技术检测 NHE-1 的基因表达水平。发现 150mg/kg 连翘苷可以减小 AS 斑块面积，提高动脉舒缩功能，降低血管组织细胞间黏附因子-1（IACM-1）、血管细胞间黏附因子-1（VACM-1）、白细胞介素-1（IL-1）和白细胞介素-6（IL-6）含量，增加大鼠组织中 NO、SOD 含量并减少 MDA 含量，降低血

管组织 NHE-1 的蛋白质表达水平和基因表达水平。这表明 150mg/kg 连翘苷有可能通过降低 NHE-1 的基因和蛋白质表达减少机体氧化应激，进一步降低 AS 相关炎性因子，起到治疗 AS 的作用[3]。

（2）对肝脏的影响

用 CCl_4 诱导化学性急性肝损伤模型，测定血清中丙氨酸氨基转移酶（ALT）、天冬氨酸氨基转移酶（AST）、总胆红素（TBIL）水平；肝脏组织切片，苏木精-伊红（HE）染色，光镜观察病理学改变；用试剂盒测定肝组织中 SOD、GSH-Px 和 GSH 的活性及脂质过氧化产物 MDA 含量；ELISA 法检测血清中 TNF-α、IL-8 含量。发现 CCl_4 诱导的大鼠急性肝损伤模型中，连翘苷元（0.05mg/kg、0.15mg/kg、0.5mg/kg，sc）明显降低血清 ALT、AST 和 TBIL 水平，明显改善肝脏病理组织状况；连翘苷元（0.05mg/kg、0.15mg/kg、0.5mg/kg，sc）明显降低 CCl_4 诱导的急性肝损伤大鼠的肝组织匀浆中 MDA 的含量，明显增加 SOD、GSH-Px 和 GSH 的活性。连翘苷元（0.15mg/kg、0.5mg/kg，sc）明显降低 TNF-α、IL-8 含量。这表明连翘苷元对 CCl_4 诱导大鼠急性肝损伤具有保护作用，该作用与其增加肝组织中抗氧化酶的活性、降低脂质过氧化水平、降低 TNF-α 和 IL-8 等促炎因子水平有关[4]。连翘苷浓度依赖性地减轻酒精诱导的肝细胞损伤；DAPI 染色结果表明连翘苷能够显著逆转酒精诱发的肝细胞核浓缩及核碎裂现象，细胞凋亡相关蛋白 PARP 和 Caspase-3 的表达也被显著抑制。结论：连翘苷通过抑制肝细胞凋亡在酒精性肝损伤中发挥保护作用[5]。

连翘苷元能够显著降低肝纤维化大鼠血清 HA、LN、Ⅳ-C 和 PCⅢ 的量，减少肝脏质量和肝脏系数，降低肝脏 Hyp 水平，减轻肝纤维化程度。这表明连翘苷元对免疫性大鼠肝纤维化有较好的治疗作用[6]。

3. 对内分泌系统的影响

连翘苷可以使肥胖小鼠脂肪湿重减轻（$P<0.01$），脂肪系数变小（$P<0.05$ 或 $P<0.01$），全视野内脂肪细胞数目增加（$P<0.01$），脂肪细胞直径变小（$P<0.01$），空肠绒毛表面积减小，Lee's 指数减小（$P<0.05$），降低肥胖小鼠血清总胆固醇和三酰甘油水平[7]。连翘苷可以降低营养性高脂血症小鼠的血浆总胆固醇、三酰甘油、低密度脂蛋白胆固醇等指标，升高高密度脂蛋白胆固醇水平，有效降低高脂血症动物的动脉粥样硬化指数，结果显示连翘苷具有较好的降血脂作用，对于预防动脉粥样硬化、冠心病等疾病应该有一定作用[8]。

4. 抗病原微生物作用

（1）抗细菌作用

连翘苷的抑菌作用并不是很强，对金黄色葡萄球菌抑制作用比较微弱[9]。RT-PCR 检测结果显示，金黄色葡萄球菌能够使人单核巨噬细胞中 TLR2 和 TLR4 表达升高，但经连翘苷预处理后，TLR2 和 TLR4 的表达显著下降（$P<0.05$），当连翘苷为 200mg/L 时，TLR2 与 TLR4 的抑制剂阳性对照 OxP APC 和 MST510 组比较差异无统计学意义（$P>0.05$）。ELISA 检测结果显示，当连翘苷为 50mg/L 时，抑制金黄色葡萄球菌刺激人单核巨噬细胞分泌 TNF-α、IL-8 水平明显增强（$P<0.05$），且随着连翘苷浓度升高，抑制效果更为明显（$P<0.001$，$P<0.01$），呈浓度依赖关系；当连翘苷浓度为 100mg/L 时，抑制金黄色葡萄球菌刺激人单核巨噬细胞分泌 IL-6、MCSF-1 水平明显增强（$P<0.05$，$P<0.01$），且随着连翘苷浓度升高，抑制效果更为明显（$P<0.01$，$P<0.001$），呈浓度依

赖关系。这表明连翘苷能够抑制人单核巨噬细胞活化产生的炎症反应，其抗炎作用机制可能是通过抑制 TLR2 和 TLR4 信号通路而发挥效用[10]。

微量稀释法检测连翘苷对铜绿假单胞菌最低抑菌浓度（MIC）；结晶紫染色法评价连翘苷对铜绿假单胞菌生物被膜最低抑菌浓度（MIC）及菌细胞黏附性的影响；扫描电镜观察该药对铜绿假单胞菌生物被膜形态的影响。发现连翘苷对铜绿假单胞菌 MIC 为 512mg/L；连翘苷对铜绿假单胞菌 $SMIC_{50}$ 和 $SMIC_{80}$ 分别为 256mg/L，1000mg/L；100mg/L、1000mg/L 的连翘苷对铜绿假单胞菌早期黏附有抑制作用，对生物被膜形态有显著影响。这表明连翘苷对铜绿假单胞菌的黏附和生物被膜有较强的抑制作用[11]。

（2）抗病毒作用

连翘具有抗流感病毒的作用[12]。将甲型流感病毒 NP 基因转染 HeLa 细胞，用甲型流感病毒胶体金法检测连翘苷对转染后细胞内和上清核蛋白表达情况，用实时定量反转录聚合酶链反应（RT-PCR）检测 HeLa 细胞内 NP 基因的拷贝数。发现 NP 重组质粒组甲型流感病毒核蛋白含量高。空质粒组、脂质体组、HeLa 细胞组基本不含甲型流感病毒核蛋白。连翘苷组上清无或可能含有微量核蛋白。连翘苷组胞内甲型流感病毒含量不高。RT-PCR 校正曲线相关性为 0.998，效率为 97.4%。重复 4 次转染后 48h 连翘苷组 NP 基因表达量为 $(2.1\pm0.3)\times10^5$ 拷贝数/μL，NP 重组质粒组 NP 基因表达量为 $(61.5\pm15.0)\times10^5$ 拷贝数/μL，连翘苷组 NP 基因表达量低于 NP 重组质粒组，差异有统计学意义（$t=7.672$，$P<0.05$）。这表明连翘苷可以抑制甲型流感病毒 NP 基因转染后表达[13]。

5. 抗肿瘤作用

免疫组化染色检测临床收集的正常肺部组织、癌旁组织和肺癌组织样本中 VEGF 和 endostatin 的蛋白质表达。设空白对照组 10 只，同时于 40 只小鼠右肢腋窝皮下接种 Lewis 瘤细胞，随机分为模型组、连翘苷低剂量组、连翘苷中剂量组和连翘苷高剂量组，每组 10 只。模型组每天 1 次灌胃等体积无菌水；连翘苷低、中剂量组每天灌胃 5g/kg、10 g/kg 连翘苷 1 次；高剂量组每天灌胃 10 g/kg 连翘苷 2 次。给药 20 d 后取肺部组织进行 HE 染色和免疫组化染色检测肿瘤组织形态学与肺部组织中 VEGF 和 endostatin 的蛋白质表达。发现临床样本中，与正常组织和癌旁组织相比，肺癌组织中的 VEGF 呈高表达，endostatin 呈低表达。连翘苷随剂量增加可显著减少 Lewis 肺癌小鼠肿瘤体积和瘤组织密度，给予不同剂量连翘苷后，VEGF 在肺癌组织中表达显著低于模型对照组，而 endostatin 表达则明显高于模型对照组。这表明连翘苷通过下调 VEGF 的表达、上调 endostatin 的表达而发挥抑制肺部肿瘤发展的作用[14]。

6. 对免疫系统的影响

用半抗原二硝基氟苯使小鼠致敏，大约 85% 的二硝基氟苯与表皮细胞蛋白结合，T 细胞能识别这种耦合的半抗原使动物致敏，即 T 淋巴细胞受半抗原刺激后，分化为特异性的致敏淋巴细胞，当有相同抗原再次侵入时，引起局部致敏淋巴细胞释放出各种淋巴因子，导致单核细胞、淋巴细胞浸润为主的炎症反应，表现为红肿、硬结。给予连翘苷的各组小鼠，迟发型超敏反应的肿胀率均低于对照组，数据差异有显著意义，说明连翘苷可减轻这种病态致敏反应。其机制可能为连翘苷促进致敏淋巴细胞转化为淋巴母细胞，发生细胞分裂，或者连翘苷增强小鼠炎性渗出细胞的吞噬能力从而减轻这种病态致敏反应[15]。

以腹腔注射环磷酰胺法复制小鼠免疫抑制模型，试验组小鼠分别按 50mg/kg、100mg/kg、150mg/kg 剂量灌胃连翘苷，同时设模型组和对照组（等体积生理盐水灌胃），连续处理 7d。

常规方法测定胸腺和脾的脏器系数，FITC 微球法测定腹腔巨噬细胞吞噬功能，ELISA 法检测外周血 IL-2、IL-4 和外周血淋巴细胞 cAMP 含量，分析不同剂量的连翘苷对免疫抑制小鼠上述指标的影响。发现 7d 后成功建立免疫抑制小鼠模型。连翘苷能够不同程度地提高免疫抑制小鼠的免疫器官指数、巨噬细胞吞噬能力和血清中免疫因子含量，降低外周血淋巴细胞中 cAMP 含量。这表明连翘苷能够抵抗环磷酰胺的免疫抑制作用，具有一定的免疫调节功能[16]。

7. 抗炎作用

$50 \sim 200 \mu g/mL$ 连翘苷能抑制 LPS 诱导 BV2 细胞的炎症反应。连翘苷能够抑制小胶质细胞活化产生的炎症反应，其机制可能是通过抑制 TLR4 信号通路而发挥效用[17]。实验证明连翘苷（FOR）可以剂量依赖性地抑制 LPS 引起的 RAW264.7 细胞 IL-1、IL-6、TNF-α、NO、PGE_2 的释放，同时，LPS 在转录水平上抑制 iNOS 和 COX2 的表达。在机制层面上研究发现 FOR 可显著抑制 LPS 激活的 JAK-STATs 和 p38 MAPKs 信号通路，但对 NFκB 没有影响。抑制剂的处理实验更加证明 FOR 是通过抑制 JAK-STATs 和 p38 MAPKs 信号通路来减少上述促炎因子和介质的释放。此外，FOR 可通过减少 LPS 刺激引起 RAW264.7 细胞 ROS 的积累来抑制 JAK-STATs 和 p38 MAPKs 信号通路，通过其抗氧化的作用发挥抑炎效果[18]。

8. 抗氧化作用

连翘苷能使小白鼠在常压下耐缺氧的时间延长。在缺氧、寒冷等应激条件下，脑、心、肺等组织器官中的超氧化物歧化酶活性明显降低，脂质过氧化反应明显增加，是导致机体死亡的原因之一。连翘苷能使小白鼠在常压下耐缺氧的时间延长，其机制可能与连翘苷具有提高机体的抗脂质过氧化能力、增加机体的免疫功能有关[15]。

连翘苷能有效清除超氧阴离子自由基、羟自由基，在连翘苷浓度达 4.5mg/mL 时，其清除率分别为 18.18% 和 33.99%，均超过阳性药物 2,6-二叔丁基对甲酚（BHT）。同时，电泳结果表明，连翘苷对 AAPH·引起 DNA 氧化损伤有一定的修复作用，说明连翘苷具有明显的抗氧化作用。连翘苷还能抑制氧化产物 MDA 的积累，促进抗氧化酶 POD 和 CAT 的活性，提高机体的抗氧化能力[8]。

9. 其他作用

（1）采用荧光光谱法测定不同温度（302K、310K）时连翘苷对牛血清白蛋白 BSA 的猝灭光谱，根据 Stern-Volmer 方程求得 302K、310K 时连翘苷与 BSA 相互作用的荧光猝灭速率常数 K_q，并计算二者的结合位点数 n。发现 302K、310K 时连翘苷与 BSA 相互作用的荧光猝灭速率常数 K_q 分别为 $1.26541 \times 10^{12} L/(mol \cdot s)$，$1.24196 \times 10^{12} L/(mol \cdot s)$，二者的结合位点数 n 分别为 0.9410、1.0395。这表明连翘苷对 BSA 荧光的猝灭属静态猝灭，两者之间形成了一个结合位点[19]。

（2）抗衰老作用

小鼠颈部皮下注射 D-半乳糖（150mg/kg），每天 1 次，连续 42d 以复制小鼠衰老模型。50 只 KM 小鼠随机均分为正常对照（等容甲基纤维基钠）组、模型（等容甲基纤维基钠）组与连翘苷高、中、低剂量（45mg/kg、15mg/kg、5mg/kg）组，复制模型同时灌胃给药，每天 1 次，连续 42d。测定小鼠增质量率与脾脏、心脏、肾脏、肝脏指数，测定小鼠血清、肝组织超氧化物歧化酶（SOD）、谷胱甘肽过氧化物酶（GSH-Px）、丙二醛（MDA）、总抗氧化能力（T-AOC）水平，测定小鼠脑组织 MDA、B 型单胺氧化酶（MAO-B）、SOD、T-

AOC 水平。结果表明，各组间心脏、肾脏、肝脏指数差异无统计学意义（$P>0.05$）。与正常对照组比较，模型组小鼠增重率降低，脾脏指数降低；小鼠血清、肝组织 SOD、GSH-Px、T-AOC 活性减弱，MDA 含量增加；小鼠脑组织 MDA 含量增加，MAO-B 活性增强，SOD、T-AOC 活性减弱，差异均具有统计学意义（$P<0.01$ 或 $P<0.05$）。与模型组比较，连翘苷高、中、低剂量组小鼠增重率升高，脾脏指数升高；连翘苷高、中剂量组小鼠血清、肝组织 SOD、GSH-Px、T-AOC 活性增强，MDA 含量减少；连翘苷高、中、低剂量组小鼠脑组织 MAO-B 活性减弱；连翘苷高、中剂量组小鼠脑组织 MDA 含量减少，差异均具有统计学意义（$P<0.01$ 或 $P<0.05$）。结果表明，15mg/kg、45mg/kg 剂量下，连翘苷对衰老模型小鼠具有较好的抗衰老作用[20]。

10. 药代动力学研究

（1）连翘苷的吸收

以原位大鼠模型研究连翘苷在大鼠消化道的吸收情况，发现连翘苷在大鼠消化道基本无吸收，且与浓度无关。为了进一步研究连翘苷在消化道的吸收机理和转运调节[21]，研究小组采用 MDR1-MDCK II 和 Caco-2 两种细胞模型研究连翘苷的吸收情况，发现连翘苷在两种细胞中都呈现低的生物利用度，且不依赖浓度，当给予两种细胞模型 P-gp（药物外排泵）抑制药（GF 120918 和维拉帕米）后，发现连翘苷的吸收均有所增加，表明抑制 P-gp 可以抑制连翘苷的外排，从而说明连翘苷是 P-gp 的底物，P-gp 促进连翘苷的外排[22]。

（2）连翘苷的排泄

有研究人员用 LC-ESI-MS 法测定并研究大鼠胆汁、粪便和尿液中连翘苷及其三种代谢物经胆汁、粪便和尿液的排泄动力学过程，探讨连翘苷及其三种代谢物在大鼠体内的排泄动力学规律[23]。研究发现，连翘苷原药在大鼠胆汁的排泄量最高，在粪便中的排泄量次之，在尿液中的排泄量最少，而三种代谢产物均在尿液中排泄量最大，这可能与三种代谢产物较连翘苷原药极性增大有关。

（3）连翘苷的代谢

CYP3A 是一种重要的 CYP 酶系，在肝脏和肠道中含量最丰富，CYP3A1 是 CYP3A 亚族中最主要亚型，对药物代谢发挥重要作用。采用 Western blot 法研究连翘苷体外对大鼠肝细胞 CYP3A1 的影响。研究发现，连翘苷对肝细胞 CYP3A1 的表达有诱导作用，且诱导作用随着连翘苷浓度的增加和作用时间延长而增强，但连翘苷浓度大于 $20\mu mol/L$ 且作用时间大于 72h 之后，CYP3A1 的表达会降低。这说明 CYP3A1 是连翘苷的代谢酶，且高浓度的连翘苷长时间作用会对肝细胞产生毒性。肠道内存在大量的细菌，糖苷类药物可经肠道菌群代谢，是其碳源来源之一，因此，肠道菌群也是体内药物代谢的另一重要因素[24]。

11. 毒性作用

连翘苷对比格犬连续 30d 重复给药的无毒性作用剂量为 0.8g/kg（按体表面积等效剂量法折算相当于成人临床拟用量的 100 倍），受试物及其代谢产物在比格犬体内基本无蓄积作用。建议在临床研究需要对患者进行大剂量给药时，应注意患者的胃肠道反应，以确保安全用药[25]。连翘苷对 SD 大鼠的无毒理学意义的剂量为 6.48g/kg（按千克体重计为人临床每日拟用量的 1512 倍，按体表面积等效剂量计为人临床每日拟用量的 240 倍）。建议临床研究在大剂量给患者用药时注意体重的变化，及监测肝功能、电解质的变化，确保患者安全用药[26]。

连翘苷对小鼠的 LD_{50} 为 1086mg/kg。连翘苷剂量 $\geq$500mg/kg 时，嗜多染红细胞微核率和总核异常率极显著提高（$P<0.01$），1000mg/kg 时微核率和总核异常率分别达到最高值 2.28% 和 18.94%；在受试剂量下，彗星电泳肝细胞 DNA 拖尾率与阴性对照组相比，差异无统计学意义；与阴性对照组相比，连翘苷剂量 $\geqslant$500mg/kg 时小鼠精子畸形率显著或极显著提高。这表明高剂量（$\geqslant$500mg/kg）连翘苷能使小鼠嗜多染红细胞微核率和雄性小鼠精子畸形率上升，有一定的遗传毒性；连翘苷对小鼠肝细胞 DNA 无损伤作用[27]。

参考文献

[1] 楼彩霞，黄威，王弌，等.连翘苷对 ApoE 基因敲除小鼠主动脉斑块形成的干预作用研究 [J].时珍国医国药，2017，28（09）：2088-2091.

[2] 张美蓉，魏守蓉，吴燕川，等.连翘苷对 MPP$^+$诱导人神经母细胞株 SH-SY5Y 细胞损伤的保护作用 [J].神经药理学报，2011，1（04）：12-15.

[3] 周楠茜，李鹏，石卫东，等.连翘苷对动脉粥样硬化模型大鼠的治疗作用及机制研究 [J].中药药理与临床，2016，32（03）：28-33.

[4] 冯芹，夏文凯，王现珍，等.连翘苷元对四氯化碳大鼠急性肝损伤的保护作用 [J].中国药理学通报，2015，31（03）：426-430.

[5] 刘银华，戚之琳，徐国祥，等.连翘苷对酒精性肝损伤的保护作用 [J].中国临床药理学与治疗学，2016，21（01）：6-9，15.

[6] 王恩力，姚景春，刘铮.连翘苷元对大鼠免疫性肝纤维化的影响 [J].药物评价研究，2015，38（02）：161-164.

[7] 赵咏梅，李发荣，杨建雄，等.连翘苷对营养性肥胖小鼠减肥作用的影响 [J].中药材，2005，28（2）：123-124.

[8] 董梅娟，倪艳.连翘药理活性及其物质基础的研究概况 [J].山西中医，2009，25（4）：56-57.

[9] 薛愧玲，袁王俊.连翘叶的药理研究综述 [J].时珍国医国药，2009，20（5）：1149-1150.

[10] 王佳贺，万小旭，刘丹.连翘苷对金黄色葡萄球菌刺激的人单核巨噬细胞炎性反应的抑制作用 [J].新乡医学院学报，2016，33（06）：466-468.

[11] 王业梅，程惠娟.连翘苷对铜绿假单胞菌黏附功能及生物被膜形成能力的影响 [J].中成药，2013，35（04）：832-834.

[12] 赵文华.连翘抗流感病毒有效物质基础研究——黄连解毒汤有效部位的藏红花酸分析方法研究 [D].北京：北京中医药大学，2003：97.

[13] 段林建，张清，王农荣，等.连翘苷对甲型流感病毒核蛋白基因表达的影响研究 [J].中国全科医学，2012，15（18）：2082-2084.

[14] 郑末，姜忠敏.连翘苷对 Lewis 肺癌 VEGF 和内皮抑素表达的影响 [J].中国病理生理杂志，2016，32（01）：167-171，178.

[15] 刘静.连翘苷对小鼠非特异性免疫及应激作用的实验研究 [J].陕西教育学院学报，2008，24（3）：59-61.

[16] 于晓东，王立辛.连翘苷拮抗环磷酰胺所致小鼠免疫抑制的实验研究 [J].中国免疫学杂志，2017，33（08）：1177-1180.

[17] 王越，赵鸿飞，林创鑫，等.连翘苷对 LPS 刺激的 BV2 小胶质细胞炎性反应的抑制作用 [J].中风与神经疾病杂志，2016，33（04）：338-341.

[18] 潘晓龙.连翘苷对 LPS 诱导炎症反应的影响及分子机制的研究 [D].南京：南京师范大学，2014.

[19] 张玉霖，陈莉.连翘苷与牛血清白蛋白的相互作用 [J].湖北科技学院学报（医学版），2014，28（06）：475-477.

[20] 颜礼有，刘明娟，闫慧如，等.连翘苷抗小鼠衰老作用的研究 [J].中国药房，2015，26（01）：37-39.

[21] Li Y X，Peng C，Ye L H，et al. Investigation on the absorption of phillyrin and for sythiaside in rat digestive tract [J]. Eur J Drug Metab Pharmacokinet，2011，36（2）：79-85.

[22] Li Y X，Ye L H，Jiang X H，et al. Assessment and modulation of phillyrin absorption by P-gp using Caco-2 cells and MDR1-MDCK II cells [J]. Eur J Drug Meta Pharmacokinet，2011，36（1）：41-47.

[23] 刘西哲.基于液质联用技术的连翘体内外代谢研究 [D].石家庄：河北医科大学硕士学位论文，2012.

[24] 魏晋宝，杨光义，陈欢，等.连翘苷的提取方法、药理毒理及药动学研究进展 [J].中国药师，2015，18（12）：2144-2148.

[25] 黄远铿.中药一类新药连翘苷 Beagle 犬长期毒性试验研究 [C].中国毒理学会遗传毒理专业委员会，2016：2.

[26] 柳璐.中药一类新药连翘苷长期毒性试验研究 [C] //中国毒理学会中药与天然药物毒理专业委员会.中国毒理学会中药与天然药物毒理专业委员会第一次（2016 年）学术交流大会论文集.中国毒理学会中药与天然药物毒理专业委员会，2016：1.

[27] 赵咏梅，张思琪.连翘苷对小鼠遗传物质的损伤作用 [J].西北农林科技大学学报（自然科学版），2014，42（10）：35-39.

龙胆苦苷
Gentiopicrin

【CAS】　20831-76-9

【化学名】　（5R-反式）-6-(β-D-吡喃葡萄糖基氧基)-5,6-二氢-5-乙烯基-1H,3H-吡喃并［3,4-c］吡喃-1-酮

【异名】　Geatiopicroside

【结构式】

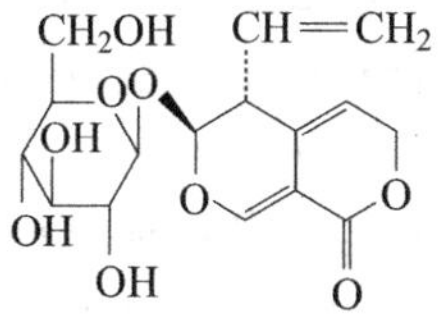

【分子式与分子量】　$C_{16}H_{20}O_9$；356.32

【来源】　龙胆科植物粗糙龙胆 Gentiana scabra var.buergeri Maxim. 根，黄龙胆 G.lutea L. 根，布氏龙胆 G.burseri Siob. 茎。

【理化性质】　结晶（无水乙酸乙酯或无水乙醇），熔点191℃，$[\alpha]_D^{20}$ -199°（乙醇）。半水合物熔点121℃[1]。

【药理作用】

1. 对中枢神经系统的影响

（1）神经元保护作用

采用无糖培养基加缺氧法建立原代新生大鼠海马神经元氧糖剥夺再灌注损伤模型，同时给予不同浓度的龙胆苦苷（GPS）进行干预。应用 Hoechst 33342 染色法检测神经细胞的凋亡，并计算凋亡率；化学比色法测定神经细胞乳酸脱氢酶（LDH）漏出率；RT-PCR 和 Western blot 技术检测凋亡相关因子 Caspase-3、Bax、Bcl-2 mRNA 和蛋白质的表达。发现结果与正常组比较，模型组 Hoechst 33342 染色神经元凋亡率明显升高，LDH 漏出率增加，Caspase-3、Bax mRNA 和蛋白质的表达水平上调，Bcl-2 mRNA 和蛋白质的表达水平下降。与模型组比较，龙胆苦苷（40mg/L、20mg/L、10mg/L）可显著降低氧糖剥夺再灌注损伤神经元的凋亡率和 LDH 漏出率；龙胆苦苷（40mg/L）可明显抑制 Caspase-3、Bax mRNA 和蛋白质的表达，升高 Bcl-2 mRNA 和蛋白质的表达。这表明龙胆苦苷对新生大鼠海马神经元氧糖剥夺再灌注损伤所诱发的神经细胞凋亡具有保护作用，其机制可能与上调 Bcl-2 表达，抑制 Caspase-3、Bax 表达有关[2]。

（2）镇静作用

在实验过程中观察到龙胆苦苷具有一定的镇静作用，注射龙胆苦苷后的小鼠很安静。

（3）镇痛作用

在大鼠佐剂性关节炎模型中，龙胆苦苷明显增加了动物对机械压力的承受能力。机械压迫刺激可引起动物的疼痛反应，镇痛药物可以增加动物对机械压力的承受能力，观察给药前后动物对压痛的承受能力，即痛阈变化可反映药物的镇痛作用[3]。在热板实验中，龙胆苦苷延长了小鼠的痛阈值，说明龙胆苦苷对由热引起的疼痛也有一定缓解作用，其镇痛作用均呈剂量依赖。热板法中，镇痛药可延长小鼠出现痛反应的时间，反映其具有镇痛作用，因此这一模型可用于评价药物的镇痛效果。热板法适合评价中枢镇痛药，不适合评价外周镇痛药，该方法的缺点是因镇静、肌松或拟精神病表现常出现假阳性。热板法个体差异较大，实验动物应挑选痛反应潜伏期在 30s 的敏感鼠供实验用，过敏、迟钝或喜欢跳跃的则剔除不用[4]。

龙胆苦苷的镇痛作用机制与抑制 Glu N2B 在小鼠前扣带皮层的表达有关。龙胆苦苷可显著逆转小鼠杏仁核中生物胺、半胱氨酸蛋白酶和 Glu N2B 中的 N-甲基-D-天冬氨酸（NMDA）受体水平。如果同时用 Glu N2B 的受体拮抗剂 Ro25-6981，龙胆苦苷对氧化应激的抑制作用就会消失，说明龙胆苦苷对利血平诱导的疼痛-抑郁综合征的作用是通过抑制杏仁核中的 Glu N2B 受体的应激反应而实现的[5]。

扭体实验是化学刺激物注射到小鼠腹腔引起深部的、大面积而较持久的疼痛刺激，是筛选镇痛药最常用的模型之一。龙胆苦苷对冰醋酸引起的小鼠扭体反应具有较好的缓解作用，可用盐水（4%）、酒石酸锑钾溶液（0.05%）、苯酚水溶液（0.02%）及缓激肽（0.00125%）等刺激性化学物质代替醋酸制备扭体模型。一般认为，醋酸等化学刺激增加了体内炎症介质细胞素类 TNF-α、白介素-1、类花生酸类物质以及 PEG_2 在腹膜液中的释放，龙胆苦苷镇痛可能是通过抑制炎症介质的释放或直接阻断外周感受器上的受体或抑制环氧化酶 COX1、COX2 而发挥作用。扭体法适合评价外周镇痛药，但对中枢镇痛药也有一定效果，特异性较差，一般用于初步筛选镇痛药。

兴奋性和抑制性递质传递的平衡对正常的生理功能是至关重要的，抑制性递质传递的降低会提高机体对痛觉的敏感性。龙胆苦苷没有影响基础的突触兴奋性递质传递。在 $GABA_A$ 介导 sIPSCs 实验中，龙胆苦苷没有影响 sIPSCs 的频率和振幅，说明龙胆苦苷没有影响基础的突触抑制性。龙胆苦苷对突触基本的电生理活动影响不明显，通过向下调节 NR2B 亚基而发挥镇痛作用[6]。

2. 对内脏系统的影响

（1）对心血管系统的影响

采用 40 只雄性 C57BL 小鼠随机分成假手术组（$n=8$）和心肌肥厚模型组（$n=32$），心肌肥厚模型组通过主动脉弓缩窄术建立心肌肥厚模型。术后 24 h 随机分成心肌肥厚模型组和龙胆苦苷低 [2.5mg/(kg·d)]、中 [5.0mg/(kg·d)]、高 [10.0mg/(kg·d)] 剂量组，分别给予生理盐水和不同剂量的龙胆苦苷处理 4 周。4 周后进行心脏超声检查，并测量心脏重量/体重（HW/BW）、心脏重量/胫骨长度（HW/TL）、左心室舒张期末内径（LVEDD）、左心室收缩期末内径（LVESD）、左心室射血分数（LVEF）和短轴缩短率（FS）。PCR 技术检测心肌组织中心房钠尿肽（ANP）、脑钠尿肽（BNP）、β-肌球蛋白重链（β-MHC）表达的水平，并行病理学检查。发现与心肌肥厚模型组相比，龙胆苦苷 [当剂量达到 10.0mg/(kg·d)] 干预 4 周后，LVEDD 较之下降 24.9%，LVESD 较之下降 26.3%；LVEF 较之升高 49.5%，FS 较之升高 62.6%，差异均有统计学意义。初步证实龙胆苦苷能够显著降低心肌肥厚参数（心脏重量/体重）（$P<0.01$），显著降低心肌细胞平均横截面积（$P<0.01$）。与心肌肥厚模型组相比，龙胆苦苷组 ANP、BNP 和 β-MHC 的表达水平显著降低（$P<0.05$）。这表明龙胆苦苷对压力超负荷等诱导的心肌肥厚有保护作用[7]。

采用 SD 大鼠乳鼠培养心肌原代细胞，用缺氧复氧模型模拟缺血再灌注（stimulated ischemia reperfusion，SI/R）。实验分为正常对照组（Control+ScrambleRNA+Veh）；缺氧复氧组（I/R+ScrambleRNA+Veh）；缺氧复氧+龙胆苦苷后处理组（I/R+ScrambleRNA+GPS 组）以及缺氧复氧+AktSiRNA+龙胆苦苷后处理组（I/R+AktSiRNA+GPS）。采用化学法缺氧复氧模型，缺氧 2h，复氧 4h。复氧前给予 GPS 药物，检测心肌细胞乳酸脱氢酶（LDH）以及 TUNEL 染色确定心肌细胞的损伤程度以及抑制 Akt 表达后 GPS 的保护作用变化。发现与 I/R+ScrambleRNA+Veh 组相比，I/R+ScrambleRNA+GPS 组 LDH 明显降低（$P<0.01$），TUNEL 染色阳性率减少（$P<0.01$），Akt/Gsk3β 信号通路磷酸化程度明显增加（$P<0.01$）。与 I/R+ScrambleRNA+GPS 组相比，SI/R+SiAktRNA+GPS 组，LDH 活性显著增加（$P<0.01$），TUNEI 染色阳性率增加（$P<0.01$），Gsk3β 磷酸化程度减弱（$P<0.01$）。这表明 GPS 后处理对 I/R 大鼠心肌具有保护作用，其作用机制与 AKT/Gsk3β 信号通路的活化有关[8]。

将 30 只 C57BL6 小鼠分为三组，即假手术组（只开胸不结扎冠状动脉左前降支），I/R组以及 I/R+GPS 后处理组（I/R+GPS 组）。采用小鼠在体模型，小鼠麻醉后，开胸短暂结扎冠状动脉左前降支模拟缺血，缺血 30min 后松开线结进行再灌注，再灌注前 10min 腹腔注射给药。分别于再灌注 2h（Western blot 法检测 Caspase-3、Bax、Bcl-2）以及 24 h（心脏超声测定 EF 值、TTC 伊文氏蓝双染色检测心肌梗死面积以及经颈动脉取血行 LDH活性检测）后处死动物。发现与假手术组比较，I/R 组 EF 值降低，心肌梗死面积增加，血清中 LDH 含量增高，Caspase-3、Bax 表达增高，Bcl-2 表达降低（P 均小于 0.01）。与 I/R组相比，I/R+GPS 组的 EF 值升高，心肌梗死面积减少，血清中 LDH 含量降低，Caspase-3、Bax 表达降低，Bcl-2 表达增高（P 均小于 0.01）。这表明 GPS 后处理可以明显降低缺血再灌注对心脏的损伤，增加心脏收缩能力，增强抗凋亡分子 Bcl-2 的表达，抑制 Bax 以及Caspase-3 所介导的心肌细胞凋亡[9]。

（2）对消化系统的影响

经胃瘘管注入龙胆苦苷可使胃液中游离酸及总酸度升高，舌下涂抹龙胆苦苷可使液量稍增，静脉给药胃液量基本不增加，表明龙胆苦苷可直接刺激胃液和胃酸分泌[10]。

龙胆苦苷可以显著减少生长抑素（SST）和增加促胃液素（GAS）在血浆中的含量，促进血浆胃动素受体（MTLR）在胃窦、十二指肠、空肠和回肠中的表达，抑制血管活性肠肽受体（VIPR2）在十二指肠中的表达，从而促进胃排空和肠蠕动[11]。

采用 2,4,6-三硝基苯磺酸（TNBS)-乙醇溶液诱导结肠炎小鼠模型，测定龙胆苦苷给药后对小鼠体重、结肠指数、胸腺重量、结肠组织中髓过氧化物酶（MPO）活性以及血清炎症细胞因子 TNF-α 和 IL-8 的影响，并通过免疫组化法观察龙胆苦苷对小鼠结肠组织中环氧合酶 2（COX2）蛋白表达的影响。发现给药 1 周后，龙胆苦苷各剂量组小鼠体重与模型组相比显著改善；小鼠结肠指数、结肠组织中 MPO 活性以及炎性细胞因子 TNF-α 和 IL-8 与模型组相比均显著降低（$P<0.05$）；免疫组化结果显示，龙胆苦苷能降低结肠炎小鼠组织中环氧合酶 2（COX2）的蛋白质表达。这表明龙胆苦苷能修复 TNBS-乙醇溶液诱导的小鼠结肠损伤，对小鼠结肠炎有显著的治疗作用[12]。

给大鼠灌胃龙胆苦苷可明显减轻胰腺炎，增加血清淀粉酶和脂肪酶的含量，抑制肿瘤坏死因子-α（TNF-α）和 IL-1β 聚集，减弱组织病理学变化及 NFκB p65 蛋白在胰腺组织中的表达[13]。模型组小鼠血清 AMS、Lipase 活性，TNF-α 和 IL-1β 浓度以及胰腺重量系数和组织含水量均显著升高（$P<0.05$，$P<0.01$）；龙胆苦苷高、低剂量组腹腔注射给药可显著减弱血清 AMS、Lipase 活性，降低血清 TNF-α 和 IL-1β 浓度，降低急性胰腺炎小鼠胰腺重量系数和组织含水量（$P<0.05$，$P<0.01$），改善胰腺组织病理形态学变化[14]。

大鼠口服龙胆苦苷后，能明显增加胆汁分泌量和胆汁中胆红素浓度，作用时间可持续3h 以上。利胆而促进胆红素的排泄，是龙胆草治疗湿热黄疸的主要机制之一。现代医学证明，导致黄疸的原因虽然很多，但主要与肝细胞损伤或肝内胆汁淤滞、胆道梗阻有关。龙胆苦苷的保肝利胆作用为临床主治湿热黄疸的药理学依据[6]。

（3）对呼吸系统的影响

采用盲肠结扎穿孔的方法建立小鼠脓毒症急性肺损伤模型。实验表明龙胆苦苷能减轻炎症反应，对脓毒症所致急性肺损伤有保护作用[15]。龙胆苦苷能降低 BALF 中炎症因子水平，减轻肺组织炎症反应程度，对脓毒症所致的小鼠急性肺损伤有保护作用，其作用机制可能与龙胆苦苷能降低 TLR4 的表达、抑制 NFκB 的活化有关。

（4）对肝脏的影响

龙胆苦苷是龙胆草的主要有效成分。480mg/kg 龙胆苦苷能抗 CCl_4 模型小鼠肝损伤，降低 AST。考虑到临床是口服用药，故实验首次采用口服给药方式，围绕龙胆草的保肝利胆作用，证明口服龙胆苦苷能明显对抗 CCl_4 对肝的损伤，而对 D-GalN 肝损伤的保护作用不明显。一般认为，CCl_4 肝损伤是由于脂质过氧化引起生物膜流动性及蛋白质结构改变，影响正常功能而致肝细胞中毒坏死；D-GalN 肝损伤是由于消耗提供尿苷合成的尿苷二磷酸及核糖核酸材料尿苷，导致糖原及 RNA、蛋白质合成障碍，引起肝细胞坏死。鉴于龙胆苦苷对二者不同的作用及其可明显增加 GSH-Px 活力，该成分的保肝机制与其对抗自由基脂质过氧化密切相关[16]。龙胆苦苷呈剂量依赖性的降低脓毒症小鼠血清中炎症因子（TNF-α、IL-6）、ALT 及 AST 含量，降低肝组织 NO 和 MDA 含量及 iNOS 和 MPO 活性，病理切片显示龙胆苦苷治疗组肝脏组织病理损伤情况均较模型组减轻。这表明龙胆苦苷对 CLP 诱导的小鼠急性肝损伤具有一定的保护效应，其作用可能与抑制炎症反应及抗氧化作用有关[15]。

Real Time PCR 结果表明龙胆苦苷不仅能够明显上调 HepG2 细胞表面膜转运蛋白 MRP3、MRP4 基因的表达，也能够调节核受体 CAR、PXR 基因 mRNA 的表达，Western blot 结果表明，在蛋白质水平，龙胆苦苷既能刺激 HepG2 细胞表面膜转运蛋白 MRP3、MRP4 的表达，又能够促进其相关核受体 CAR 及 PXR 的表达，这与 mRNA 水平变化一致，且龙胆苦苷的作用明显强于熊脱氧胆酸（UDCA）。动物水平上，Real Time PCR 及 Western blot 结果表明龙胆苦苷不仅在 mRNA 水平也能在蛋白质水平调节肝细胞膜转运蛋白 MRP3、MRP4 的表达且核受体 CAR 及 PXR 的表达也增高。本项研究的体内外实验均表明龙胆苦苷能够刺激肝细胞表面膜转运蛋白 MRP3、MRP4 及其相关核受体 CAR 及 PXR 在 mRNA 和蛋白质水平的表达，且其作用明显强于 UDCA。因此推测，龙胆苦苷通过核受体 CAR 及 PXR 调节肝细胞膜转运蛋白 MRP3、MRP4 的表达[17]。

有研究表明龙胆苦苷在 $10\sim1000\mu g/mL$ 对 CYP2A6、2C19 和 2E1 具有抑制作用。可以导致与其代谢相关的药物在体内的代谢速度减慢，血药浓度升高以及体内蓄积，毒性增强。因此对其进行后期临床用药具有指导意义。在临床用药过程中，与 CYP2A6、2C19、2E1 代谢相关的药物以及食物合用时，需密切监测不良反应[18]。

3.抗病毒作用

用鸭乙型肝炎病毒感染鸭，在感染后第 7 天，肌内注射龙胆苦苷药物治疗，按体重 200mg/kg，每天 2 次、给药 10d，对感染鸭血清 DHBV-DNA 水平的抑制效果显著，该实验说明龙胆苦苷具有确切的抗乙肝病毒活性。通过柯萨奇 B3 病毒感染原代培养大鼠乳鼠心肌细胞的方法研究龙胆苦苷对柯萨奇 B3 病毒所致病毒性心肌炎的治疗作用。龙胆苦苷与病毒混合后作用于心肌细胞，CPE 明显，说明龙胆苦苷不具有体外直接灭活柯萨奇 B3 病毒的作用。龙胆苦苷与心肌细胞培养后再用柯萨奇 B3 病毒进行感染，出现典型柯萨奇 B3 病毒感染所致的细胞病变，与病毒对照组比较无显著差别，说明龙胆苦苷不能阻断柯萨奇 B3 病毒对心肌细胞的感染。如果先用柯萨奇 B3 病毒攻击心肌细胞，使病毒进入细胞后再给药，则心肌细胞不产生 CPE，与病毒对照组有明显差异（$P<0.05$）。故推测龙胆苦苷可抑制细胞内柯萨奇 B3 病毒的基因复制、生物合成及成熟释放，可使感染柯萨奇 B3 病毒的细胞病变程度明显减轻或仅见轻微病变。AST、LDH 酶是反映心肌细胞损伤的较为特异的血清酶类。病毒感染可直接损害心肌细胞，引起细胞膜损伤及破坏，而进一步导致心肌细胞内溶酶体的破裂。测定这两种指标可直接反映心肌细胞损伤程度。感染病毒后，心肌细胞释放 LDH、AST 的活性大大增加，与正常细胞组有显著性差异（$P<0.05$），而龙胆苦苷能够使心肌细胞酶 LDH、AST 的活性明显降低，与病毒对照组比较有统计学差异。所以，龙胆苦苷是通过抑制柯萨奇 B3 病毒的增殖以及降低柯萨奇 B3 病毒感染后心肌细胞酶的释放量来发挥治疗作用。龙胆苦苷对抗猴免疫缺陷病毒体外有一定抑制作用，但与阳性对照药相比用药浓度较大[6]。

4.抗肿瘤作用

龙胆苦苷对人肺腺癌细胞株 A549 体外有一定抑制作用，但与阳性对照药相比用药浓度较大[6]。研究表明，1×10^4 nmol/L 龙胆苦苷能抑制 SMMC-7721 人肝癌细胞增殖[19]。龙胆苦苷能够抑制肝癌细胞的增殖，且呈剂量依赖性，半数抑制浓度 IC$_{50}$ 为 107.93μg/mL；随着其作用浓度的增大，肝癌细胞期 S 和 G$_2$/M 期细胞减少，G$_0$/G$_1$ 期细胞增多；Sub-G$_1$ 期细胞变化明显，出现明显的凋亡峰[20]。

5.免疫调节作用

在完全弗氏佐剂（CFA）大鼠佐剂模型中，给予龙胆苦苷治疗的大鼠血清中的 IL-1 和 TNF-α 含量要比模型动物血清中的含量要低，这说明龙胆苦苷的免疫调节作用是通过调控 TNF-α 和 IL-1 炎症介质来实现的[6]。

6.抗炎作用

龙胆苦苷能抑制二甲苯所致小鼠耳肿胀、乙酸引起的小鼠腹腔毛细血管通透性增加，对抗酵母多糖 A、角叉菜胶所致的大鼠足跖肿胀，并有一定的剂量依赖关系，但对制霉菌素所致的炎症模型无明显的改善作用。龙胆苦苷对炎症早期渗出具有一定的抑制作用。酵母多糖 A 能诱导多种炎症介质释放，包括组胺、5-HT、LTB$_4$、PGs、血栓素、血小板活化因子、氧自由基等。吲哚美辛对酵母多糖介导的炎症反应抑制作用并不很强。大剂量龙胆苦苷可抑制酵母多糖的炎症反应，其作用较临床等效的吲哚美辛略佳。龙胆苦苷有一定的抑制角叉菜胶诱导的炎症反应作用。制霉菌素主要为破坏溶酶体膜的稳定性而致炎。龙胆苦苷对制霉菌素所致炎症反应无明显的抑制作用，说明其对溶酶体膜无明显的保护作用。龙胆苦苷抗炎机制与吲哚美辛并不完全相同，可能涉及对多种炎症介质的抑制，但并无明显的稳定溶酶体膜作用[21]。

Wistar 大鼠关节腔内注射造模剂造模，抽检确定造模成功后，将造模大鼠分为模型组、双醋瑞因（9mg/kg）阳性对照组及龙胆苦苷低、中、高（50mg/kg、100mg/kg、200mg/kg）剂量组，另设正常对照组，每组 10 只。各组大鼠灌胃给药，10mL/kg。4 周后处死动物，取胸腺、脾脏，计算脏器指数；取血测全血黏度；制备血清测定 IL-1β、PGE$_2$、COX2、COX1、NO 含量；摘取膝关节，制作病理切片 HE 染色观察组织病理学改变。发现与正常对照组比较，模型组大鼠胸腺指数显著升高（$P<0.05$），全血低、中、高切黏度显著升高（$P<0.01$），血清 IL-1β、PGE$_2$、NO、COX2 含量显著升高（$P<0.05$ 或 $P<0.01$）；与模型组比较，各给药组胸腺指数显著降低（$P<0.05$），全血黏度显著降低（$P<0.01$），血清中 IL-1β、PGE$_2$、NO、COX2 含量显著降低（$P<0.05$ 或 $P<0.01$）；病理切片显示，与正

常对照组比较，模型组关节软骨细胞排列紊乱且明显增生，染色严重降低，各给药组关节软骨细胞排列紊乱，染色中度降低。这表明龙胆苦苷可通过降低全血黏度及血清中 IL-1β、PGE$_2$、NO、COX2 含量起到对大鼠骨关节炎的治疗作用[22]。

在小鼠急性酒精性脂肪肝模型中，GPS 显著降低谷丙转氨酶（alanine amino transferase，ALT）、谷草转氨酶（aspartatetransaminase，AST）和积累的甘油三酯（triglyceride，TG）的含量。GPS 能够升高 LKB1/AMPK 的水平，而且与胆固醇调节元件结合蛋白-1（sterol regulatory element-binding protein-1，SREBP-1）和乙酰辅酶 a 羧化酶（acetyl coa carboxylase，ACC）的下调相关。另外，GPS 能恢复过氧化物酶体增殖剂激活 α（peroxisome proliferator-activated receptor-α，PPAR-α）和 ACC 磷酸化的水平。GPS 还能有效阻止 IL-1β 的产生和半胱氨酸蛋白酶-1（cysteine protease-1，Caspase-1）的激活以及 NLRP3 和 P2x7R 的蛋白质表达。在 HepG2 细胞中，乙醇诱导脂质积累并降低 LKB1/AMPK、P-ACC 和 PPAR-α 的水平以及增加 Srebp1 和 ACC 的表达，而 GPS 能逆转这些变化。此外，GPS 处理能抑制 P2x7R 蛋白水平、IL-1β 蛋白分泌和 Caspase-1 活性的增加。P2x7R 基因沉默乙醇处理的肝细胞后能增强 P-AMPK，并减少 Srebp1 的表达。此外，GPS 能够通过下调 P2x7R 介导由 LPS/ATP 刺激 RAW 264.7 巨噬细胞和小鼠骨髓来源巨噬细胞（BMDM）引起的炎症反应。P2x7R 缺陷在 LPS/ATP 刺激 RAW 264.7 巨噬细胞中减少了 IL-1β 的裂解，而且 GPS 亦可以进一步抑制 IL-1β 裂解。这表明 GPS 通过激活 LKB1/AMPK 信号通路可能介导 P2x7R-NLRP3 炎症小体来改善酒精性脂肪蓄积，这表明阻断 P2x7R 对酒精性肝病有一定的治疗效用[23]。

龙胆苦苷可以通过抑制白细胞介素-1β（IL-1β）信号传导途径（p38、ERK 和 JNK 等）来抑制 IL-1β 诱导的大鼠关节软骨细胞的炎症反应。此外，龙胆苦苷也可以抑制 IL-1β 诱导的基质金属蛋白酶（MMP）的释放和促进Ⅱ型胶原蛋白的表达[24]。

7. 抗氧化作用

龙胆苦苷清除自由基能力显著，龙胆苦苷标准品浓度在 $0.25 \sim 10.00$g/L 时，清除 HO· 能力随浓度的增加呈增长趋势，达 $40.74\% \sim 87.03\%$。有研究表明，龙胆苦苷抗氧化活性的 IC_{50} 为 7.5×10^{-2}mg/mL[25]。

8. 减轻 CCl_4 的毒性作用

实验证明龙胆苦苷在 CCl_4 染毒前后给药及染毒前给药均可显著降低小鼠的死亡率，且能明显提高 LD_{50}，CCl_4 组的 LD_{50} 为 1222mg/kg，CCl_4 染毒前后给药组，染毒前给药组的 LD_{50} 分别为 1775mg/kg、1610mg/kg。仅 CCl_4 染毒后给药对小鼠死亡率及 LD_{50} 无明显影响[26]。

9. 药代动力学

龙胆苦苷在小鼠体内的药代动力学研究小鼠灌服和静脉注射龙胆苦苷后，其分布代谢符合二室模型，半衰期分别为 8h 和 1h。灌服龙胆苦苷，血浆中龙胆苦苷 t_{max} 为 0.5h，生物利用度为 39.6%。研究表明，龙胆苦苷吸收快速，但生物利用度低；能分布于大部分组织，但是清除快速，平均滞留时间短。龙胆苦苷需要多次给药或者开发成缓释控制剂[27]。

大鼠分别灌胃给予龙胆苦苷后，以龙胆苦苷为指标，建立高效液相色谱法测定大鼠血浆中龙胆苦苷的血药浓度，采用 DAS 2.1.1 药动学软件计算主要药动学参数。结果：大鼠灌胃给予龙胆苦苷后，龙胆苦苷的血药浓度-时间曲线符合二室模型，C_{max} 分别为（16.53±

0.37)g/mL 和 （16.61±0.49)g/mL，t_{max} 分别为 0.25h 和 1.5h，$t_{1/2(\alpha)}$ 分别为 （0.20±0.04)h 和 （0.69±0.14)h，$t_{1/2(\beta)}$ 分别为 （0.64±0.08)h 和 （0.80±0.11)h，$AUC_{0-\infty}$ 分别为 （18.20±1.97)g·h/mL 和 （39.20±1.18)g·h/mL，CL 分别为 （2.75±0.32)L/(kg·h) 和 （1.22±0.04)L/(kg·h)[28]。

参考文献

[1] 季宇彬.中药有效成分药理与应用 [M].哈尔滨：黑龙江科学技术出版社，2004：208-210.

[2] 王建中，雷有杰，蒋红英，等.龙胆苦苷对新生大鼠氧糖剥夺再灌注损伤海马神经元 Caspase-3、Bax 和 Bcl-2 表达的影响 [J].解剖学报，2016，47（01）：28-33.

[3] 季宇彬.中药抗炎免疫有效成分药理与应用 [M].北京：人民卫生出版社，2007：170-173.

[4] 季宇彬.天然药物有效成分药理与应用 [M].北京：科学出版社，2007：474-475.

[5] Liu S B, Zhao R, Li X S, et al. Attenuation of reserpine-induced pain/depression dyad by gentiopicroside through downregulation of Glu N2B receptors in the amygdala of mice [J]. Neuromolecular Med，2014，16（2）：350-359.

[6] 陈雷.龙胆苦苷衍生物合成及药理作用研究 [D].西安：西北大学，2008：17-94.

[7] 王戈，王宁，易蔚，等.龙胆苦苷对压力负荷致小鼠心肌肥厚的保护作用 [J].中国动脉硬化杂志，2014，22（10）：981-987.

[8] 陈浩，乔慧莲，张磊，等.龙胆苦苷对减轻乳鼠心肌缺血再灌注损伤的细胞研究 [J].中华临床医师杂志（电子版），2013，7（23）：10731-10735.

[9] 乔慧莲，陈浩，陈文豪，等.龙胆苦苷后处理对心脏缺血再灌注损伤的防治作用 [J].山东医药，2013，53（35）：1-4.

[10] 王艳艳，王英平，王晓杰，等.龙胆化学成分及药理作用研究进展 [J].特产研究，2006，3：68-71.

[11] Ruan M, Yu B, Xu L, et al. Attenuation of stress -induced gastrointestinal motility disorder by gentiopicroside from Gentiana macrophylla Pall [J]. Fitoterapia，2015，103：265-276.

[12] 赵文娜，张爱军，梁杨静，等.龙胆苦苷对结肠炎小鼠的治疗作用 [J].西北药学杂志，2017，32（05）：632-636.

[13] Lv J, Gu W L, Chen C X. Effect of gentiopicroside on experimental acute pancreatitis induced by retrograde injection of sodium taurocholate into the biliopancreatic duct in rats [J]. Fitoterapia，2015，102：127-133.

[14] 顾伟梁，吕见，陈长勋.龙胆苦苷对雨蛙素致急性胰腺炎小鼠的治疗作用 [J].上海中医药大学学报，2015，29（04）：47-50，57.

[15] 徐关丽，陈露露，蔡江辉，等.龙胆苦苷对脓毒症小鼠急性肝损伤的保护作用 [J].激光杂志，2013，34（01）：96-97.

[16] 刘占文，陈长勋，金若敏，等.龙胆苦苷的保肝作用研究 [J].中草药，2002，33（1）：47-50.

[17] 封欣婵.龙胆苦苷对肝细胞表面膜转运蛋白 MRP3、MRP4 的表达影响 [D].重庆：第三军医大学，2014.

[18] 王露.龙胆苦苷对人肝细胞色素 CYP450 酶的影响 [D].西安：西北大学，2011.

[19] 黄馨慧，罗明志，齐浩，等.龙胆苦苷等 6 种中草药提取物对 SMMC-7721 人肝癌细胞增殖的影响 [J].西北药学杂志，2004，19（4）：166.

[20] 赵忠伟，韩鹏.龙胆苦苷对人肝癌 HepG2 细胞的抑制作用 [J].中国老年学杂志，2016，36（24）：6082-6083.

[21] 陈长勋，刘占文，孙峥嵘，等.龙胆苦苷抗炎药理作用研究 [J].中草药，2003，34（9）：814-816.

[22] 张艳霞，汪洁，张启立，等.黄管秦艽中龙胆苦苷治疗骨关节炎的实验研究 [J].中药材，2017，40（02）：441-445.

[23] 张玉.龙胆苦苷基于 P2x7 受体-NLRP3 炎症小体调控改善酒精性脂肪蓄积的机制研究 [D].延吉：延边大学，2017.

[24] Zhao L, Ye J, Wu G T, et al. Gentiopicroside prevents interleukin-1 beta induced inflammation response in rat articular chondrocyte [J]. J Ethnopharmacol，2015，172：100-107.

[25] 芦启琴，娄灯吉，沈建伟，等.秦艽化学成分及药理作用研究进展 [J].安徽农业科学，2007，35（29）：

9299-9301.

[26] 郭清峰，王玮，韩文清.龙胆苦苷的药理作用进展 [J].广东化工，2014，41 (17)：121，128.

[27] 文雪，宋小玲，张尧，等.龙胆苦苷药理学活性及药动学研究进展 [J].江西中医药，2014，45 (03)：69-71.

[28] 冯波，朱鹤云，关皎，等.龙胆苦苷及龙胆提取物在大鼠体内药动学对比研究 [J].中药材，2013，36 (05)：783-786.

马钱子苷
Loganin

【CAS】 18524-94-2

【化学名】 7-羟基-6-脱氧马鞭草素

【异名】 马钱素，番木鳖苷；7-Hydroxy-6-desoxyverbenalin，Loganoside

【结构式】

【分子式与分子量】 $C_{17}H_{26}O_{10}$；390.38

【来源】 山茱萸科植物山茱萸 *Cornus officinalis* Sieb. et Zucc. 干燥成熟果肉；败酱科植物败酱 *Patrinia villosa* Fisch. ex Trev. 干燥全草；夹竹桃科植物长春花 *Catharanthus roseus* (L.) G. Don 全草，川续断科植物川续断 *Dipsacus asperoides* C. Y. Cheng et T. M. Ai 干燥根；忍冬科植物忍冬 *Lonicera japonica* Thunb. 的干燥茎枝，马钱科植物马钱子 *Strychnos nux-vomica* L. 的干燥成熟种子，吕宋果 *Strychnos ignatii* Berg. 种子；龙胆科植物睡菜 *Menyanthes trifoliata* L. 叶或全草。

【理化性质】 无定形白色粉末，熔点 184～185℃。

【药理作用】

1. 对神经细胞的保护作用

采用 MTT 代谢率法检测，马钱子苷浓度为 0.1～1.0mol/L 时，可增加人神经母细胞瘤株 SY5Y 存活率，并选定促进细胞生长的最佳有效浓度，进行后续实验。与空白组相比，给药组 SY5Y 细胞轴突长度和胞体面积均增加，MTT 代谢率、LDH 渗出率降低，表明马钱子苷对 SY5Y 细胞具有神经营养作用[1]。

2. 对心血管系统的影响

山茱萸有效成分马钱子苷能对抗高糖引起的心肌细胞形态学改变，提高细胞存活率，并且能提高高糖损伤的心肌细胞 SOD 活性，降低脂质过氧化反应产物 MDA 含量，减少心肌酶 LDH、谷草转氨酶（GOT）渗出。上述结果均提示其可能是通过提高内源性抗氧化酶活性、抑制脂质过氧化过程而减轻氧自由基的损伤，保护心肌细胞[2]。

3. 改善脂质代谢紊乱

马钱子苷能够促进大鼠前脂肪细胞的增殖，抑制其分化过程中 GPDH 的升高和脂肪积聚，这说明马钱子苷具有抑制大鼠前脂肪细胞不断分化的作用，从体外细胞水平上说明一定浓度的马钱子苷具有改善脂肪细胞的分化异常，进而改善脂质代谢紊乱的作用[3]。

4. 对免疫系统的影响

低浓度的马钱子苷对淋巴细胞转化有促进作用，高浓度时则抑制，表明马钱子苷对免疫反应有双向调节作用[4]。

采用高碘酸钠氧化法合成马钱子苷免疫原（loganin-BSA）和包被原（loganin-OVA）；应用基质辅助激光解析电离-飞行时间质谱（MALDI-TOF-MS）法鉴定马钱子苷人工抗原是否偶联成功；通过酶联免疫吸附试验（enzyme-linked immunosorbent assay，ELISA）检测免疫小鼠血清中抗马钱子苷抗体效价及其特异性。发现经 MALDI-TOF-MS 检测，马钱子苷与 BSA 偶联成功。竞争抑制曲线表明，血清中的抗体可与马钱子苷产生特异性结合，血清抗体效价在 1∶40000。这表明成功合成了马钱子苷人工抗原，为马钱子苷单克隆抗体的制备及其在中药质量评价和动物体内药动学方面的应用奠定了基础[5]。

5.抗炎作用

体外培养 HUVEC，加入阳性药氨基胍及马钱子苷（终浓度分别为 $0.05\mu mol/L$、$0.1\mu mol/L$、$0.5\mu mol/L$、$1\mu mol/L$、$5\mu mol/L$、$10\mu mol/L$），预孵 1h 后，加入终浓度为 200mg/L 的晚期糖基化终末产物（AGEs），另设模型组及空白对照组，孵育 24h 后，采用 MTT 法检测吸光度；体外培养 HUVEC，加入氨基胍及马钱子苷（终浓度分别为 $1\mu mol/L$、$10\mu mol/L$、$100\mu mol/L$）预孵 1h 后，加入终浓度为 200mg/L 的 AGEs，另设模型组及空白对照组，孵育 24h 后取细胞培养上清液，检测活性氧（ROS）、超氧化物歧化酶（SOD）、丙二醛（MDA）、一氧化氮（NO）、内皮素（ET）、血管紧张素Ⅱ（AngⅡ）、转化生长因子-β（TGF-β）、白介素-1β（IL-1β）水平。对增殖影响研究发现，氨基胍在终浓度 $5\mu mol/L$、$10\mu mol/L$ 时，马钱子苷在终浓度 $1\mu mol/L$、$5\mu mol/L$、$10\mu mol/L$ 时，对 AGEs 损伤 HUVEC 具有显著的增殖保护作用，且随着浓度增高，增殖保护作用增强；对保护作用研究发现，模型组细胞上清液中 SOD、NO 含量降低，ROS、MDA、ET、AngⅡ、TGF-β、IL-1β 含量增加；而马钱子苷可不同程度地提高 SOD、NO 活力，降低 ROS、MDA、ET、AngⅡ、TGF-β、IL-1β 活力，与模型组比较有显著性差异。这表明山茱萸效应成分马钱子苷可通过调节内皮细胞分泌功能、抑制氧化应激、炎症因子释放及抗细胞粘连等保护血管内皮细胞，最终达到治疗糖尿病目的[6]。

6.抗氧化作用

马钱子苷具有较好的抗氧化能力，可降低肝、脑组织的过氧化脂质含量，清除氧自由基[7]。

7.药代动力学研究

采用大鼠在体循环灌注法，马钱子苷的浓度在 0.0125～0.1mg/mL 范围内，吸收呈一级动力学过程，吸收机制推断为被动扩散。pH 对马钱子苷吸收没有显著影响，各个肠段的吸收速率及吸收量顺序为回肠＞十二指肠＞空肠。马钱子苷为 P-gp 底物，P-gp 诱导剂利福平对其吸收有明显的抑制作用，口服给药可以与 P-gp 抑制剂合用提高马钱子苷的生物利用度[8]。马钱子苷单体口服后的绝对生物利用度较低；马钱子苷主要分布在肾组织，难以通过血脑屏障进入脑组织。在心、肝、肺等组织中分布，未见明显的蓄积现象；马钱子苷原形药物经尿液、胆汁排泄。马钱子苷可吸收入血，并在大多数组织分布，血浆中未检测到[9]。

参考文献

[1] 王文.莫诺苷和马钱素对人神经母细胞瘤株 SY5Y 生长的影响 [J].中国药理通讯，2007，24（2）：13.

[2] 时艳.山茱萸有效成分对高糖致心肌细胞损伤的保护作用 [J].南京中医药大学学报，2008，24（2）：197-121.

[3] 戴冰.马钱子苷对大鼠前脂肪细胞增殖与分化的影响 [J].中药新药与临床药理，2007，18（6）：448-450.

[4] 付桂香.山茱萸总苷抗炎免疫抑制作用及其机理的大鼠实验研究 [J].中华微生物学和免疫学杂志，2007，27（4）：314-320.

[5] 迪更妮，张维库，李壮，等.马钱苷人工抗原的合成、鉴定及免疫原性的初步研究 [J].中草药，2015，46（19）：2870-2873.

［6］刘凯，许惠琴，吴佳蕾，等.马钱苷、莫诺苷对 AGEs 损伤 HUVEC 的增殖的影响［J］.中药药理与临床，2014，30（03）：53-57.

［7］沈映君，陈长勋.中药药理学［M］.上海：上海科学技术出版社，2008：228.

［8］李文兰.马钱苷肠吸收机制的研究［J］.中国中药杂志，2008，33（9）：1052-1055.

［9］李小娜.山茱萸有效成分的提取分离与药物代谢动力学研究［D］.石家庄：河北医科大学，2007.

毛蕊花糖苷
Verbascoside

【CAS】 61276-17-3

【化学名】 2-(3,4-二羟基苯基）乙基 3-O-(6-脱氧-α-1-甘露吡喃糖基)-4-O-[(2E)-3-(3,4-二羟基苯基)-2-丙烯酰基] -β-D-吡喃葡萄糖苷

【异名】 毛蕊花甙，麦角甾苷，类叶升麻苷；glucopyranoside, Acteoside

【结构式】

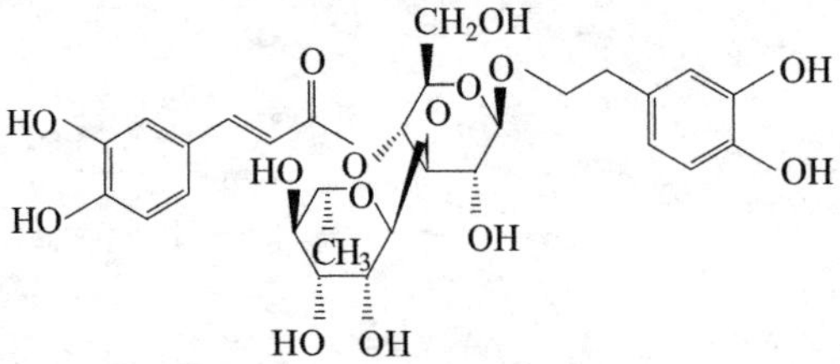

【分子式与分子量】 $C_{29}H_{36}O_{15}$；624.59

【来源】 列当科植物肉苁蓉 *Cistanche deserticola* Y. C. Ma 或管花肉苁蓉 *Cistanche tubulosa*（Schrenk）Wight 肉质茎[1]；玄参科植物地中海毛蕊花 *Verbascum sinuatum* L. 叶、花，密蒙花 *Buddleja officinalis* Maxim 的干燥花蕾及其花序，球花醉鱼草 *Buddleja globosa* Hope 带根全草、叶、花。

【理化性质】 白色粉末。

【药理作用】

1. 对神经系统的影响

毛蕊花糖苷对神经系统有明显的抑制作用，特别是针对老年性疾病（老年失智）[2-4]有明显的治疗作用。另外，研究发现毛蕊花糖苷具有改善正常小鼠学习记忆的功能[5]。毛蕊花糖苷有改善东莨菪碱所致小鼠学习记忆障碍的作用，同时毛蕊花糖苷还能拮抗小鼠大脑皮层 AchE 活性的升高和 M 胆碱受体最大结合力的降低，效果与治疗阿尔茨海默病的石杉碱甲相似[6]。

从成年 C57BL/6 小鼠脑室下区分离、培养原代神经干细胞，并通过神经干细胞标志蛋白 Nestin 免疫荧光染色，对分离得到的神经干细胞进行鉴定。不同浓度毛蕊花糖苷（5μmol/L、10μmol/L、20μmol/L、40μmol/L）在无有丝分裂原（EGF/bF GF）的条件下处理细胞 24h。采用 CCK-8 法检测细胞活力，免疫组化法计数 BrdU 阳性细胞率，检测细胞增殖能力，Western blot 方法检测给药后神经干细胞 Akt 的磷酸化水平。结果毛蕊花糖苷在无有丝分裂原存在的条件下，能明显促进神经干细胞的增殖，并明显提高 p-Akt 的表达。而在加入 PI3K/AKT 信号通路阻断剂 LY294002 后，这一作用被明显抑制。结论：毛蕊花糖苷对体外培养的神经干细胞具有明显促增殖作用，该作用机制可能与化合物激活 Akt 通路有关[7]。

毛蕊花糖苷能显著提高 Aβ1-42 损伤后神经元的存活率，能增加 SYN 的表达，抑制其凋亡，并且能提高神经元 Bcl-2m RNA 及蛋白表达量，降低 Bax 和 Caspase-3 mRNA 及蛋白的表达量。这表明促进抗凋亡因子、抑制促凋亡因子表达可能是毛蕊花糖苷拮抗 Aβ1-42 神经毒性的机制之一[8]；毛蕊花糖苷能够改善阿尔茨海默病小鼠的学习记忆能力，其可能是通过促进神经元存活、减少凋亡并减少 Aβ 沉积实现的[9]。

毛蕊花糖苷能明显改善 D-半乳糖致亚急性衰老小鼠的学习记忆能力障碍，可以调节脑

组织 ChAT 和 AchE 活性，保护脑组织海马 CA1 区神经元细胞，提高脑组织和免疫器官指数，改善模型小鼠的脑损伤，提示毛蕊花糖苷的作用可能与其增强中枢胆碱能功能和保护神经元细胞有关[10]。

将 108 只健康雄性 SD 大鼠按照随机数字表法分为对照组、模型组、阳性对照氟西汀（20mg/kg）组和毛蕊花糖苷低、中、高剂量（30mg/kg、60mg/kg、120mg/kg）组，每组 18 只。采用慢性不可预见性温和应激（chronic unpredictable mild stress，CUMS）结合孤养的方式制备大鼠抑郁模型。氟西汀组和毛蕊花糖苷各剂量组分别按剂量连续灌胃给药 3 周，对照组和模型组每日以等体积生理盐水灌胃。采用旷场实验和糖水偏好实验观察大鼠抑郁样行为变化；免疫荧光组化法检测大鼠前额叶皮层 ERS 通路的关键因子葡萄糖调节蛋白 78（glucose-regulated protein 78，GRP78）和 C/EBP 同源蛋白（C/EBP homologous protein，CHOP）的表达情况；分光光度计检测大鼠前额叶皮层 Caspase-3 的活性。发现与对照组比较，模型组、氟西汀组及毛蕊花糖苷各剂量组大鼠旷场实验总行程、中间停留时间及糖水摄取量均下降，前额叶皮层 GRP78 和 CHOP 的表达均明显增加，Caspase-3 酶活性明显升高（$P<0.05$）；与模型组比较，氟西汀组和毛蕊花糖苷各剂量组旷场实验总行程、中间停留时间及糖水摄取量均增加，GRP78 和 CHOP 的表达均明显降低，Caspase-3 酶活性明显下降（$P<0.05$）。这表明毛蕊花糖苷可以改善抑郁症大鼠的抑郁样行为，其机制可能与其抑制前额叶皮层 ERS 通路并减少神经元凋亡有关[11]。

2. 对内脏系统的影响

（1）对心血管系统的影响

显著增强大鼠心脏的变时性、变力性和冠脉再灌注率。降低正常血压大鼠的收缩压、舒张压和平均动脉血压，且呈量效关系，ED_{50} 为 10mg/kg，持续 2～3min，大鼠心率也减缓。

（2）对消化系统的影响

研究发现，含有毛蕊花糖苷和异毛蕊花糖苷的植物提取物能阻止幽门螺杆菌在人胃癌细胞系 AGS 上的附着，并显著减少了 AGS 细胞培养时幽门螺杆菌引起的白细胞介素-8（interleukin-8，IL-8）分泌，刺激了细胞系内巨噬细胞的吞噬率，抑制了 LPS 诱导的 NO 分泌。毛蕊花糖苷具有促消化、调节肠胃功能的效果，能治疗动物消化不良和胃肠功能紊乱，其抗胃炎作用的机制主要在于抑制幽门螺杆菌的附着，其次在于对先天性免疫的刺激和对自由基的清除作用[12]。

（3）对呼吸系统的影响

于小鼠腹腔注射 LPS（8mg/kg）复制 ALI 动物模型。将小鼠随机分为空白组对照组、LPS 组、地塞米松组（2mg/kg）、毛蕊花糖苷组（20mg/kg、40mg/kg）。观察各组肺组织病理学改变，测量肺湿/干重比，支气管肺泡灌洗液中性粒细胞百分比、超氧化物歧化酶（SOD）、丙二醛（MDA）、炎症因子白介素-6（IL-6）、肿瘤坏死因子-α（TNF-α）、前列腺素 E_2（PGE_2）含量及肺组织中环氧酶 2（COX2）、5-脂氧合酶（5-LOX）蛋白表达。发现毛蕊花糖苷组（20mg/kg、40mg/kg）可有效减轻 LPS 所致肺组织病理学变化，能降低肺泡灌洗液中炎症细胞的数目，降低 MDA、IL-6、TNF-α、PGE_2 表达，增加肺泡灌洗液中 SOD 活性；显著降低肺湿/干重比重，减低 COX2 与 5-LOX 蛋白水平。这表明毛蕊花糖苷 20mg/kg、40mg/kg 可减轻 LPS 所致急性肺组织损伤，对 LPS 诱导的急性肺损伤有保护作用[13]。

3. 抗肿瘤作用

对肝癌 SMMC7721、肺腺癌 L342 和胃腺癌 MGC-803 有抑制作用，其 IC_{50} 分别为

$102\mu g/mL$、$96.8\mu g/mL$、$94.5\mu g/mL$。对大鼠肝癌细胞 dRLh-84、S_{180}、P_{388} 和 HeLa 细胞的 IC_{50} 分别为 $99.3\mu mol/L$、$47\mu mol/L$、$350\mu mol/L$ 和 $12.5\mu mol/L$。

4. 对免疫系统的影响

毛蕊花糖苷对免疫系统具有明显的作用，特别是对免疫性疾病（慢性肾炎）具有明显的治疗作用[14,15]，并且能够抑制小鼠脾中溶血斑块成型细胞的形成。

5. 抗炎作用

对花生四烯酸诱导的小鼠耳肿胀有抑制作用。选择性地抑制 5-脂氧化酶产物 5-HETE 和 LTB_4 的形成，其 IC_{50} 分别为 $4.85\mu mol/L$ 和 $2.93\mu mol/L$，抑制花生四烯酸形成 5-HETE，其 IC_{50} 为 $5.27\mu mol/L$，有可能治疗哮喘和过敏性疾病。口服毛蕊花糖苷 5d 和 10d 后，毛蕊花糖苷 $10mg/kg$、$30mg/kg$、$90mg/kg$ 3 个剂量都能明显降低尿蛋白、尿素氮、总胆固醇，明显升高清蛋白。肾组织学检测发现 3 个给药组肾小球基底膜增厚程度均轻于模型组，肾小管蛋白管型亦比模型组轻。结果表明，毛蕊花糖苷对小鼠肾毒血清肾炎有良好的治疗作用，提示毛蕊花糖苷对于人类免疫性肾炎可能具有一定的临床意义和应用前景[16]。

6. 抗氧化作用

通过高脂饮食喂养建立高血脂模型，设模型组、辛伐他汀组（$10mg/kg$）、毛蕊花糖苷低剂量组（$50mg/kg$）、毛蕊花糖苷中剂量组（$100mg/kg$）、毛蕊花糖苷高剂量组（$200mg/kg$）和空白对照组，利用生化分析仪测定血脂、抗氧化指标，采用 Western blot 法测定腹主动脉中细胞凋亡相关蛋白基因 Bax 与 Bcl-2 的表达。发现与模型组比较，毛蕊花糖苷高剂量组能显著降低模型大鼠血清总胆固醇（TC）、三酰甘油（TG）、低密度脂蛋白胆固醇（LDL-C）水平与脂质过氧化产物（MDA）含量（$P<0.01$），总超氧化物歧化酶（T-SOD）含量与高密度脂蛋白胆固醇（HDL-C）水平明显提高（$P<0.01$ 或 $P<0.05$）。毛蕊花糖苷中、高剂量组 Bax 蛋白表达显著下调、Bcl-2 蛋白表达明显上升（$P<0.01$）。这表明毛蕊花糖苷通过调节凋亡蛋白 Bax-Bcl-2，对抗高脂模型大鼠所致的血管内皮细胞凋亡及高脂血症所致的氧化损伤[17]。

作为一种抗氧化剂，毛蕊花糖苷可通过清除活性氧自由基，从而抑制 D-Gal/Lps 诱导产生的肝衰亡[18]，而毛蕊花糖苷对 MPP^+ 诱导产生的小脑神经衰弱亦有一定的抑制作用[19]，对氰化钾（KCN）诱导的缺氧有显效，延长生存时间 141%。对超氧化阴离子有清除作用，SC_{50} 为 $0.063mmol/L$，抗脂质过氧化的 IC_{50} 为 $3.2\mu mol/L$。采用 DPPH 和 PCL 两种不同的抗氧化活性体外评价体系，对车前草 80% 乙醇提取物以及毛蕊花糖苷、异毛蕊花糖苷的抗氧化活性进行了系统研究，研究结果表明，毛蕊花糖苷表现出强抗氧化活性，其次为异毛蕊花糖苷[20]。毛蕊花糖苷还可抑制红细胞的氧化溶血作用，其作用与没食子酸丙酯相当。对磷脂酶 A2 有抑制作用，IC_{50} 为 $8.5\mu g/mL$，蛋白激酶 C 抑制作用的 IC_{50} 为 $20\mu mol/L$。在 $1\mu mol/L$ 时，对拓扑异构酶Ⅱ介导的超螺旋 DNA 松弛断裂反应有促进作用。

7. 其他作用

（1）对骨代谢调节作用

哺乳期动物如饲养管理不当易出现骨质疏松的状况，合理营养配给和平衡动物骨代谢能减少这种状况的发生，延长乳畜的工作年限。采用荧光素酶质粒法发现毛蕊花糖苷是一种备选的选择性雌激素受体调节剂，并能与雌二醇竞争性地结合雌激素受体，有类似于白藜芦醇等已发现的植物雌激素成分的作用。植物雌激素与动物雌激素结构相似且使用成本较低，有研究表明植物雌激素能调节骨代谢，维持骨吸收与骨形成的平衡[12]。

（2）对成骨细胞增殖、分化作用

采用Ⅱ型胶原酶消化法分离制备新生大鼠颅骨 ROB 细胞，MTT 法测定 ROB 细胞增殖，碱性磷酸酶（ALP）试剂盒法测定 ROB 细胞内 ALP 活性，以细胞的增殖率和 ALP 活性作为考察指标，观察不同浓度的毛蕊花糖苷对 ROB 细胞增殖和分化作用的影响。发现 $1\times10^{-7}\sim1\times10^{-9}$ mol/L 的毛蕊花糖苷对 ROB 细胞的增殖具有显著的促进作用（$P<0.05$），且终浓度为 1×10^{-7} mol/L 的毛蕊花糖苷在作用 72h 后能显著提高 ROB 细胞内碱性磷酸酶的活性（$P<0.05$）。这表明一定浓度的毛蕊花糖苷能显著促进 ROB 细胞的增殖和分化[21]。

（3）对生殖系统的影响

48 只昆明雌性小鼠随机分成 4 组：对照组、顺铂组、顺铂＋毛蕊花糖苷低浓度干预组及顺铂＋毛蕊花糖苷高浓度干预组。顺铂组、顺铂＋毛蕊花糖苷干预组，分别给予腹腔注射顺铂 2.0mg/(kg·d)，同时给予等体积生理盐水及不同浓度毛蕊花糖苷 30mg/(kg·d)、60mg/(kg·d) 灌胃处理。干预一周后，停止腹腔注射顺铂，毛蕊花糖苷持续干预一周。对照组小鼠给予同等剂量的生理盐水腹腔注射及灌胃处理。分别通过 ELISA 方法检测各组小鼠血中雌激素（estradiol，E2）及促卵泡激素（follicle-stimulating hormone，FSH）水平、HE 染色观察卵巢形态结构、TUNEL 染色检测卵巢细胞凋亡情况、免疫组化法及 Western blot 方法检测卵巢组织中凋亡相关蛋白（cleaved Caspase-3、cleaved PARP）的表达水平。结果顺铂组小鼠可见血 FSH 水平升高，卵巢可见发育中窦状卵泡内的颗粒细胞层明显减少，卵母细胞核碎裂及闭锁卵泡增加；凋亡相关蛋白 cleaved Caspase-3、cleaved PARP 的表达水平升高，而毛蕊花糖苷药物干预后在一定程度上能逆转卵巢功能及结构损害，并使卵巢凋亡相关蛋白下调来抑制卵巢组织的凋亡。结论：毛蕊花糖苷具有对抗顺铂所致卵巢组织凋亡，保护化疗药物引起的卵巢功能损伤的作用[22]。

8.药代动力学研究

SD 大鼠单次、多次灌胃给予毛蕊花糖苷 40mg/kg 和静脉注射 10mg/kg，比格犬单次、多次灌胃给予毛蕊花糖苷 20mg/kg 和静脉注射 5mg/kg 后，于不同时间点采血，用 DAS 2.0 软件拟合并计算药代动力学参数。发现毛蕊花糖苷在大鼠和比格犬体内吸收符合一级动力学，比格犬的达峰时间和最大血药浓度是大鼠的两倍多，比格犬吸收的速率和清除率明显小于大鼠；表观分布容积结果表明毛蕊花糖苷在大鼠某一脏器组织有特异性分布，在比格犬体内无特异性分布；比格犬血药浓度-药时曲线下面积较大鼠的高，表明毛蕊花糖苷在比格犬体内吸收程度较高，药物滞留时间也较长。综合表明毛蕊花糖苷在大鼠和比格犬体内的药代动力学特征差异较大[23]。

皮下注射乙酰苯肼联合环磷酰胺复制大鼠血虚模型，熟地黄醇提物灌胃给药，采用高效液相色谱法测定不同时间点大鼠血浆中毛蕊花糖苷的血药浓度，采用 3p87 软件计算药动学参数。发现毛蕊花糖苷在该测定方法下线性范围为 $0.2\sim80\mu g/mL$，最低检测限和最低定量限分别为 $0.03\mu g/mL$、$0.12\mu g/mL$；与正常对照组比较，模型组大鼠相应剂量组 AUC_{0-t} 和 $AUC_{0-\infty}$ 显著增加，平均驻留时间和消除半衰期显著延长。这表明该方法专属性强、灵敏度高、操作简便，可用于检测血虚模型下毛蕊花糖苷的药动学过程[24]。

SD 大鼠灌胃给予毛蕊花糖苷 20mg/kg、40mg/kg、80mg/kg、160mg/kg 后，于不同时间点采血，给予 40mg/kg 剂量进行分布和排泄试验，测定血浆、组织和排泄物中的毛蕊花糖苷浓度，并用 DAS 2.0 软件拟合并计算药动学参数。结果：大鼠给药 20mg/kg、

40mg/kg、80mg/kg、160mg/kg 的毛蕊花糖苷后，药时曲线呈二室开放模型，主要药动学参数 t_{max}、C_{max}、$t_{1/2(\alpha)}$、AUC_{0-t}、$AUC_{0-\infty}$、CL/F、V/F 分别为 (17.50 ± 10.37) min、(0.313 ± 0.04) mg/L、(6.79 ± 12.10) min、(21.39 ± 4.03) mg·min/L、(22.39 ± 3.89) (mg·min/L)、(1.83 ± 0.30) L/(kg·min)、(179.10 ± 52.77) L/kg。大鼠给予 40mg/kg 的毛蕊花糖苷后，毛蕊花糖苷在尿液和粪便中 36h 内的累积排泄率分别为 (0.037 ± 0.005)%、(0.0042 ± 0.0008)%，胆汁中 12h 内的累积排泄率基本为零。这表明毛蕊花糖苷在大鼠体内吸收符合一级动力学，分布在小肠和肺浓度最高，其次为胃和肌肉，其他组织都有少量的分布；且通过尿液、粪便和胆汁排泄量较少，其可能主要通过代谢过程进行消除[25]。

参考文献

[1] 中国药典委员会. 中华人民共和国药典 2015（一部）[M]. 北京：化学工业出版社，2015：135.

[2] Zhang H Q, Lai Y L. Acteoside inhibits apoptosis in a D-galactasamine and lipopolysaccharide-induced liver injury [J]. Life Sc, 1999, 65 (4)：421.

[3] Xiong Q B, Yasuhiro Tezuka, Takuji Kaneko, et al. Inhibition of nitric oxide by phenylethanoids in activated macrophages [J]. European J Pharmaco l, 2000, 400 (1)：137.

[4] 何伟，宋桂珍，武桂兰，等. 肉苁蓉中雄性激素样作用活性成分的初探 [J]. 中国中药杂志，1996，21（9）：564.

[5] Sato A, Kozima S, Kobayashi K, et al. Pharmacological studies on cistanchis herba. Effects of the constituents of cistanchis herba on sex and learning behavior in chronic stressed mice [J]. Yakugaku Zasshi, 1985, 105 (12)：1134-1145.

[6] 朴景华，蒲小平，马建，等. 类叶升麻苷对东莨菪碱所致记忆获得性障碍的改善作用 [J]. 中国药理学通报，2001，17（6）：625-626.

[7] 林慧敏，段伟兵，邵瑞，等. 毛蕊花糖苷通过激活 PI3K/AKT 通路促进成年小鼠神经干细胞增殖 [J]. 中国药理学通报，2016，32（06）：836-840.

[8] 胡航. 毛蕊花糖苷对 Aβ_（1-42）损伤神经元保护作用及机制研究 [J]. 辽宁中医药大学学报，2016，18（10）：34-37.

[9] 胡航. 毛蕊花糖苷对阿尔茨海默病小鼠神经治疗作用研究 [J]. 辽宁中医药大学学报，2016，18（12）：21-24.

[10] 高莉，彭晓明，霍仕霞，等. 毛蕊花糖苷改善 D-半乳糖致亚急性衰老小鼠脑损伤的作用 [J]. 中草药，2014，45（01）：81-85.

[11] 邓海峰，孙缦利，陈浩，等. 毛蕊花糖苷对抑郁症大鼠行为学和前额叶皮层内质网应激的影响 [J]. 中国病理生理杂志，2018，34（01）：101-106.

[12] 袁雅婷，胡贵丽，丁鹏，等. 毛蕊花糖苷的生理功能及其在动物生产中的应用 [J]. 动物营养学报，2016，28（12）：3777-3783.

[13] 张慧，于澎，张楠，等. 毛蕊花糖苷对内毒素诱导的急性肺损伤的保护作用 [J]. 中药药理与临床，2015，31（03）：41-43.

[14] 高燕，蒲小平. 类叶升麻苷抗鱼藤酮致 SH-SY5Y 细胞损伤机制的研究 [J]. 中国药理学通报，2007，23（2）：161.

[15] 张洪泉，刘晓梅，石惠芳，等. 麦角甾苷对实验动物消化功能的影响 [J]. 中国野生植物资源，2000，20（6）：45.

[16] 熊玉兰，王金华. 熟地黄麦角甾苷对小鼠肾毒血清肾炎治疗作用的研究 [J]. 中医药现代化，2006，8（5）：46-48.

[17] 邓志军，刘若轩，李常青，等. 毛蕊花糖苷对高脂模型大鼠血脂及血管内皮细胞 Bax-Bcl2 表达的影响 [J]. 广东药学院学报，2015，31（05）：625-628.

[18] Xiong Q H, Hase K, Tezuka Y, et al. Acteoside inhibits apoptosis in D-galactosamine and lipopolysaccharide induced liver injury [J]. Life Sci, 1999, 65：421-430.

［19］Pu X P，Song Z H，Li Y Y，et al. Acteoside from *Cistanche salsa* inhibits apoptosis by 1-methyl 4-phenylpyridinium ion in cerebellar granule neurons ［J］. Planta Med，2003，69：65- 66.

［20］李丽，刘质净. 车前草中苯乙醇苷类化合物的抗氧化活性研究 ［J］. 江苏农业科学，2010 (1)：275-277.

［21］陈微娜，李飞，朱盼盼，等. 毛蕊花糖苷对新生大鼠体外培养成骨细胞增殖与分化作用研究 ［J］. 海峡药学，2012，24 (04)：23-24.

［22］邓锦芳，熊英，王淳，等. 毛蕊花糖苷对顺铂诱导小鼠卵巢损害的保护作用 ［J］. 解剖科学进展，2017，23 (03)：257-261.

［23］霍仕霞，高莉，彭晓明，等. 毛蕊花糖苷在大鼠、比格犬体内的药代动力学比较 ［J］. 中国现代中药，2016，18 (10)：1273-1278，1304.

［24］邓志军，刘若轩，齐耀群，等. 毛蕊花糖苷在血虚模型大鼠体内的药动学研究 ［J］. 中药材，2016，39 (02)：395-397.

［25］霍仕霞，李建梅，高莉，等. 毛蕊花糖苷在大鼠体内吸收、分布及排泄研究 ［J］. 中国医院药学杂志，2016，36 (06)：450-454.

牛蒡苷
Arctiin

【CAS】 20362-31-6

【化学名】 （$3R$，$4R$）-4-[（3,4-二甲氧基苯基）甲基]-3-{[4-（β-D-吡喃葡萄糖氧基）-3-甲氧基苯基]甲基}二氢-2(3H)-呋喃酮

【异名】 牛蒡子苷；Arctigenin-4-glucoside

【结构式】

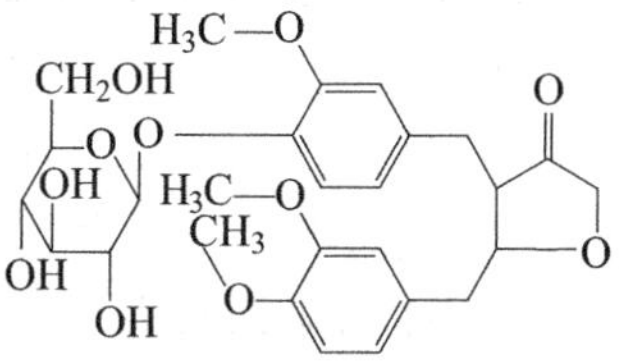

【分子式与分子量】 $C_{27}H_{34}O_{11}$；534.55

【来源】 菊科植物牛蒡 *Arctium lappa* L. 干燥成熟果实[1]。

【理化性质】 无色结晶性粉末。熔点 110～112℃。旋光度－51.5°（$c=2.0mol/L$，乙醇）。

【药理作用】

1. 对中枢神经系统的影响

（1）神经保护作用

牛蒡苷在 0.01～1.10μmol/L 剂量范围内对谷氨酸诱导大鼠皮层细胞产生的细胞毒性有较强的神经保护作用[2]。牛蒡苷对小鼠一般行为无影响，对小鼠戊巴比妥钠阈下催眠无明显作用，对戊巴比妥钠所致睡眠小鼠无协同作用。结果提示，牛蒡苷在 0.122～0.488g/kg 剂量范围内对动物精神神经系统无明显影响[3]。

（2）解热作用

采用大肠杆菌内毒素发热家兔模型观察牛蒡苷的解热作用。发现牛蒡苷在 60mg/kg、120mg/kg、240mg/kg 剂量下明显降低发热家兔体温，表明牛蒡苷具有良好的解热作用[4]。

2. 对内脏的保护作用

（1）对肝脏的影响

采用颈背部皮下注射鱼藤酮葵花油乳化液 4 周的方法建立大鼠帕金森病模型，并灌胃给予不同剂量的牛蒡苷元进行干预治疗，观察各组大鼠脏器指数。采用 HE 染色法和电镜法观察大鼠脏器损伤程度，检测血清中丙氨酸转移酶（alanine aminotransferase，ALT）、肌酐（creatinine，CRE）与尿素氮（urea nitrogen，BUN）的含量。结果表明模型组大鼠的肝指数与正常组相比显著升高，血清中 ALT 与 BUN 的含量显著升高（$P \leqslant 0.01$），肝脏切片显示肝脏内存在着中央静脉扩张、慢性炎症细胞浸润等病理改变。牛蒡苷元治疗后肝指数显著降低，血清中 ALT 与 BUN 明显降低（$P \leqslant 0.01$），肝相应损伤有所缓解。这表明牛蒡苷元能有效抑制鱼藤酮所致的大鼠肝脏肿大，可缓解和治疗鱼藤酮所引起的肝损伤[5]。

牛蒡苷对 T. g. HSP70 诱导弓形虫感染小鼠急性肝损伤具有较好的保护作用。其可能的作用机制为：牛蒡苷能够提高小鼠肝脏组织中 SOD 活性及降低 MDA 含量，起到抗脂质过氧化作用；牛蒡苷通过抑制 TLR4、p38 MAPK 的表达，从而抑制 T. g. HSP70/TLR4 介导的信号通路，进而抑制炎症因子（PAF、IL-1β、TNF-α）的产生，减少对肝脏的损伤[6]。

（2）对肾脏的影响

链脲佐菌素诱导大鼠糖尿病肾病模型，空腹给药牛蒡苷 40mg/(kg·d)、60mg/(kg·

d），给药 8 周研究发现，牛蒡苷可以降低尿蛋白排泄、肾脏指数，以及 HPSE 蛋白的表达，同时上调 nephrin、podocin 蛋白及其 mRNA 的表达。可见，牛蒡苷对糖尿病大鼠肾脏有一定的保护作用，其作用机制可能与调控肾小球滤过屏障中相关蛋白的表达有关。

采用颈背部皮下注射鱼藤酮葵花油乳化液 4 周的方法建立大鼠帕金森病模型，并灌胃给予不同剂量的牛蒡苷元进行干预治疗，观察各组大鼠脏器指数。采用 HE 染色法和电镜法观察大鼠脏器损伤程度，检测血清中丙氨酸转移酶（alanine aminotransferase，ALT）、肌酐（creatinine，CRE）与尿素氮（urea nitrogen，BUN）的含量。结果模型组大鼠的肾指数与正常组相比显著升高，血清中 ALT 与 BUN 的含量显著升高（$P \leqslant 0.01$），肾皮质和髓质内均有慢性出血和炎性浸润，并可见肾小球固缩。牛蒡苷元治疗后肾指数显著降低，血清中 ALT 与 BUN 明显降低（$P \leqslant 0.01$），肝肾相应损伤有所缓解。这表明牛蒡苷元能有效抑制鱼藤酮所致的大鼠肾脏肿大，可缓解和治疗鱼藤酮所引起的肾损伤[5]。

3. 对内分泌系统的影响

研究发现，牛蒡苷能显著降低 db/db 小鼠空腹血糖值（FBG）、胰岛素（INS）、糖化血清蛋白（GSP）、TG、TC 和脂联素（APN）的血清浓度，改善小鼠糖耐量。这表明牛蒡苷能显著改善 db/db 小鼠糖代谢紊乱，减轻胰岛素抵抗，其作用机制可能与上调脂联素表达有关[7]。其次，探讨牛蒡苷对小鼠 3T3-L1 前脂肪细胞增殖、分化的影响及其作用机制。结果显示，牛蒡苷对 3T3-L1 细胞增殖无显著性影响，但可显著抑制 3T3-L1 前脂肪细胞向成熟脂肪细胞分化，且呈一定的剂量依赖关系；与空白对照组比较，牛蒡苷可显著降低 PPAR-γ mRNA、C/EBPαmRNA 表达水平。由此推断，牛蒡苷能抑制 3T3-L1 前脂肪细胞的成脂分化，其机制可能与其能抑制脂肪细胞分化相关调控因子 PPAR-γ 和 C/EBPα 的表达有关[8]。研究还发现，牛蒡苷可以通过促进 3T3-L1 前脂肪细胞的凋亡而抑制 3T3-L1 细胞的增殖，可以降低高糖高脂膳食引起的肥胖小鼠的体重，起到减肥作用[9]。

4. 抗肿瘤作用

牛蒡苷可以通过促使 MUC-1 蛋白及 mRNA 的上调显著地诱导 PC-3 细胞的脱落以及细胞数量的减少[10]。观察牛蒡苷对 HepG-2 细胞体外实验多种指标的影响，结果表明，牛蒡苷能抑制 HepG-2 细胞的增殖。通过倒置显微镜观察 HepG-2 细胞的形态，观察到癌细胞生长被抑制。用透射电子显微镜和 TUNEL 标志法，观察到 HepG-2 细胞凋亡。用 FCM 检测 HepG-2 细胞周期和凋亡率，结果显示，牛蒡苷先将细胞周期阻滞于 G_0/G_1 期，然后诱导细胞凋亡。Bax 和 Bcl-2 是一对凋亡相关调控基因，Bax 主要通过与其家族 Bcl-2 形成二聚体而发生作用。当 Bcl-2 表达较高时，Bcl-2 和 Bax 形成异源二聚体而抑制凋亡；当 Bax 表达较高时，Bax 之间形成同源二聚体而促进凋亡。实验结果表明，牛蒡苷作用于 HepG-2 细胞后 Bcl-2 表达减弱，Bax 表达增强，说明其可下调 Bcl-2 及上调 Bax 表达，这可能为牛蒡苷诱导 HepG-2 细胞凋亡的机制之一。从体外实验中证明，牛蒡苷能抑制 HepG-2 细胞的生长，并诱导细胞凋亡[11]。

通过牛蒡苷对胰腺癌细胞株 CAPAN-1 作用的体外实验，发现牛蒡苷可以抑制 CAPAN-1 细胞生长，阻滞 CAPAN-1 细胞周期于 G_0/G_1 期并诱导细胞凋亡，通过上调 Bax 蛋白表达（$P < 0.01$），下调 Bcl-2 蛋白表达（$P < 0.05$），诱导 CAPAN-1 细胞凋亡。用 CAPAN-1 细胞制作 Bal b/c 裸小鼠荷瘤模型，连续每天腹腔注射牛蒡苷 10mg/(kg•d)，共 10d，以 5-FU 30mg/(kg•d) 作阳性对照观察抑瘤率。结果显示，牛蒡苷可抑制荷瘤裸小鼠肿瘤生长，抑瘤率为 41.7%[12]。

研究牛蒡苷对不同时间点人舌鳞状细胞癌 Tca8113 细胞增殖的影响及相关的分子机制。结果表明，牛蒡苷可以通过激活 p38 MAPK 信号通路转导促进人舌鳞状细胞癌 Tca8113 细胞 Caspase-3 的活化，从而抑制 Tca8113 细胞的增殖，进而起到抗人的舌鳞状细胞癌的作用[13]。

牛蒡苷 Atn 显著下调 TNBC 系 CIP2A 的表达；CIP2A 下调导致 PP2A 活性增加和 Akt 的磷酸化水平下降；沉默 CIP2A 表达增强 Atn 对 TNBC 细胞转移行为的抑制作用；Atn 通过重激活 PP2A 抑制 TNBC 增殖和侵袭。研究表明 Atn 在 TNBC 中具有新型作用机制，即 Atn 通过抑制 CIP2A 表达而活化 PP2A，进而抑制 Akt 活化，从而抑制细胞的转移[14]。

5. 抗炎作用

应用小鼠耳郭肿胀模型、大鼠肉芽肿和弗氏完全佐剂模型观察牛蒡苷对急慢性炎症的影响，发现牛蒡苷在 60mg/kg、120mg/kg、240mg/kg 剂量下显著减轻二甲苯所致小鼠耳郭肿胀，减少大鼠肉芽组织增生，但并不改善佐剂性关节炎大鼠足关节肿胀程度，表明牛蒡苷具有良好的抗急性炎症作用[4]。

牛蒡苷对高浓度葡萄糖诱导的大鼠主动脉内皮细胞（RAECs）炎症损伤可起到保护作用。其机制主要是抑制 RAECs 细胞的增殖，降低一氧化氮（NO）以及一氧化氮合酶（iNOS）的表达和分泌[15]。牛蒡苷还能抑制弓形虫热休克蛋白 70（T. g. HSP70）诱导弓形虫感染小鼠急性肝损伤 ALT、AST 水平和 MDA、IL-1β、TNF-α 含量，以及 PAFAH mRNA 表达[16]。这表明牛蒡苷对 T. g. HSP70 诱导弓形虫感染小鼠急性肝损伤具有保护作用，其机制可能与抑制炎症介质的产生有关[17]。

6. 抗氧化作用

牛蒡苷对 H_2O_2 诱导的 SH-SY5Y 细胞氧化损伤有保护作用。通过体外培养人多巴胺能神经母细胞瘤细胞 SH-SY5Y 细胞，加入不同浓度的牛蒡苷预保护 SH-SY5Y 细胞后，加入 H_2O_2 刺激，采用 MTT 法检测细胞存活率。结果发现 $20\mu mol/L$ 的牛蒡苷可提高细胞的存活率，表明牛蒡苷能保护 H_2O_2 诱导的 SH-SY5Y 细胞氧化损伤[18]。

7. 降血压作用

牛蒡苷对蛙下肢及兔耳血管有扩张作用，能短暂降低兔血压。牛蒡苷还具有抗豚鼠自然高血压的作用[2]。

8. 药代动力学研究

小鼠口服牛蒡苷后 5min 血浆中即可检出牛蒡苷，且牛蒡苷在小鼠体内呈二室模型分布，其主要动力学参数为 $A=37.3125\mu g/mL$；$B=7.8985\mu g/mL$；$\alpha=0.0055min$；$\beta=0.0005min$；$K_a=0.4789/min$；$t_{1/2(\alpha)}=125.0083min$；$t_{1/2(\beta)}=1426.7556min$；$K_{10}=0.0019/min$；$K_{21}=0.0014/min$；$K_{12}=0.0027/min$；$C_{max}=42.7863\mu g/mL$；$t_{max}=9.6600min$；$AUC=22892.8789\mu g\cdot min/mL$。牛蒡苷口服后药代动力学实验表明，牛蒡苷口服吸收好，口服后 5min 血浆中即可检出牛蒡苷，15～30min 达高峰，30min 后开始下降进入消除相。在各脏器内牛蒡苷的浓度由高到低顺序为肝＞肾＞心＞脑，在心、肾、脑中 1h 达峰值，而在肝脏 2h 达最大吸收[19]。

9. 毒性作用

牛蒡苷小鼠灌胃给药的 LD_{50} 为 7.13g/kg，以人体 60kg 体重、每日服用 12g 牛蒡子计，相当于临床人用量的 580 倍；以最小全活量 2.51g/kg 计，相当于人用量的 204 倍。小鼠腹腔注射的 LD_{50} 为 0.74g/kg，相当于人日口服剂量的 60 倍；以最小致死剂量 0.427g/kg 计，相当于人临床日服剂量的 35 倍。这些结果显示，牛蒡苷口服途径毒性较小，但腹腔注射则有较大毒性[3]。

参考文献

［1］徐传芬，孙隆儒.牛蒡的研究现状［J］.天然产物研究与开发，2005，17（6）：818-821.

［2］王潞，赵烽，刘珂.牛蒡子苷及牛蒡子苷元的药理作用研究进展［J］.中草药，2008，39（3）：467-470.

［3］张淑雅，颜贝，王小萍，等.牛蒡苷对小鼠急性毒性及神经系统的影响［J］.时珍国医国药，2014，25（06）：1281-1283.

［4］张淑雅，王小萍，陈昕，等.牛蒡苷抗炎和解热作用研究［J］.药物评价研究，2013，36（06）：422-425.

［5］闻晓鑫，张娜，窦德强.牛蒡苷元对鱼藤酮致大鼠脏器损伤的保护作用［J］.沈阳药科大学学报，2017，34（10）：893-898.

［6］程小艳.牛蒡苷对 T. g. HSP70 诱导弓形虫感染小鼠急性肝损伤的保护作用及机制［D］.延吉：延边大学，2016.

［7］张铂，王兵，王勇强，等.牛蒡子苷对自发型糖尿病 db/db 小鼠血糖作用的实验研究［J］.中国药师，2014，11（17）：1796-1799.

［8］刘云云，杨瑞仪，刘抗伦，等.牛蒡子苷对小鼠 3T3-L1 前脂肪细胞增殖与分化的影响作用机制［J］.广州中医药大学学报，2012，29（3）：275-337.

［9］Min B，Lee H，Song J H，et al. Arctiin inhibits adipogenesis in 3T3-L1 cells and decreases adiposity and body weight in mice fed a high-fat diet［J］.Nutr Res Pract，2014，8（6）：655-661.

［10］Huang D M，Guh J H，Chueh S C，et al. Modulation of anti-adhesion molecule MUC21 is associated with arctiin induced growth inhibition in PC-3 cells［J］.Prostate，2004，59（3）：260-267.

［11］郑国灿.牛蒡子苷诱导人肝癌 HepG-2 细胞凋亡的实验研究［J］.中国病理生理杂志，2008，24（3）：586-587.

［12］郑国灿.牛蒡子苷对胰腺癌细胞抑制作用及其作用机理的实验研究［J］.时珍国医国药，2008，19（10）：2384-2386.

［13］于四海，严晓峰.牛蒡苷通过激活 p38 MAPK 抑制舌癌 Tca8113 细胞增殖的实验研究［J］.西部医学，2015（27）：645-651.

［14］袁晓宁，马文静，孙智婷，等.牛蒡苷元下调 CIP2A 抑制三阴性乳腺癌转移的作用及机制研究［J］.湖北医药学院学报，2017，36（05）：391-396.

［15］范小青，申云富.牛蒡苷药理活性研究进展［J］.上海中医药杂志，2017，51（04）：113-116.

［16］Lu L，Zhang R，Song M，et al. Optimization of extraction and purification of arctiin from *Fructus arctii* and its protection against glucose-induced rat aortic endothelial cell injury［J］.Cell Biochem Biophys，2014，69（1）：93-101.

［17］程小艳，朱璐瑶，青才文江，等.牛蒡苷对弓形虫热休克蛋白 70 诱导弓形虫感染小鼠急性肝损伤的保护作用［J］.延边大学医学学报，2015，4（38）：270-273.

［18］王悦，窦德强.牛蒡苷元及牛蒡苷对 H_2O_2 诱导的 SH-SY5Y 细胞氧化损伤的保护作用［J］.神经药理学报，2015，5（2）：1-4.

［19］胥秀英，郑一敏，傅善权，等.牛蒡子苷在小鼠体内的分布状态及药代动力学研究［J］.时珍国医国药，2006，17（5）：698-699.

牛蒡子苷元
Arctigenin

【CAS】 7770-78-7

【化学名】 (3R,4R)-4-[(3,4-二甲氧基苯基)甲基]二氢-3-[(4-羟基-3-甲氧基苯基)甲基]-2(3H)-呋喃酮

【异名】 牛蒡子素

【结构式】

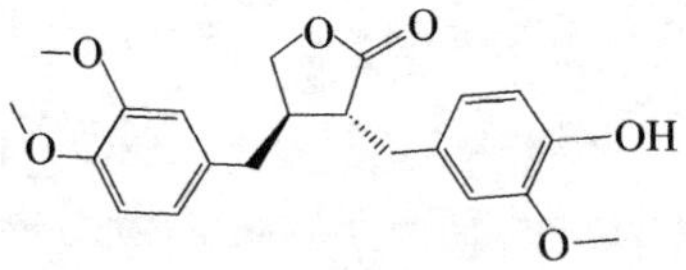

$$C_{21}H_{24}O_6；372.41$$

【分子式与分子量】 $C_{21}H_{24}O_6$；372.41

【来源】 菊科植物牛蒡 *Arctium lappa* L. 果实[1]。

【药理作用】

1. 对中枢神经系统的影响

牛蒡子苷元在 $0.01\sim1.10\mu mol/L$ 剂量范围内对谷氨酸诱导的大鼠皮层细胞产生的细胞毒性有较强的神经保护作用[2]。

牛蒡子苷元还具有抗阿尔茨海默病的作用和抑制 K^+ 挛缩的作用[1]。

建立大鼠急性脑缺血再灌注模型,观察预处理牛蒡子苷元对此模型大鼠的神经保护作用,脑切片用 2,3,5-氯化三苯基四氮唑 (triphenyl-2H-tetrazolium chloride,TTC) 染色显示,牛蒡子苷元 (6.25mg/kg、12.5mg/kg、25mg/kg) 可剂量依赖性地减少大鼠脑梗死量,25mg/kg 牛蒡子苷元可将大鼠脑梗死量从 $(26.45\pm2.97)\%$ 减至 $(14.50\pm2.74)\%$。以往研究表明,激活的小胶质细胞可促进脑内炎症反应的进行,而牛蒡子苷元可显著抑制小胶质细胞的激活以及其向巨噬细胞的转移[3];探索辅助性 T 细胞在实验过敏性脑脊髓炎的发生过程中所起的调节作用,研究表明,牛蒡子苷元给药组小鼠脾脏及淋巴结组织中辅助性 T 细胞 1 和 17 的增殖和极化受到抑制,临床症状较对照组明显减轻,提示牛蒡子苷元可能通过调节辅助性 T 细胞 1 和 17 的增殖和极化来改善实验过敏性脑脊髓炎[4];通过用苏木精-伊红着染小鼠的脊髓石蜡切片,观察小鼠的髓鞘脱失情况,同样证实了牛蒡子苷元 (10mg/kg) 对实验过敏性脑脊髓炎小鼠的保护作用[5]。穿刺是临床治疗、抢救患者的重要给药途径,但穿刺会造成刺创,引发炎症等一系列继发性损伤;通过建立小鼠刺创模型 (stab wound injury,SWI),探究牛蒡子苷元对机械性脑损伤的保护作用,在建立 SWI 模型后,给模型鼠填喂牛蒡子苷元 30min 至 14d,发现与对照组相比,20mg/kg、40mg/kg、80mg/kg 牛蒡子苷元可剂量依赖性地减少模型鼠的脑水含量以及脑血肿,从而促进伤口愈合[6];为更全面地探究牛蒡子苷元的神经保护作用,在体外用人成神经细胞瘤细胞 SH-SY5Y 建立机械性创伤细胞模型,观察到 $0.5\mu mol/L$ 牛蒡子苷元能够显著抑制由刮擦引起的肿瘤坏死因子-α (tumor necrosis factor-α,TNF-α)、白介素-6 (interleukin-6,IL-6) 等炎症因子的分泌,减弱乳酸脱氢酶 (lactate dehydrogenase,LDH) 的产生,缓解细胞损伤,具有较好的细胞保护作用[7]。

2. 对内脏系统的影响

(1) 对心血管系统的影响

采用 SD 大鼠腹腔注射兔抗大鼠血小板 (platelet,PLT) 抗体血清制备被动型 ITP 动物

模型，Bal b/c 小鼠腹腔注射大鼠血小板抗原制备小鼠交叉免疫反应型 ITP 模型，SD 大鼠皮下注射环磷酰胺制备大鼠药物诱导型血小板减少模型，通过血细胞计数仪检测以上 3 种动物模型全血 PLT 数量，并研究牛蒡子苷元对 ITP 模型的药效作用。正常 Bal b/c 小鼠给予牛蒡子苷元 1.0mg/(kg·d) 后，利用流式技术检测脾脏淋巴细胞 Treg 细胞比率，研究牛蒡子苷元药理作用机制。牛蒡子苷元能显著性提高被动型 ITP 模型与交叉免疫反应型 ITP 模型的 PLT 数量，与模型组相比有显著性差异（$P<0.05$）；对环磷酰胺造成的模型作用不明显（$P>0.05$）；牛蒡子苷元能显著性提高正常小鼠脾脏淋巴细胞 Treg 细胞比率（$P<0.05$）。这表明牛蒡子苷元对免疫性血小板减少动物模型取得较好的治疗效果，这可能与其升高 Treg 细胞比率有关[8]。

牛蒡子苷元是抗血小板聚集的活性成分，提示牛蒡子苷元可能成为血小板活化因子拮抗药。

将 6 周龄 2 型糖尿病（GK）大鼠按血糖水平随机分为模型组，牛蒡子苷元低、中、高剂量组（12.5mg/kg、25mg/kg、50mg/kg），以 Wistar 大鼠作为正常组。所有 GK 大鼠饲喂高糖高脂饲料，16 周后灌胃 10mg/(kg·d) L-N-硝基精氨酸甲酯（L-NAME）连续 8 周。造模同时各组动物每天上下午灌胃给药 2 次，模型组和正常组灌溶剂。实验开始、中期及结束期检测血糖，实验结束前检测血压，麻醉后腹主动脉采血检测血常规，放血后取胸主动脉固定制作石蜡切片，观察形态，免疫组化方法检测血管内皮生长因子（VEGF）表达。结果显示，所有 GK 大鼠血糖持续升高，给药组与模型组相比没有明显差别，实验结束时 GK 大鼠血压显著升高，牛蒡子苷元可以明显降低 GK 大鼠血压，且具有剂量依赖性。血常规检测结果显示 GK 大鼠白细胞总数及分类计数均升高，血小板参数异常，PLT 减少，血小板平均体积（MPV）、血小板分布宽度（PDW）增高，牛蒡子苷元可以显著降低白细胞总数和分类计数，降低 MPV、PDW。胸主动脉形态学观察发现 GK 大鼠血管内膜病变明显，牛蒡子苷元可以减轻病变程度，VEGF 免疫组化染色结果表明模型组 GK 大鼠 VEGF 表达较多，牛蒡子苷元各剂量组表达较少。以上结果表明牛蒡子苷元对 GK 大鼠大血管具有保护作用，机制可能与降低血压、抗炎、改善血小板功能、减少 VEGF 表达有关[9]。

（2）对消化系统的影响

以 DSS 诱导小鼠发生溃疡性结肠炎，研究表明，造模前 7d 每天给小鼠口服牛蒡子粉末（100mg/kg），可明显减轻结肠炎小鼠的腹泻、血便现象，提示牛蒡子可作为抗溃疡性结肠炎的一种有效食物，但发挥抗炎作用的具体有效活性成分不明确。针对这种情况，用乙醇提取分离牛蒡子的各种成分，发现牛蒡子中的牛蒡子苷元（25mg/kg、50mg/kg）而非牛蒡子苷能够剂量依赖性地抑制 DSS 诱导的小鼠结肠炎，具体表现为牛蒡子苷元给药组小鼠的体重减轻以及结肠组织学损伤等结肠炎临床表现得到缓解。研究表明，肠道上皮细胞以及浸润炎性细胞在溃疡性结肠炎的发生过程中起着非常重要的作用，牛蒡子苷元可以显著地减轻结肠炎小鼠肠道上皮细胞的减少现象并减少中性粒细胞的渗透，从而有效缓解 DSS 诱导的结肠炎。值得注意的是，牛蒡子苷元（50mg/kg）抑制结肠炎的功效堪比甚至优于结肠炎阳性对照药米沙拉秦肠溶片（500mg/kg）[10]。

牛蒡子苷元皮下给予可以显著降低无水乙醇型小鼠胃溃疡的溃疡指数，牛蒡子苷元（0.1mg/kg 和 0.3mg/kg）可以保护无水乙醇诱导的胃黏膜损伤；牛蒡子苷元（0.03mg/kg、0.1mg/kg、0.3mg/kg）可以显著减少利血平型小鼠胃溃疡的溃疡指数；牛蒡子苷元（0.05mg/kg、0.15mg/kg、0.45mg/kg）可以显著抑制束缚水浸应激性大鼠的溃疡形成，显著升高 SOD 和 iNOS 水平；牛蒡子苷元（0.05mg/kg、0.15mg/kg、0.45mg/kg）明显促进乙酸型大鼠胃溃疡的愈合，并且降低胃黏膜匀浆中的 MDA 水平。这表明牛蒡子苷元皮下给予对多种实验性胃溃疡具有保护作用，作用机制可能与升高 SOD、iNOS 水平和减少 MDA 水平相关，为其申报临床用于治疗胃溃疡提供临床前的药理试验依据[11]。

（3）对呼吸系统的影响

牛蒡子苷元（30mg/kg、100mg/kg）可显著减轻肺损伤的组织学病理改变[12]。用 LPS（5mg/kg）滴鼻造模。将小鼠随机分为对照组、LPS 组、LPS＋牛蒡子苷元组（50mg/kg）和 LPS＋二甲基亚砜（DMSO）组，造模 4d 后收集小鼠肺组织，用苏木精-伊红着染后观察肺组织的组织学改变，发现与对照组相比，LPS 组小鼠的肺泡隔增厚、炎性细胞浸润明显，而牛蒡子苷元（50mg/kg）可显著抑制 LPS 引起的肺组织炎症反应。检测小鼠肺泡灌洗液，发现牛蒡子苷元还可减少由 LPS 引起的白蛋白、中性粒细胞、巨噬细胞、淋巴细胞增多的现象[13]。以上研究提示牛蒡子苷元对防治 ALI 有效。

将 30 只雌性 BALB/c 小鼠随机分为正常对照组、模型组和牛蒡子苷元组。采用卵清白蛋白与氢氧化铝致敏，并雾化吸入卵清蛋白激发制备小鼠支气管哮喘模型，81d 后检测小鼠支气管肺泡灌洗液中细胞总数和炎症细胞数；采用 HE 染色在光镜下观察各组小鼠肺组织病理学变化；采用 RT-PCR 和 Western blot 分别对肺组织 E 选择素的 mRNA 和蛋白质表达进行测定；采用 Western blot 对肺组织中 NFκB p65 活化水平（p-NFκB p65/total NFκB p65）进行检测。发现与模型组相比，牛蒡子苷元组小鼠 BALF 中细胞总数、嗜酸性粒细胞数、中性粒细胞和巨噬细胞数明显降低；小鼠肺组织病理变化明显减轻；哮喘小鼠肺组织 E 选择素 mRNA 和蛋白质的表达降低，哮喘小鼠的 NFκB p65 活化水平显著下降。这表明牛蒡子苷元 10mg/kg 可能通过抑制 NFκB 的活化从而降低 OVA 诱导的哮喘小鼠气道炎症水平，为牛蒡子苷元进一步应用于哮喘的治疗奠定了一定的实验基础[14]。

采用 8 只已经成功埋植 DSI 遥测植入子（TL11M2-D70-PCTR）的比格犬，皮下注射给予牛蒡子苷元（0.05～5mg/kg），每只清醒比格犬将在 4 个独立的给药日分别给予溶剂及 3 个剂量的牛蒡子苷元，每次给药间隔（含给药日）为 2 天。通过生理信号遥测系统连续测量和记录给药前和给药后 1h、1.5h、2h、3h、4h、5h、6h、12h、24h 的心电（RR 间期、心率、T 波振幅、ST 段、QRS 间期、PR 间期、QT 间期）、体温、血压（收缩压、舒张压、平均压）、呼吸（潮气量、呼吸频率）等指标。发现给药后 1h、2h、24h，部分指标与同期溶剂对照组相比具有统计学意义（$P<0.05$），但因差异无剂量依赖性，故无生物学意义。这表明本实验条件下，比格犬皮下注射给予牛蒡子苷元，心血管系统和呼吸系统均未见与供试品相关的明显改变[15]。

（4）对肝脏的影响

通过对成年 Sprague-Dawley 大鼠随机分为溶剂对照组、牛蒡子苷元（ATG）3.0mg/kg、CCl$_4$ 模型组、CCl$_4$＋ATG1.0mg/kg 和 3.0mg/kg 组和 CCl$_4$＋秋水仙碱（COL）0.1mg/kg 阳性对照组，采用 sc 的方法复制大鼠 CCl$_4$ 肝纤维化模型，造模 8 周。从第 5 周开始，ig 给予 ATG 和 COL，连续治疗 4 周。测定各组大鼠血清中谷丙转氨酶（GPT）、谷草转氨酶（GOT）的活性以及白蛋白（ALB）、总胆红素（TBIL）的水平，肝组织中羟脯氨酸（HYP）的含量；HE 和 Masson 染色观察肝组织病理改变，并采用组织免疫荧光法检测活化的肝星状细胞增殖，Western blot 法检测细胞周期相关蛋白的表达。发现与 CCl$_4$ 模型组比较，ATG1.0mg/kg 和 3.0mg/kg 可显著升高纤维化大鼠血清中 ALB 含量（$P<0.05$），

降低血清中 GPT、AST 和 TBIL 水平（$P<0.05$），从而降低肝损伤的程度；ATG1.0mg/kg 和 3.0mg/kg 还能显著降低纤维化大鼠肝组织中 HYP 的含量（$P<0.05$），减少肝内纤维组织的形成。同时，ATG1.0mg/kg 和 3.0mg/kg 还能抑制纤维化大鼠肝组织中活化的 HSC 增殖，显著降低细胞周期相关调控蛋白细胞周期蛋白 D1（Cyclin D1）、细胞周期蛋白依赖性蛋白激酶（CDK）2 和 4 及增殖细胞核抗原的表达（$P<0.05$），同时上调细胞周期阻抑物蛋白 $p27^{KIP1}$ 的表达水平（$P<0.05$）。这表明 ATG 对 CCl_4 诱导的大鼠肝损伤和肝纤维化具有显著的治疗作用，其作用机制可能与抑制活化的 HSC 增殖相关[16]。

ATG 对 CCl_4 诱导的大鼠肝损伤和肝纤维化具有显著的治疗作用，其作用机制可能通过阻抑 PI3K/Akt 蛋白激酶的磷酸化激活，阻断其下游调控的转录因子 FOXO3a 的磷酸化，进而诱导 FOXO3a 发生核转移，并上调 $p27^{KIP1}$ 蛋白表达水平，从而实现对 CDK2 激酶活性的抑制，使肝星状细胞无法完成从 G_1 期向 S 期的转变，发挥抑制活化的 HSCs 增殖的作用[17]。

（5）对肾脏的影响

牛蒡子苷元可以抑制肾皮质细胞膜蛋白激酶 C 的活性，抑制下游通路的激活，减少肾皮质细胞外基质的堆积，从而减缓糖尿病肾病时肾纤维化的进程[18]。

3. 对内分泌系统的影响

牛蒡子苷元能够降血糖和抑制多元醇代谢通路。研究发现，牛蒡子苷元能直接降低自发性糖尿病小鼠 db/db 的空腹血糖并改善小鼠体内的脂质代谢。这一现象可能与牛蒡子苷元上调脂联素的表达，激活 AMPK，促进组织对葡萄糖的摄取来增加机体对胰岛素的敏感性有关。正常情况下，葡萄糖在体内很少会进入多元醇代谢通路。而当机体的血糖持续增高时，多元醇通路中的限速酶即醛糖还原酶就会被激活，造成细胞内堆积大量的多元醇代谢产物山梨醇，山梨醇具有较强的细胞毒性，它会抑制细胞内 Na^+,K^+-ATP 酶的活性造成细胞和组织缺氧，并最终损坏内皮细胞功能。牛蒡子苷元可以通过抑制醛糖还原酶的活性来阻断山梨醇的产生，从而维护细胞内 Na^+,K^+-ATP 酶的活性，减缓糖尿病肾微血管病的进展，抑制蛋白激酶 C 信号通路[18]。

4. 抗病毒作用

（1）抗 HIV-1 作用

牛蒡子苷元在体外可显著抑制 HIV-1 病毒的蛋白 p17 和 p24 的表达，而在含有 0.5mmol/L 牛蒡子苷元的培养液中培养 HTLV-3 细胞时，其中反转录酶的活性被抑制达 80%～90%，提示牛蒡子苷元可能作用于反转录阶段。然而，体内试验结果表明，牛蒡子苷元是已感染 HIV-1 病毒的人体细胞系中病毒应答的抑制剂，牛蒡子苷元作用在整合阶段，可以抑制原病毒的 DNA 整合到细胞的 DNA 中去[19]。牛蒡子苷元对纯化的整合酶进行体外试验，发现其在卵裂分析和整合分析中是无效的，但其 3-O-去甲基物却在这两项分析中显示出明显的活性。此外，在对分离出的 HIV 整合酶进行活性测定时发现牛蒡子苷元完全不具活性，表明牛蒡子苷元的活性来源于它的代谢产物，而非其自身。牛蒡子苷元不论在体内还是体外都有抗 HIV-1 的作用[20]。

（2）抗流感病毒作用

已有研究证实，牛蒡子苷元具有抗甲 2 型流感病毒感染的活性。而目前在人群中流行的甲型流感病毒为 H1N1 和 H3N2。对牛蒡子苷元在抗甲 1 型流感病毒方面进行实验研究，发现牛蒡子苷元对离体大鼠气管、结肠、肺动脉、胸主动脉及豚鼠气管有松弛作用，这种作用是通过抑制细胞外钙内流和内钙释放发挥的；并且牛蒡子苷元能直接抑制或灭活流感病毒，在体外有较强的抗甲 1 型流感病毒作用，是牛蒡解表功能的有效成分[21]。在此基础上，经体内研究发现，口服牛蒡子苷元 $100\mu g/kg$ 和 $10\mu g/kg$ 均可明显抑制甲 1 型流感病毒引起的小鼠肺炎突变。$100\mu g/kg$ 牛蒡子苷元对甲 1 型流感病毒感染的小鼠有保护作用，提示牛蒡子苷元可能会成为一种治疗流行性感冒的有效药物。牛蒡子苷元在体内外均有抗甲 1 型流感病毒的作用[22]。

5. 抗肿瘤作用

研究发现，用 2-氨基-1-甲基-6-苯基咪唑并［4,5-b］吡啶诱发雌性大鼠乳腺癌，在诱发阶段或诱发后阶段给大鼠灌胃牛蒡子苷元，给药组在哺乳动物的乳腺癌诱发率上和空白组没有明显的差异，但在发病的复杂性和多样性上有明显的降低作用[23]。在 2-氨基-1-甲基-6-苯基咪唑并［4,5-b］吡啶诱发的癌变实验中，牛蒡子苷元可明显降低结肠畸变小囊性病灶的平均数量，在胰腺病灶的多样性上有轻微的下降[24]。牛蒡子苷元可以通过诱导结肠直肠癌细胞的凋亡起到抑制结肠直肠癌的作用。近期的研究发现，在葡萄糖缺失的体外环境中，牛蒡子苷元可以诱导胰腺癌细胞 PANC-1 的死亡[25]。以 7,12-二甲基苯并蒽为引发剂，以乙酸豆蔻佛波酯为促进剂诱发小鼠皮肤癌，然后用牛蒡子苷元进行小鼠皮肤癌的二相癌变试验，结果表明，两者局部和口服给药对皮肤癌均有明显的抑制作用。以 4-硝基喹啉-N-氧化物为引发剂，以甘油为促进剂诱发大鼠肺癌，进行大鼠肺癌的二相癌变试验，结果表明牛蒡子苷元有活性[26]。

采用白血病细胞株 HL-60 对牛蒡子苷元的抗白血病活性进行研究，以临床上使用的 4 种抗癌药物作为阳性对照来比较其抗细胞增殖活性和细胞毒性。结果表明，牛蒡子苷元对白血病细胞株 HL-60 有强的抑制活性（$IC_{50}<100ng/mL$），几乎和目前使用的抗白血病药物活性相当[1]。通过染色排除试验证明牛蒡子苷元对 HL-60 细胞几乎没有毒性，而传统的抗白血病药物的毒性很强。牛蒡子苷元对人 T 淋巴细胞白血病 MOLT-4 细胞的生长也有抑制作用，对促分裂素诱发的人周边血淋巴细胞再生无抑制作用。并且牛蒡子苷元可强烈地抑制［3H］胸腺嘧啶核苷、［3H］尿嘧啶核苷、［3H］白氨酸结合进入 HL-60 细胞。这些结果说明牛蒡子苷元抑制 HL-60 细胞的生长是以一种无毒的机制来进行的，可能是通过停止白血病细胞合成 DNA、RNA 或蛋白质来发挥作用。除此之外，牛蒡子苷元对 MH60 细胞株也有明显的抗增殖作用。体内外试验显示，牛蒡子苷元具有抗肝癌的活性。牛蒡子苷元对 CCl_4 诱导的大鼠肝细胞毒性具有保护作用[27]。

研究建立使用 SD 大鼠的免疫血清、白细胞与肿瘤细胞共培养，检测上清中 LDH 含量筛选抗肿瘤免疫药物的方法，结果显示牛蒡子苷元降低了小鼠肿瘤的发生率，从而证实了牛蒡子苷元影响了机体的免疫系统，提高动物的抗肿瘤免疫能力，牛蒡子苷元能够提高机体免疫系统对肿瘤细胞的杀伤作用，提高机体抗肿瘤免疫力[28]；牛蒡子苷元可诱导人骨肉瘤 MG-63 细胞系发生凋亡，抑制其细胞增殖能力，并能抑制 Bcl-2 和 VEGFR-2 基因的表达水平，同时能够诱导促凋亡基因 Bax 表达水平的上升，这些结果阐明了其抗肿瘤作用中存在的作用机制[29]；牛蒡子苷元可抑制大鼠脑胶质瘤细胞增殖及其瘤体生长，且对机体免疫器官及血小板水平无明显不良影响[30]；牛蒡子苷元通过下调 VEGF 基因的表达来抑制Ⅱ型子宫内膜癌细胞增殖[31]；牛蒡子苷元可通过抑制 PI3K/Akt 信号通路下调抗凋亡蛋白的表达进而促进肝癌细胞凋亡[32]；牛蒡子苷元增强 H460 细胞对顺铂诱导的细胞增殖抑制和凋亡促进作用[33]；牛蒡子苷元可抑制胰腺癌的生长增殖[34]；牛蒡子苷元能够抑制 S_{180} 荷瘤小鼠肿瘤生长及其瘤内微血管密度，对肿瘤组织内 VEGF 的表达亦有抑制作用[35]；牛蒡子苷元能提高人肝癌细胞 Cx 表达，增强细胞间缝隙连接功能[36]；牛蒡子苷元抑制 H460 肺癌细胞生长活性与诱导细胞凋亡和 G_0/G_1 期细胞周期停滞有关[37]；ATG 抑制了 mTOR/P70S6K 通路，诱发了更强的自噬，抑制了 LOVO 和 HCT116 细胞的增殖；ATG 激活了 AMPK/Raptor 通路，抑制了 mTOR/P70S6K 通路，减少了小鼠脾细胞 IFN-γ、IL-2 的分泌，抑制了小鼠脾细胞的增殖[38]；ATG 有抑制 EC-1 增殖，下调 EC-1 内 PCNA 表达水平，阻滞细胞周期的作用，ATG 可明显诱导 EC-1 细胞凋亡可能与 ATG 调控 Bcl-2、Bax 基因表达有关[39]；ATG 在体外可以抑制 SMMC-7721 细胞的黏附、侵袭和转移，在体内可以抑制肿瘤的转移[40]；牛蒡子苷元能抑制人膀胱癌 T24 细胞生长[41]；ATG 有抑制 EC-1 增殖，下调 EC-1 内 PCNA 表达水平，阻滞细胞周期的作用，能抑制食管癌细胞增殖[42]。

6. 对免疫系统的影响

用碳廓清模型法考察牛蒡子苷元对小鼠单核巨噬细胞吞噬能力的影响，从而考察对小鼠非特异性免疫的影响；以 2,4-二硝基氯苯及环磷酰胺（Cy）诱导小鼠 DTH（迟发型超敏）反应降低或小鼠 DTH 反应升高为模型，考察牛蒡子苷元对小鼠细胞免疫失衡的影响。实验发现牛蒡子苷元显著提高小鼠的碳廓清能力，对环磷酰胺降低或升高的小鼠迟发型反应均能调节至接近正常水平。这表明牛蒡子苷元能提高小鼠单核巨噬细胞的吞噬能力，从而增强小鼠非特异免疫水平，对小鼠细胞免疫失衡具有免疫调节作用[43]。

7. 抗炎作用

牛蒡子苷元具有显著的抗炎作用。牛蒡子苷元能显著抑制脂多糖诱导的小鼠巨噬细胞对 TNF-α 的释放[44]。体外研究发现，$0\sim32\mu mol/L$ 可显著抑制脂多糖诱导的鼠源巨噬细胞 RAW 264.7 及人源巨噬细胞 U937 对 TNF-α 的释放，且无细胞毒性，此作用可被几种已知的 TNF-α 抑制剂所加强。牛蒡子苷元还可有效地减弱由伴刀豆球蛋白和脂多糖以剂量依赖方式诱导的 T 淋巴细胞、B 淋巴细胞的增殖。牛蒡子苷元对脂多糖和干扰素-γ 诱发 RAW 2.417 细胞产生 NO 的作用并不相同，牛蒡子苷元可抑制干扰素信号引起的 NO 释放，但显著增加由脂多糖诱导的 NO 产生。这些结果表明，牛蒡子苷元可能是通过调节免疫应答对活化巨噬细胞、淋巴细胞包括 TNF-α、NO 产生及淋巴细胞增殖起到抗炎作用的[45]。

牛蒡子苷元抑制炎性介质释放的作用机制是通过 IκBα 磷酸化以及 p65 核转位抑制 LPS 诱导的 RAW 26417 细胞中 iNOS 的表达，这可能与抑制 NO 的产生有关。牛蒡子苷元通过对 MAP 酶活性的抑制，诱导 AP-1 失活，从而抑制了 MAP 激酶，如 ERK1/2、p38 和 JNK 的激活，这可能参与了对 TNF-α 的抑制[46,47]。

8. 抗氧化作用

牛蒡子苷元显著上调 3T3-L1 成熟脂肪细胞 AMPK 磷酸化水平，提示 AMPK 信号通路被激活。信号通路下游与脂质生成相关的基因和蛋白质（包括 ACC、FAS、LPL、PPAR-γ 和 C/EBPα）以及与脂肪水解相关的基因（HSL）的表达水平下调。同时，AMPK 的激活也导致 ACC 磷酸化水平提高，其下游与脂肪酸氧化相关的基因（CPT-1）mRNA 水平上调[48]。

9. 对骨生长的作用

通过体外分离培养软骨细胞，取第 1 代细胞进行实验干预。实验分为空白组（ARC-0 组）、低浓度牛蒡子苷元组（ARC-L 组）和高浓度牛蒡子苷元组（ARC-H 组）。各组分别给予相应干预措施处理 48h 后，以 SABC 免疫细胞化学染色法观察 Col Ⅱ 的表达情况；以

CCK-8 法检测软骨细胞的增殖情况；以 qRT-PCR 检测 Col Ⅱ、SOX9 及 MMP13 mRNA 的表达情况；以酶联免疫吸附法（ELISA）检测细胞培养上清液中 Col Ⅱ 的含量。发现 ARC-L 组和 ARC-H 组的 Col Ⅱ 阳性染色强度均强于 ARC-0 组，其中 ARC-H 组染色最强；与 ARC-0 组相比，在不同时间点 ARC-L 组和 ARC-H 组均可促进软骨细胞的增殖，且 ARC-H 组促增殖作用更显著，除 24h 和 96h 的 ARC-L 组外其余各时间点差异均有统计学意义（P <0.05）；与 ARC-0 组相比，ARC-L 组和 ARC-H 组均可上调 Col Ⅱ 和 SOX9 mRNA 的表达，下调 MMP13 mRNA 的表达，且 ARC-H 组作用更为显著，除 ARC-L 组 Col Ⅱ 及 MMP13 mRNA 外，差异均有统计学意义（P <0.05）；与 ARC-0 组相比，ARC-L 组和 ARC-H 组均可促进 Col Ⅱ 蛋白的表达，且 ARC-H 组作用更为显著，除 ARC-0 组和 ARC-L 组外，差异均有统计学意义（P <0.05）。这表明牛蒡子苷元可通过上调 SOX9 和 Col Ⅱ mRNA 的表达，下调 MMP13 mRNA 的表达以促进 Col Ⅱ 蛋白的合成[49]。

10. 药代动力学

采用大鼠皮下注射牛蒡子苷元注射液，并对给药后的系统暴露动力学特征进行评价。大鼠皮下注射 0.1mg/kg、0.3mg/kg、1.0mg/kg 牛蒡子苷元注射液，应用 LC-MS/MS 法测定牛蒡子苷元不同时间点的血浆/组织浓度，并计算药代动力学参数。大鼠皮下注射 3 种剂量牛蒡子苷元注射液后，t_{max} 均为 0.3h 左右，C_{max} 分别为（17.6±4.74）ng/mL、（61.8±8.05）ng/mL、（285±77.0）ng/mL，AUC_{0-t} 分别为（22.8±5.77）ng·h/mL、（83.5±15.3）ng·h/mL、（412±117）ng·h/mL，$t_{1/2}$ 为 0.781~1.08h，V_d 为 3.84~5.59L/kg，绝对生物利用度为 103%。牛蒡子苷元在大鼠组织中分布迅速、广泛，其中肠、心、肝、胰、肾等组织中药物含量较高（大于血浆暴露量）且无明显蓄积现象。牛蒡子苷元注射液皮下注射给药后，在大鼠体内吸收迅速，C_{max} 及 AUC_{0-t} 与剂量呈正相关，分布广泛，清除较快，可有效提高其在大鼠循环系统及组织中的暴露水平，并呈良好的动力学特征[50]。

11. 毒性作用

（1）100 只受精雌鼠分为溶剂对照组和牛蒡子苷元高、中、低剂量（64mg/kg、16mg/kg、4mg/kg）组，每组 25 只；72 只受精雌兔分为溶剂对照组和牛蒡子苷元高、中、低剂量（25mg/kg、10mg/kg、4mg/kg）组，每组 18 只。全部动物于妊娠第 6 天（GD6）开始给药，每天 ip 给药 1 次，大鼠连续给药至 GD15，停药至 GD20 解剖检查，家兔连续给药至 GD18，停药至 GD29 解剖检查。试验期间，每天观察动物一般状态，定期检测动物体重和摄食量，解剖时计数卵巢黄体数量、检查着床数和活胎数，测量活胎顶臀长和尾长，检查活胎外观、内脏和骨骼。结果给药期间，动物除给药方法导致的注射部位炎症反应外，其他未见异常体征变化；与溶剂对照组比较，牛蒡子苷元未引起大鼠和家兔体重异常增长；母本动物受孕率、平均黄体数量和受精卵着床丢失率也未见异常改变；窝均活胎率、死胎率和吸收胎率，胎仔顶臀长和尾长也未见明显改变；也未见受试物导致的胎仔外观、内脏和骨骼畸形。结论表明牛蒡子苷元未见潜在的大鼠和家兔胚胎-胎仔发育毒性。在本试验条件下，牛蒡子苷元大鼠和家兔胚胎-胎仔发育毒性的无明显损害作用剂量（NOAEL）分别为 64mg/kg 和 25mg/kg[51]。

（2）UDP 试验分静脉注射和皮下注射两组，根据 AOT425 StatPgm 设定程序进行试验。健康 SD 大鼠 40 只，各组 20 只。结果静脉注射 LD_{50} 为 8.9mg/kg，95% 置信区间 6.617.5g/kg，皮下注射 LD_{50} 为 227.3mg/kg，95% 置信区间 166.3348mg/kg。结论：牛蒡子苷元注射液静脉注射毒性较大，皮下注射较为安全[52]。

参考文献

[1] 王潞，赵烽，刘珂.牛蒡子苷及牛蒡子苷元的药理作用研究进展 [J].中草药，2008，39（3）：467-470.

[2] Jang Y P，Kim S R，Kim Y C，et al. Neuroprotective dibenzylbutyro lactone lignans of Torrey a nucifera [J]. Planta Med，2001，67（5）：47024721

[3] Fan T，Jiang W L，Zhu J，et al. Arctigenin protects focal cerebral ischemia-reperfusion rats through inhibiting neuroinflammation [J]. Biological and pharmaceutical bulletin，2012，35（11）：2 004-2 009.

[4] Zhang R，Li W，Zhang Z，et al. Arctigenin regulates Th1 and Th17 differentiation and ameliorates experimental autoimmune encephalomyelitis（THER7P. 958）[J]. The journal of immunology，2015（194）：25-29.

[5] Wen L，Zhihui Z，Kai Z，et al. Arctigenin suppress Th17 cells and ameliorates experimental autoimmune encephalomyelitis through AMPK and PPAR-γ / ROR-γt signaling [J]. Molecular neurobiology，2016，8（53）：1-11.

[6] Song J，Li N，Xia Y，et al. Arctigenin treatment protects against brain damage through an anti-inflammatory and anti-apoptotic mechanism after needle insertion [J]. Frontiers in pharmacology，2016（7）：1-16.

[7] Song J，Li N，Xia Y，et al. Arctigenin confers neuroprotection against mechanical trauma injury in human neuroblastoma SH-SY5Y cells by regulating miRNA-16 and miRNA-199a expression to alleviate inflammation [J]. Journal of molecular neuroscience Mn，2016（60）：115-129.

[8] 李斌，刘铮，杨姣，等.牛蒡子苷元对免疫性血小板减少模型的药效及机理 [J].沈阳药科大学学报，2015，32（04）：294-298.

[9] 冯芹，孙宝存，夏文凯.牛蒡子苷元对自发性糖尿病 GK 大鼠合并高血压大血管病变的保护作用 [J].中国中药杂志，2015，40（05）：957-962.

[10] Wu X，Yang Y，Dou Y，et al. Arctigenin but not arctiin acts as the major effective constituent of *Arctium lappa* L. fruit for attenuating colonic inflammatory response induced by dextran sulfate sodium in mice [J]. International immunopharmacology，2014，（23）：505-515.

[11] 李晓梅，苏勤勇，关永霞，等.牛蒡子苷元对实验性胃溃疡的保护作用及其机制探讨 [J].中药药理与临床，2015，31（05）：47-50.

[12] Shi X，Sun H，Zhou D，et al. Arctigenin attenuates lipopolysaccharide-induced acute lung injury in rats [J]. Inflammation，2014，38（2）：623-631.

[13] Zhang W Z，Jiang Z K，He B X，et al. Arctigenin protects against lipopolysaccharide-induced pulmonary oxidative stress and inflammation in a mouse model via suppression of MAPK，HO-1，and i NOS signaling [J]. Inflammation，2015，38（4）：1406-1414.

[14] 陈海涛，朱涛，刘美，等.牛蒡子苷元抗哮喘小鼠气道炎症作用及机理研究 [J].中药药理与临床，2016，32（02）：39-43.

[15] 高雷，姚景春，孙颖，等.牛蒡子苷元注射液对清醒 Beagle 犬心血管系统和呼吸系统的影响 [J].中国药物警戒，2016，13（04）：197-200.

[16] 张晓珣，王俊，赵宇，等.牛蒡子苷元对四氯化碳致大鼠肝纤维化的治疗作用 [J].中国药理学与毒理学杂志，2016，30（01）：53-60.

[17] 张晓珣.牛蒡子苷元抗肝纤维化作用及抑制肝星状细胞增殖的分子机制研究 [D].重庆：重庆理工大学，2016.

[18] 雷虹.牛蒡子苷元的药理作用研究进展 [C] //中国毒理学会遗传毒理专业委员会、中国毒理学会生殖毒理专业委员会.2016 年第六届全国药物毒理学年会论文集，2016：5.

[19] Vlietinck A J，DeBruyne T，Apers S，et al. Plant derived leading compounds for chemotherapy of human immunodeficiency virus（HIV）infection [J]. Planta Med，1998，64（2）：97-109.

[20] Fujihashi T，Hara H，Sakata T，et al. Anti-human immunodeficiency virus（HIV）activities of halogenated gomisin derivatives，new nonnucleo side inhibitors of HIV type reverse transcriptase [J]. Antimicrob Agents Chemother，1995，39（9）：2000-2007.

[21] 高阳，董雪，康廷国，等.牛蒡子苷元体外抗流感病毒活性 [J].中草药，2002，33（8）：724-726.

[22] 杨子峰，刘妮，黄碧松，等.牛蒡子苷元体内抗甲 1 型流感病毒作用的研究 [J].中药材，2005，28（11）：1012-

1014.

[23] Hirose M，Yamaguchi T，Lin C，et al. Effects of arctiin of PhIP-induced mammary，colon and pancreatic carci-nogenesis in female Sprague-Dawley rats and MeIQx-induced hepatocarcinogenesis in male F344 rats [J]. Cancer Lett，2000，155 (1)：79-88.

[24] Hausott B，Greger H，Marian B，et al. Naturally occurring lignans efficiently induce apoptosis in colorectal tumor cells [J]. J Cancer R es Clin Oncol，2003，129 (10)：569-576.

[25] Awale S，Lu J，Kalauni S K，et al. Identification of arctigenin an antitumor agent having ability to eliminate the to lerance of cancer cells to nutrient starvation [J]. Cancer Res，2006，66 (3)：1751-1757.

[26] Takasaki M，Konoshima T，Komatsu K，et al. Antitumor promoting activity of lignans from the aerial part of Saussurea medusa [J]. Cancer Lett，2000，158 (1)：53-59.

[27] Kim S H，Jang Y P，Sung S H，et al. Hepatoprotective dibenzylbutyrolactone lignans of *Torreya nucifera* against CCl$_4$-induced toxicity in primary cultured rat hepatocytes [J]. Biol Pharm Bull，2003，26 (8)：1202-1205.

[28] 李涛，程国良，董方，等.牛蒡子苷元对小鼠和大鼠抗肿瘤免疫增强作用研究 [J].中国药物警戒，2017，14 (07)：389-393.

[29] 顾启滨，邓立明，钟诚.牛蒡子苷元对人骨肉瘤 MG-63 细胞增殖及细胞凋亡的影响 [J].临床医学工程，2017，24 (12)：1670-1672.

[30] 张朝巍.牛蒡子苷元对大鼠脑胶质瘤细胞增殖及其瘤体生长的抑制作用 [J].山东医药，2017，57 (21)：41-43.

[31] 徐军娟，裘雅芬，冯燕.牛蒡子苷元对人 Ⅱ 型子宫内膜癌细胞增殖抑制的研究 [J].中国临床药理学杂志，2016，32 (12)：1112-1114.

[32] 王静泓，姜孝新，曾乐平，等.牛蒡子苷元通过抑制 PI3-K/Akt 信号通路诱导肝癌细胞凋亡 [J].肿瘤药学，2015，5 (06)：430-435.

[33] 王焕勤，王静.牛蒡子苷元与顺铂联合对人肺癌 H460 细胞系增殖和凋亡的影响 [J].医药论坛杂志，2015，36 (02)：1-5.

[34] 吴利梅，余凤慧.牛蒡子苷元抑制人胰腺癌细胞 PANC-1 裸鼠移植瘤生长的实验研究 [J].肝胆胰外科杂志，2015，27 (05)：394-397.

[35] 何凡，孙小玲，宿亚柳，等.牛蒡子苷元抗肿瘤血管生成作用研究 [J].中药药理与临床，2014，30 (04)：19-23.

[36] 袁国卿.牛蒡子苷元对人肝癌细胞 HepG-2 缝隙连接蛋白表达的影响 [J].中医临床研究，2014，6 (22)：16-17.

[37] 王焕勤.牛蒡子苷元增强非小细胞肺癌药物敏感性的机制研究 [D].郑州：郑州大学，2014.

[38] 陆明.牛蒡子苷元对结肠癌细胞及小鼠脾细胞的作用和机制 [D].合肥：安徽医科大学，2014.

[39] 杜建新，马洪德.牛蒡子苷元对人食管癌细胞增殖和凋亡的影响及机制研究 [J].河南医学研究，2013，22 (04)：481-485.

[40] 王兵，郑国灿.牛蒡子苷元对肝癌侵袭转移的影响 [J].世界华人消化杂志，2011，19 (07)：723-727.

[41] 杨树才.牛蒡苷元对人膀胱癌 T24 细胞抑制作用的实验研究 [C]//中国解剖学会.中国解剖学会 2011 年年会论文文摘汇编.2011：1.

[42] 马洪德.牛蒡子苷元对人食管癌细胞增殖细胞核抗原表达及细胞周期影响的研究 [J].中国实用医药，2011，6 (32)：8-9.

[43] 薛芳喜，姚景春，刘奋.牛蒡子苷元对小鼠免疫功能的影响 [J].中华中医药学刊，2016，34 (02)：350-352.

[44] Chae S H，Kim P S，Cho J Y，et al. Isolation and identification of inhibitory compounds on TN F-αproduction from Magnoliae fargesii [J]. Arch Pharm Res，1998，21 (1)：672-691.

[45] Cho J Y，Kim A R，Yoo E S，et al. Immunomodulatory effect of arctigenin，a lignan compound on tumor necro-sis factor-αand nitric oxide production，and lymphocyte proliferation [J]. J P harm P harm acol，1999，51 (11)：12672-12731.

[46] Cho M K，Park J W，Jang Y P，et al. Lipopolysaccharide inducible nitric oxide synthase expression by dibenzyl-butyrolactone lignans through inhibition of I-κBα phosphorylation and of p65 nuclear translocation in macrophages [J]. Int Immunopharmacol，2002，67 (6)：1738-1745.

[47] Cho M K，Jiang Y P，Kim Y C，et al. Arctigenin，a phenylpropanoid dibenzylbutyro lactone lignan，inhibits MAP kinases and AP-1 activation via potent MKK inhibition：the role in TNF-alpha inhibition [J]. Int Immunopharmacol，

2004，4（10211）：1419-14291.

［48］宋宇宙.牛蒡子苷元通过 AMPK 信号通路调节脂肪代谢的作用研究［D］.广州：广州中医药大学，2017.

［49］陈世宣，冯伟，卢远坚，等.牛蒡子苷元对体外培养软骨细胞Ⅱ型胶原表达的影响［J］.中国中医骨伤科杂志，2017，25（10）：6-10.

［50］韩舒，谷元，杨元辉，等.牛蒡子苷元大鼠皮下注射给药后的血浆动力学及组织分布研究［J］.烟台大学学报（自然科学与工程版），2017，30（02）：131-137.

［51］王恩力，董方，刘忠，等.牛蒡子苷元对大鼠和家兔的胚胎-胎仔发育毒性研究［J］.药物评价研究，2017，40（03）：345-350.

［52］刘松江，刘松燕.牛蒡子苷元注射液对 SD 大鼠急性毒性研究［J］.中国药物警戒，2015，12（08）：462-463.

七叶树苷
Esculin

【CAS】 531-75-9

【化学名】 6,7-二羟基香豆素-6-葡萄糖苷

【异名】 马栗树皮苷，七叶灵，秦皮甲素；Aesculin，Esculoside

【结构式】

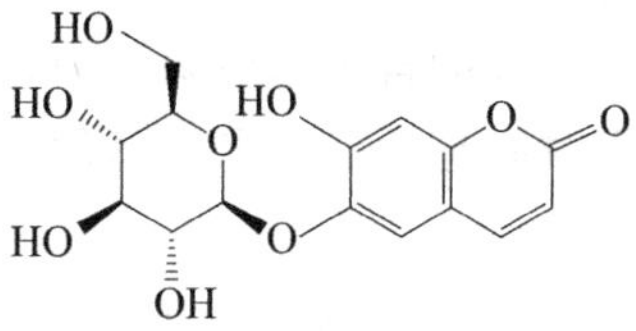

【分子式与分子量】 $C_{15}H_{16}O_9$；340.28

【来源】 七叶树科植物欧洲七叶树（马栗树）*Aesculus hippocastanuin* Linn 树皮；菊科植物菊苣 *Cichorium intybus* L. 全草；茜草科植物土边翘 *Hymenodictyon excelsum* (Roxb.) Wall. 树皮；大戟科植物续随子 *Euphorbia lathyris* L. 种子；木犀科植物苦枥白蜡树 *Fraxinus rhynchophylla* Hance 树皮，花白蜡树 *F. ornus* L. 树皮、花。

【理化性质】 倍半水合物，针状体（热水），熔点 204～206℃。难溶于冷水，溶于沸水。溶于热乙醇、甲醇、吡啶、乙酸乙酯和乙酸。

【药理作用】

1. 对中枢神经系统的影响

七叶树苷对中枢神经系统有一定的保护作用。七叶树苷能对抗多巴胺引起的 SH-SY5Y 人神经母细胞瘤细胞的细胞毒性，提示二者对治疗帕金森病等神经退行性疾病具有重要的意义[1,2]。

2. 抗炎作用

七叶树苷具有抗炎和降低血尿酸的作用，可用于治疗骨关节炎和风湿关节炎造成的软骨损伤[3]。采用酵母多糖和角叉菜胶诱导的小鼠足爪肿胀模型，结果发现，腹腔注射七叶树苷具有显著的抗炎作用[4]。

3. 利尿作用

在氧嗪酸诱导的小鼠和大鼠高尿酸血症模型，腹腔注射七叶树苷 100mg/kg 或以上浓度时，显示出很强的降低血尿酸的作用，但口服给药此剂量的七叶树苷无显著的作用。另外，在小鼠和大鼠肝匀浆的体外试验中，七叶树苷不显示对黄嘌呤氧化酶和黄嘌呤脱氢酶的抑制作用[5]。

4. 抗病原微生物作用

七叶树苷是秦皮中抑制病原微生物的有效成分[6]。七叶树苷对金黄色葡萄球菌、白色葡萄球菌、大肠杆菌、变形杆菌、铜绿假单胞菌、宋内痢疾杆菌、志贺痢疾杆菌、福氏痢疾杆菌等致病菌均有不同的抑制作用。七叶树苷对人肠道细菌有抑制作用，并且七叶树苷对肠道中大肠杆菌的繁殖具有明显抑制作用[7]。

5. 抗肿瘤作用

研究发现，七叶树苷在体内外均显示抗肿瘤和免疫调节作用。七叶树苷能抑制化学致癌物质 1,2-二甲肼诱导的大鼠结肠 DNA 氧化损伤和肿瘤生长[8]。在裸鼠体内中药七叶灵方具有诱导人肺腺癌 A549 细胞凋亡的作用，并可明显降低瘤重[9]。

6. 其他作用

七叶树苷有微弱的镇痛作用，小鼠腹腔注射或灌服七叶树苷 100mg/kg 能明显延长环己巴比妥作用下小鼠的睡眠时间。氨水喷雾引咳法实验，小鼠腹腔注射七叶树苷水溶液 300mg/kg 具有明显的镇咳作用。酚红排泌法证明七叶树苷还有明显的祛痰作用。七叶树苷有抗血凝以及抑制大鼠眼晶状体的醛糖还原酶等作用。研究还发现，七叶树苷具有较强的抗氧化活性，DPPH 分析法显示其有很强的自由基清除能力，对自由基的清除能力与浓度和时间有关，浓度越大，抗氧化物加入时间越长，对自由基的清除能力就越强[10]。

7. 药代动力学研究

七叶树苷口服后在小肠上部吸收，胃与大肠不吸收。^3H-七叶树苷给豚鼠静脉注射发现其在肾上腺、肾脏、睾丸中含量较高，特别是肾脏的含量最高。大鼠静脉注射后，肾髓质的线粒体在给药后 4h 含量最高，其次为细胞核，再次为微粒体。除肾脏外，还可出现于胆囊及脑中。大鼠无论口服还是静脉注射均由尿及大便中排泄，以原形为主，豚鼠则主要在体内破坏。七叶树苷进入大鼠体内后被迅速吸收，大部分大鼠在 10min 就达到峰浓度，提示七叶树苷主要在胃中被吸收入血，体内过程符合一级吸收一室开放模型，$t_{1/2}$ 为 1.2h[11]。

8. 毒性作用

七叶树苷毒性低，小鼠灌服七叶树苷的 LD_{50} 为 11.5g/kg。七叶树苷中毒时出现镇静、惊厥、昏迷，最后呼吸麻痹死亡[12]。

【应用】

1. 治疗眼疾

七叶树苷对 70 例慢性结膜炎中医辨证属风热上扰患者具有较好疗效。临床疗效结果显示，治疗 20d 后治疗组和盐酸林可霉素滴眼液对照组眼干涩、异物感、目痒等眼部症状均有明显改善，但对睑内红赤、睑内椒样及粟样颗粒的眼部体征的疗效，七叶树苷治疗组明显优于对照组[13]。

2. 治疗感染性疾病

用七叶树苷 12g 结合其他 11 种中药配成愈溃汤，内服配合灌肠对慢性非特异性溃疡性结肠炎具有较好疗效，治愈率达 76%，总有效率为 94%[14]。采用七叶树苷治疗放射性直肠炎患者 28 例，总有效率为 89.3%[15]。

3. 治疗关节炎

七叶树苷对 109 例急性痛风性关节炎湿热阻络证患者具有一定的止痛效果，患者对关节疼痛记分改善程度的评价，以及医生对关节压痛程度改善的评价均优于安慰剂，呈现一定的剂量-效应关系，但关节疼痛消失率及关节压痛消失率与安慰剂组的差别没有统计学意义[16]。

参考文献

[1] Zhao D L，Zou L B，Lin S，et al. Anti-apoptotic effect of esculin on dopamine-induced cytotoxicity in the human neuroblastoma SH-SY5Y cell line [J]. Neuropharmacology，2007，53（6）：724.

[2] Zhao D L，Zou L B，Lin S，et al. 6,7-di-*O*-glucopyranosyl-esculetin protects SH-SY5Y cells from dopamine-induced cytotoxicity [J]. Eur J Pharmacol，2008，580（3）：329.

[3] Koju W，Akira I，Takashi S，et al. Esculetin suppresses proteoglycan metabolism by inhibiting the production of matrix metalloproteinases in rabbit chondrocytes [J]. Eur J Pharmacol，1999，370：297-305.

[4] Stefanova Z，Neychev H，Ivanovska N，et al. Effect of a total extract from Fraxinus ornus stem bark and esculin on zymosan-and carrageenan-induced paw oedema in mice [J]. J Ethnopharmacol，1995，46（2）：101.

[5] Kong L，Zhou J，Wen Y，et al. Aesculin possesses potenthypouricemic action in rodents but is devoid of xanthine oxidase/dehydrogenase inhibitory activity [J]. Planta Med，2002，68（2）：175.

[6] 姚丽芳，杨逢春. 秦皮类中草药抗菌作用的研究 [J]. 中华医学丛刊，2003，3（6）：5.

[7] Duncan S H，Leitch E C，Stanley K N，et al. Effects of esculin and esculetin on the survival of *Escherichia coli* O157 in human faecal slurries，continuous-flow simulations of the rumen and colon and in calves [J]. Br J Nutr，2004，91（5）：749.

[8] Kaneko T，Tahara S，Takabayashi F. Inhibitory effect of natural coumarin compounds，esculetin and esculin，on oxidative DNA damage and formation of aberrant crypt foci and tumors induced by 1，2-dimethylhydrazine in rat colons [J]. Biol Pharm Bul，2007，30（11）：2052.

[9] 金长娟，沙慧芳，赵兰香，等. 七叶灵方诱导裸鼠人肺腺癌 A549 移植瘤细胞凋亡的实验研究 [J]. 中西医结合学报，2004，7（2）：285-287.

[10] 梁敏. 秦皮抗氧化成分的分离及其活性研究 [J]. 食品工业科技，2006，27（3）：64.

[11] 夏小燕，居文政，许美娟，等. 七叶树苷大鼠体内药代动力学研究 [J]. 江苏中医药，2004，40（2）：81-83.

[12] 季宇彬. 中药有效成分药理与应用 [M]. 哈尔滨：黑龙江科学技术出版社，1994：193.

[13] 陆萍，李明飞. 秦皮滴眼液治疗慢性结膜炎的临床观察 [J]. 上海中医药杂志，2002，9：29.

[14] 宗丙华，姜群英，焦芳珍，等. 愈溃汤治疗慢性溃疡性结肠炎 [J]. 山东中医杂志，1998，17（1）：20.

[15] 周羽，倪彦燕，丁兆华. 秦皮汤合白头翁汤治疗放射性直肠炎 28 例 [J]. 湖北中医杂志，2003，25（4）：30.

[16] 罗玫，刘芳，邹建东，等. 秦皮总香豆素对原发性急性痛风性关节炎止痛效应的探索性临床试验 [J]. 中国临床药理学与治疗学，2005，10（4）：475.

七叶皂苷
Aescine

【CAS】　6805-41-0

【化学名】　(2S,3S,4S,5R,6R)-6-(3S,4R,4aR,6aR,6bS,8R,8aS,9S,10S,12aR,14aR,14bS)-9-乙酰氧基-8-羟基-4,8a-双(羟甲基)-4,6a,6b,11,11,14b-六甲基-10-[(Z)-2-甲基丁-2-烯酰基]

【异名】　七叶皂素，娑罗子；Aescin，Escin

【结构式】

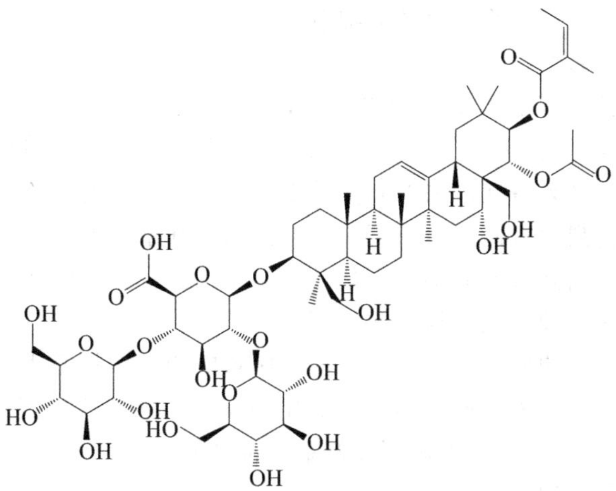

【分子式与分子量】　$C_{55}H_{86}O_{24}$；1131.26

【来源】　七叶树科植物欧洲七叶树 Aesculus hippocastanum L.、日本七叶树 Aesculus turbinata Bl 和中国天师栗 Aesculus Wilsonii Rehd 果实或种子。

【理化性质】　白色或类白色结晶性粉末，味苦而辛。在水和甲醇中易溶，在乙醇和丁醇中溶解，在氯仿和乙酸中不溶。

【药理作用】

1. 对中枢神经系统的影响

(1) 抗脑水肿作用

对实验性脑出血后脑水肿有明显的治疗作用[1]。七叶皂苷对大鼠尾壳核注射胶原酶引起的脑出血后脑水肿有显著的治疗作用，可减少各脑区的含水量，并存在明显的量效关系[2]。通过电镜观察发现，经七叶皂苷作用后出血水肿明显减轻，线粒体、内质网肿胀现象减轻，结构趋于完整。脑缺血再灌注脑组织缺血区 AQP4 蛋白表达的上调与脑水肿的发生发展有密切的关系，而 β-七叶皂苷钠有抑制脑水肿发生的作用[3]。

(2) 对脑缺血损伤的保护作用

再灌注即刻腹腔注射七叶皂苷钠对大鼠短暂性、局灶性脑缺血具有保护作用，这种保护作用在一定程度上与抑制神经细胞凋亡有关[4]。七叶皂苷钠可通过清除氧自由基和稳定血管内皮细胞等机制，对弥漫性脑损伤合并二次脑损伤发挥保护神经组织的作用[5]。七叶皂苷钠可通过抑制炎性因子，降低 NO 水平，清除氧自由基和稳定血管内皮细胞等机制，对弥漫性脑损伤合并二次脑损伤发挥保护神经组织的作用[6]。

(3) 对神经元的作用

七叶皂苷可促进 SD 大鼠脑源性神经元的生长，其作用可能与上调 BDNF 及 TrkB 的表达有关；七叶皂苷可促进 SD 大鼠脑源性神经元的存活、生长，其机制可能是通过上调神经生长因子（NGF）及其受体 TrkA 的表达来实现[7]。

2.对内脏系统的影响

（1）对心血管系统的影响

七叶皂苷具有增强静脉张力的作用。只需 10^{-3}mol/L 或更低浓度的七叶皂苷，在离体的人隐静脉条上就可以达到明显的收缩效果；狗静脉注射七叶皂苷或其提取物可以引起明显的静脉收缩现象，值得注意的是，该现象不论在正常或病理改变的静脉上都存在。七叶皂苷还具有增加淋巴流量、营养血管及保护毛细血管作用[8]。

（2）对消化系统的影响

胃酸分泌的主要神经调节因素是迷走神经，因此，降低迷走神经兴奋性可抑制胃酸分泌。七叶皂苷不论是在胃内给药，还是在十二指肠给药，均能产生抑制胃酸分泌的作用。七叶皂苷通过降低迷走神经兴奋性，来抑制胃排空，通过刺激迷走神经合成和释放多巴胺，使中枢多巴胺受体释放前列腺素而产生作用。这种抑制有利于改善十二指肠溃疡患者兴奋性的高胃酸分泌，对降低夜间高胃酸分泌有十分重要的作用。并且，根据有关研究得知，七叶皂苷可通过神经和内分泌两种途径参与胃酸的调节[9]。

肠缺血再灌注肺损伤的发生可能与氧化损伤所致的凋亡调控基因 Bcl-2 和 Bax 的蛋白表达异常密切相关，七叶皂苷钠可通过抑制过氧化损伤，上调抑凋亡基因 Bcl-2 的表达，提高 Bcl-2/Bax 值来抑制细胞凋亡，从而减轻肠缺血再灌注肺损伤[10]。

（3）对呼吸系统的影响

七叶皂苷钠能明显抑制博来霉素致肺纤维化大鼠早期肺组织 TGF-β1 的过高表达[11]。细胞因子参与介导慢性阻塞性肺疾病（COPD）急性加重的炎症反应，七叶皂苷钠可通过抑制细胞因子的产生，改善 COPD 急性加重期患者的肺功能[12]。七叶皂苷钠可减轻肠 IR 肺损伤，其机制可能是通过抑制氧自由基的产生、白细胞的活化来调控 p38 MAPK 信号转导通路，从而抑制肺组织细胞的凋亡[13]。

（4）对肝脏的保护作用

预先对大鼠肝脏缺血再灌注模型静脉注射七叶皂苷钠，检测肝组织内 ATP、AMP、ADP 含量，肝脏的细胞能荷及血清 ALT、AST、KP、γ-GT 等各项指标，结果发现用药组较单纯缺血再灌注对照组肝组织内 ATP 含量高，肝功能损害较轻。说明七叶皂苷钠对肝脏缺血再灌注损伤有明显的保护作用[14]。

（5）对肾脏的保护作用

七叶皂苷钠可减轻油酸致大鼠急性肺损伤程度，其机制可能与降低 W/D、减少 TNF-α 含量、下调 AQP1 蛋白表达有关[15]。30 只成年雄性 Wistar 大鼠，分为 3 组（$n=10$）：假手术组（sham 组），对照组（缺血再灌注组），治疗组（七叶皂苷钠组）在肾缺血 45min 后完全恢复灌流。术前及术后 24h 检测血清肌酐（Scr）、尿素氮（BUN）浓度；检测肾组织超氧化物歧化酶（SOD）活性，丙二醛（MDA）及髓过氧化物酶（MPO）含量；电镜下观察肾小管超微结构变化；光镜下观察肾组织病理学改变。发现治疗组与对照组比较，血清 Scr、BUN 浓度有显著降低。治疗组与对照组比较，SOD 活性升高，MDA 浓度降低，MPO 含量下降（$P<0.05$），超微结构变化及病理损伤程度明显减轻。这表明七叶皂苷钠能减轻肾热缺血再灌注损伤，其机制可能与减轻肾脂质过氧化反应和抑制细胞凋亡，减轻炎症有关[16]。

3.抗肿瘤作用

经腹腔注射连续给药后，β-七叶皂苷钠对小鼠肝癌 H_{22} 和肉瘤 S_{180} 的生长均有较强的抑制作用，对 KB 细胞的增殖有明显的抑制作用，而且具有剂量和时间依赖性，但不能诱导该细胞凋亡。细胞周期实验结果显示，七叶皂苷使 G_1 期细胞数量增多，由于 G_1 期细胞的阻滞，使 G_1 期不能运行到 S 期，从而影响了细胞分裂增殖[17]。七叶皂苷可明显抑制 SGC-7901 肿瘤细胞增殖，并抑制细胞周期和诱导细胞发生凋亡，可下调凋亡相关蛋白 Bcl-2 的表达[18]。

七叶皂苷钠能抑制 BGC-823 细胞及 AGS 细胞增殖并诱导其凋亡，该过程可能是通过抑制 JAK-1/STAT-1 信号级联来实现的[19]。七叶皂苷钠通过抑制 SRC 的活化，阻断信号向下游信号分子 AKT、ERK 的传递，抑制乳腺癌细胞 MCF-7 增殖，诱导细胞凋亡[20]。七叶皂苷钠通过抑制细胞存活相关信号通路，上调死亡受体水平，抑制细胞增殖，促进细胞凋亡[21]。七叶皂苷钠与多种化疗药对 HT-29 细胞有协同作用，该协同作用与两者的给药次序及培养环境相关，其机制需进一步明确[22]。七叶皂苷对 A549 细胞增殖有明显的抑制作用，并可诱导 A549 细胞凋亡[23]。七叶皂苷对人肝癌 HepG-2 细胞的增殖有明显的抑制作用，并随着作用浓度的增大，抑制作用逐渐增强。流式细胞仪检测可见亚二倍体峰，提示七叶皂苷有诱导人肝癌 HepG-2 细胞凋亡作用。七叶皂苷可通过诱导人肝癌 HepG-2 细胞凋亡并将细胞阻滞在 G_0/G_1 期，使细胞不能进入 S 期进行 DNA 合成，最终使瘤细胞的体外增殖受到抑制[24]。1.4mg/kg 和 2.8mg/kg 七叶皂苷钠对 H_{22} 的抑瘤率分别为 19.2%、40.7%。免疫组化结果显示，七叶皂苷钠能够显著降低肿瘤内部微血管密度，低、高剂量组可分别达到 44.1% 和 48.5%。Western blot 证实，七叶皂苷钠能不同程度下调 CyclinD1、CDK2、Cyclin E、VEGF、p-Akt 等蛋白的表达，抑制 p65 的核转位。这表明七叶皂苷钠有一定的抗肿瘤作用，其机制可能与阻滞细胞周期，抑制血管新生以及干扰信号转导有关[25]。

七叶皂苷钠呈质量浓度和时间相关方式抑制 Jurkat 细胞增殖。经七叶皂苷钠处理后的 Jurkat 细胞出现凋亡的形态学特征、DNA 条带，Annexin V+/PI 细胞（早期凋亡细胞）显著增加，七叶皂苷钠可活化 Jurkat 细胞中 Caspase-8、Caspase-9、Caspase-3，引起 PARP 的切割，并减少 Bcl-2 蛋白的表达。这表明七叶皂苷钠能有效地通过诱导细胞凋亡抑制 Jurkat 细胞增殖[26]。

4.抗炎作用

七叶皂苷可消退由卵白蛋白、福尔马林和葡聚糖引起的大鼠足肿[27]，按 5mg/kg 剂量一次腹腔注射给药，对大鼠蛋清性关节炎也有抑制作用，其抑制程度与 20mg/kg 的氢化可的松相当。七叶皂苷对大鼠巴豆油性肉芽肿有明显的抗急性渗出作用，又可抑制组胺所引起的小鼠毛细血管通透性增加，其强度分别为氢化可的松的 7 倍和 8 倍。静脉注射七叶皂苷 1~2.5mg/kg 可抑制乙酸所致小鼠腹腔毛细血管通透性增加，并能对抗紫外线照射引起的红斑渗出及缓激肽所致家兔后肢淋巴通透性增加[28]。七叶皂苷钠预处理对 CI/R 损伤大鼠的脑保护作用可能与其减少炎性细胞因子的过度释放有关[29]。七叶皂苷钠可抵抗视网膜缺血再灌注损伤后的氧化损伤，其作用机制可能与提高 SOD 活性和降低 MDA 含量有关[30]。

5.对骨骼肌的保护作用

七叶皂苷对肢体缺血再灌注损伤具有保护作用，对家兔肢体缺血再灌注损伤模型进行实验，结果发现使用七叶皂苷钠后，血浆及骨骼肌各项生化指标较缺血再灌注组相比明显较低，说明七叶皂苷钠可减轻肢体缺血再灌注损伤程度，对骨骼肌有保护作用[31]。

6.药代动力学

口服给药后，β-七叶皂苷在人体内吸收较快，约 2h 血药浓度达峰值；但其血药浓度较低，C_{max} 约为 $16\sim18\mathrm{ng/mL}$；多次给药后，β-七叶皂苷的平均血药浓度（C_{av}）维持在 $10\mathrm{ng/mL}$ 左右，且其血药浓度个体差异大，连续给药 7d，其药代动力学行为未发生变化，C_{av} 约为 $7\mathrm{ng/mL}$[32]。

对七叶皂苷的单体七叶皂苷 A（A）、七叶皂苷 B（B）、七叶皂苷 C（C）和七叶皂苷 D（D）的研究显示，口服给药后，A、B、C、D 在大鼠体内迅速吸收，约 $2\sim3\mathrm{h}$ 4 种单体的血药浓度均可达峰值，但是血药浓度极低，A、B、C、D 这 4 种单体的 C_{max} 分别为 $14.70\mathrm{ng/mL}$，$8.81\mathrm{ng/mL}$，$42.10\mathrm{ng/mL}$，$56.80\mathrm{ng/mL}$，4 种单体的绝对生物利用度均不足 2%。此外，食物影响七叶皂苷的吸收。

7.毒性作用

注射用 β-七叶皂苷钠在国外应用已有 20 余年，成人剂量 $20\mathrm{mg/d}$ 以下为安全剂量。在此剂量下连续用药，患者的脉搏、血压、血液成分、电解质、尿及肝肾功能等均未发现病理性变化。

（1）全身过敏反应

患者静脉滴注七叶皂苷钠 $20\mathrm{mg}$，用药 1h 后出现过敏性皮疹，患者全身皮肤弥漫性潮红、肿胀，可见粟粒大小密集的红色丘疹，压之褪色，伴瘙痒。停用七叶皂苷钠，给予抗过敏治疗，5d 后过敏症状基本消失[33]。

（2）过敏性水疱型组织坏死

患者静脉滴注七叶皂苷钠 $20\mathrm{mg}$，一天后，输液部位局部出现红肿、斑疹。第 2 天输液后出现小水疱，后发现第 1 天输液处组织坏死。诊断为七叶皂苷钠所致过敏性水疱型组织坏死。给予抗过敏治疗，7d 后水疱消退，坏死组织逐渐好转[34]。

（3）过敏性休克

患者静脉滴注七叶皂苷钠 $10\mathrm{mg}$ 加入 10% 葡萄糖注射液 $500\mathrm{mL}$。5min 后，突然出现寒战，呼吸困难，血压降为 0，神志不清。停用七叶皂苷钠，吸氧，肌内注射肾上腺素 $1\mathrm{mg}$，并给予地塞米松 $10\mathrm{mg}$ 加入 50% 葡萄糖注射液 $40\mathrm{mL}$，静脉推注。30min 后，症状逐渐缓解[35]。

（4）肝损害

患儿给予七叶皂苷钠 $10\mathrm{mg}$ 加入 0.9% 氯化钠溶液 $250\mathrm{mL}$，静脉滴注。第 9 天患儿自感上腹不适、恶心、腹胀、腹痛。经检查确诊为七叶皂苷钠所致的肝损害。给予葡醛内酯、联苯双酯等药物治疗，肝功能恢复正常[36]。

（5）急性肾衰竭

患儿给予七叶皂苷钠 $5\mathrm{mg}$ 加入 10% 葡萄糖注射液 $100\mathrm{mL}$，静脉滴注，第 6 天，患儿出现少尿，停用七叶皂苷钠后，尿量无明显增加，患儿出现腹胀、厌食。肾 B 超显示：双肾弥漫性病变，双肾肿大，急性肾衰竭。经利尿、纠正酸碱平衡和电解质紊乱、限制液体摄入量等治疗，病情好转，7d 后病情稳定。β-七叶皂苷钠静脉注射给药后，血药浓度达到高峰后迅速下降，主要经胆汁和尿液排出。在肝脏和肾脏具有高分布和高代谢的特点，可能是其肝、肾功能损害的主要原因。因此，肾损伤、肾功能不全患者及 Rh 血型不合的孕妇忌用。儿童对七叶皂苷比较敏感，因此儿童更应严格掌握给药剂量[37]。

【应用】

1.治疗脑出血及脑梗死

β-七叶皂苷钠治疗脑梗死、脑出血患者 40 例，取得较好效果。痊愈 45%，显效 25%，好转 25％，总有效率达 95％[38]。七叶皂苷联合依达拉奉能够提高临床疗效，减少 NIHSS 评分和有效地减少脑水肿体积（MD＝－2.61，95％CI＝－3.99～－1.22，P＝0.0002）与脑出血体积，安全性方面因仅 1 项研究报道了不良反应发生情况，故无法评价。这表明七叶皂苷联合依达拉奉能够有效地提高临床疗效，减少 NIHSS 评分或 NDS 评分，缩小患者的脑水肿、脑血肿的体积，但是其安全性仍需要进一步的探讨[39]；七叶皂苷钠与甘露醇联合治疗脑出血可获得满意效果，可以有效阻断脑水肿的发生与进展[40]；临床上针对脑出血患者，给予七叶皂苷钠联合依达拉奉进行治疗，能够有效提升临床疗效[41]；临床对脑出血患者进行治疗时，为提高治疗效果，加快患者恢复，改善患者神经功能缺损程度，促进血肿吸收，控制水肿扩散，可使用依达拉奉与七叶皂苷钠联合治疗[42]。

2.治疗急性颅脑损伤

用 β-七叶皂苷钠治疗 134 例急性颅脑损伤患者，结果显示能明显减轻颅脑外伤患者头痛、恶心、呕吐等症状，2 周内症状消失或改善达 93.2％，意识恢复或好转率达 81.4％。

3.治疗结核性脑膜炎

对结核性脑膜炎患者在常规治疗的基础上加用七叶皂苷钠治疗，效果确切，有利于降低患者的脑脊液细胞数、蛋白质及颅内压[43]。

4.治疗视网膜炎

用 β-七叶皂苷钠治疗视网膜炎的疗效优于改善微循环的药物和激素类药物。

5.治疗烧伤

β-七叶皂苷钠治疗烧伤可使肿胀减轻，渗液减少，水疱形成小而少，创面感染少而轻，愈合时间缩短 2～4d[44]。

6.治疗腰椎间盘突出症

用 β-七叶皂苷钠治疗重症腰椎间盘突出症的患者效果明显优于用单纯手法治疗，有效率为 95.7％[45]。医院将 30 例腰椎间盘突出症患者随机分为观察组（15 例）和对照组（15 例），对照组给予针灸按摩，每日 1 次，5d 为 1 个疗程。观察组在对照组的基础上给予七叶皂苷钠 15mg 加入 0.9％氯化钠注射液 250mL，静脉滴注，每日 1 次，5d 为 1 个疗程，结果显示，观察组的恢复时间明显短于对照组，两组比较，差异具有显著性（$P<0.05$）[10]。

7.治疗水肿

β-七叶皂苷钠对乳腺癌术后患者上肢水肿具有预防作用，对四肢骨折患者具有消除肢体肿胀作用，对鼻腔术后鼻黏膜组织反应性水肿具有预防作用。选择 2013 年 1 月至 2016 年 2 月作为此次研究的时间段，在此时间段内选择本院收治的 80 例四肢创伤患者进行研究，采取入院编号单双法将患者分为丹参组（$n＝40$，丹参注射液治疗）和七叶皂苷组（$n＝40$，七叶皂苷注射液治疗），统计对比两组患者的治疗效果。结果七叶皂苷组患者治疗后肿胀积分、疼痛评分与丹参组相比明显较低，差异具有统计学意义（$P<0.05$）。七叶皂苷组患者不良反应发生率与丹参组相比无明显差异（$P>0.05$）。这表明四肢创伤及其手术后肿胀患者采取七叶皂苷治疗的有效性和安全性均较高，可推广运用[46]。

8.治疗糖尿病胃轻瘫

采用随机数字表法将 79 例 2 型糖尿病胃轻瘫患者分为对照组 37 例和试验组 42 例。对照组予以常规糖尿病治疗，试验组在对照组治疗的基础上加七叶皂苷钠治疗，于治疗前、治疗后 14d 采用超声检测法测量胃排空、临床症状改善度评价及临床治疗效果评分进行评定，观察两组患者治疗效果。发现治疗后试验组临床症状评分 [(6.07±1.70)min] 低于对照组

$[(10.05\pm1.27)\text{min}]$ $(P<0.05)$，治疗后试验组胃半排空时间 $[(24.76\pm8.03)\text{min}]$ 较对照组 $[(36.49\pm10.33)\text{min}]$ 明显缩短 $(P<0.05)$；试验组有效率远远高于对照组 $(P<0.05)$。这表明采用七叶皂苷钠治疗糖尿病胃轻瘫疗效显著，且临床副反应少[47]。

9. 治疗手足口病

七叶皂苷钠对症治疗 2 期手足口病，能缩短易惊、惊跳等神经系统受累症状的康复时间，缩短发热和住院时间，具有积极的临床意义[48]。

参考文献

[1] 陈旭，郑惠民，丁素菊.七叶皂苷钠抗出血后脑水肿的实验研究 [J].中国临床神经科学，2001，9：27-29.

[2] 陈旭，郑惠民，由振东，等.β-七叶皂苷钠对大鼠脑出血后脑水肿及脑内精氨酸加压素含量的影响 [J].第二军医大学学报，2001，22（12）：1142-1144.

[3] 王海合，卢红，丁继岩，等.β-七叶皂苷钠对大鼠局灶性脑缺血再灌注后 AQP4 蛋白表达的影响 [J].中风与神经疾病杂志，2012，29（06）：534-537.

[4] 崔丽，郑惠民，倪灿荣，等.七叶皂苷钠对大鼠脑缺血损伤中神经细胞凋亡的影响 [J].药学服务与研究，2002，2（1）：34-36.

[5] 林锦波，李丽媛，罗宁，等.七叶皂苷钠对大鼠弥漫性脑损伤合并二次损伤后脑组织 ET 和 NO 含量的影响 [J].中国实用神经疾病杂志，2012，15（14）：17-19.

[6] 林锦波.七叶皂苷钠对大鼠弥漫性脑损伤合并二次脑损伤的保护作用 [D].广州：广州医学院，2011.

[7] 李俊彦，张月宁，杨金伟，等.七叶皂苷对体外培养大鼠神经元生长的作用及其与 BDNF 的关系 [J].昆明医科大学学报，2014，35（03）：4-8，12.

[8] 蓝旭，刘雪梅，葛宝丰，等.七叶皂苷钠对肢体缺血再灌注损伤的保护作用 [J].中国矫形外科杂志，2007，（6）：572-573.

[9] 张国用.七叶皂苷的药理作用与临床应用研究 [J].中国民族民间医药，2012，21（06）：18-19.

[10] 王海合，卢红，丁继岩，等.β-七叶皂苷钠对大鼠局灶性脑缺血再灌注后 AQP4 蛋白表达的影响 [J].中风与神经疾病杂志，2012，29（06）：534-537.

[11] 林轶静，李琳，郭晓斌，等.七叶皂苷钠对博莱霉素致大鼠肺纤维化的干预作用的研究 [J].山西医药杂志，2014，43（19）：2258-2260.

[12] 王艳蕾，刘智群，张凤宇，等.七叶皂苷钠对慢性阻塞性肺疾病急性加重期细胞因子的影响 [J].中国现代医学杂志，2012，22（28）：51-54.

[13] 王艳蕾，蔡庆艳，景友玲，等.七叶皂苷钠对肠缺血再灌注肺损伤 p38MAPK 信号转导通路的影响 [J].天津医药，2011，39（10）：948-950，987.

[14] 刘金彪，张寿熙，吕坤章，等.七叶皂苷钠对肝脏缺血再灌注损伤的保护作用 [J].中华实验外科杂志，1997，14（3）：187-188.

[15] 王岑立，陈淑梅，李晓雯，等.七叶皂苷钠对急性肺损伤模型大鼠的保护作用 [J].中国药房，2014，25（15）：1368-1371.

[16] 陈青枝，江波涛，邹伟，等.七叶皂苷钠对大鼠肾热缺血再灌注损伤的影响 [J].中国中西医结合肾病杂志，2015，16（11）：959-961.

[17] 郭维，徐波，杨秀伟，等.β-七叶皂苷钠的抗肿瘤作用研究 [J].中国药理学通报，2003，19：351-352.

[18] 吴子侠，吴海竞，曹莉，等.七叶皂苷体外抗 SGC-7901 细胞的作用及机制研究 [J].中国药理学通报，2009，25（1）：78-81.

[19] 冯遵永，齐世美，戚之琳，等.七叶皂苷钠阻断 JAK-1/STAT-1 信号诱导 BGC-823 及 AGS 细胞凋亡 [J].中药材，2016，39（09）：2086-2090.

[20] 齐世美，吕俊，孟宇，等.七叶皂苷钠通过抑制 AKT，ERK 上游信号 SRC 活性诱导人乳腺癌 MCF-7 细胞凋亡 [J].中国中药杂志，2015，40（16）：3267-3272.

[21] 齐世美，戚之琳，凌烈锋，等.七叶皂苷钠通过抑制 Akt 和 ERK 信号通路诱导 HeLa 细胞凋亡及对死亡受体表

达的影响 [J].中国病理生理杂志，2014, 30 (02)：239-244.

[22] 朱林忠，冯景见，朱旭.七叶皂苷钠联合化疗药对 HT-29 结肠癌细胞系的作用 [J].中华介入放射学电子杂志，2014, 2 (01)：27-30.

[23] 江翊国，胡勇，张熠，等.七叶皂苷对肺腺癌 A_ (549) 细胞的增殖抑制作用 [J].时珍国医国药，2013, 24 (03)：599-600.

[24] 刘旭玲，张月铭.七叶皂苷对人肝癌 HepG-2 细胞增殖与凋亡的实验研究 [J].长治医学院学报，2011, 25 (05)：332-334.

[25] 聂昕，郭维，徐波，等.七叶皂苷钠对小鼠肝癌 H22 移植瘤的抗肿瘤作用机制 [J].中国新药杂志，2011, 20 (08)：688-691.

[26] 万贵平，张真真，蔡雪婷，等.七叶皂苷钠抑制人白血病 Jurkat 细胞增殖的机制研究 [J].中草药，2012, 43 (01)：106-110.

[27] 王绪英，赵永芳.中药娑罗子的化学组成及七叶皂苷药用价值的研究 [J].唐山师范学院学报，2001, 23 (5)：7-11.

[28] 张丽新，吴建设，张涛.娑罗子皂苷的药理研究 [J].中国医院药学杂志，1987, 7 (8)：337-339.

[29] 张雪梅，骞秀芳.七叶皂苷钠对脑缺血再灌注损伤大鼠炎性细胞因子的影响 [J].中西医结合心脑血管病杂志，2015, 13 (17)：1943-1945.

[30] 林美英，林水龙，赵晓馥，等.七叶皂苷钠对大鼠视网膜缺血再灌注损伤 SOD 和 MDA 的影响 [J].中国伤残医学，2014, 22 (02)：20-21.

[31] 骆晓梅，彭涛.七叶皂苷的药学和治疗作用 [J].国外医学药学分册，2002, 29 (3)：168-171.

[32] 王福宏，王福力，肇丽梅，等.七叶皂苷的药代动力学研究状况 [J].中国临床药理学杂志，2014, 30 (12)：1153-1155.

[33] 宋长惠，张凤山，宋宪.β-七叶皂苷钠引起全身过敏反应 1 例 [J].中国新药杂志，1999, 8 (8)：529.

[34] 袁承军.β-七叶皂苷钠致过敏性水疱型组织坏死 1 例 [J].华西药学杂志，1998, 18 (2)：119.

[35] 夏冬军.静脉滴注 β-七叶皂苷钠致过敏性休克 1 例 [J].中国医院药学杂志，1999, 19 (9)：576.

[36] 丁雄.β-七叶皂苷钠致肝损害 1 例 [J].药学实践杂志，1998, 16 (4)：237.

[37] 田晓丽.七叶皂苷的药理学研究进展 [J].辽宁中医药大学学报，2009, 11 (05)：76-78.

[38] 孙永根.β-七叶皂苷钠治疗脑梗死、脑出血的临床疗效 [J].上海医药，2000, 21 (10)：20-21.

[39] 刘颖，苏娜，胡巧织，等.七叶皂苷联合依达拉奉治疗脑出血有效性和安全性的 Meta 分析 [J].药物流行病学杂志，2017, 26 (05)：314-318.

[40] 张学波，王业绩.七叶皂苷钠与甘露醇联合治疗脑出血的效果分析 [J].中国现代药物应用，2017, 11 (16)：105-106.

[41] 黄平.依达拉奉联合七叶皂苷钠治疗脑出血临床疗效 [J].中国社区医师，2017, 33 (01)：22, 24.

[42] 倪洪岩，姜静，孙美波.七叶皂苷钠治疗脑出血的临床观察 [J].当代医学，2017, 23 (04)：14-16.

[43] 张诺.七叶皂苷钠对结核性脑膜炎患者脑脊液中细胞数和蛋白质及颅内压的影响 [J].中国临床新医学，2017, 10 (12)：1199-1201.

[44] 王快胜，陈产坤，马心赤，等.应用"β-七叶皂苷钠"治疗烧伤病人疗效观察 [J].海南医学，2000, 11 (2)：28-29.

[45] 王钢，刘保健.注射用 β-七叶皂苷钠治疗急重型腰椎间盘突出症疗效观察 [J].甘肃中医学院学报，2000, 17 (4)：13-14.

[46] 胡海华.七叶皂苷治疗四肢创伤及其手术后肿胀的有效性和安全性 [J].世界最新医学信息文摘，2017, 17 (16)：54.

[47] 童艳兰，张苗，周金强，等.七叶皂苷钠治疗 2 型糖尿病胃轻瘫 42 例 [J].河南中医，2017, 37 (07)：1303-1304.

[48] 易天江，谢睿彬，严汝庆，等.七叶皂苷钠治疗 2 期手足口病的临床研究与应用 [J].重庆医学，2016, 45 (35)：5001-5003.

人参皂苷 Rb$_1$
Ginsenoside Rb$_1$

【CAS】　41753-43-9

【化学名】　2-O-β-葡萄糖基-(3β,12β)-20-[(6-O-β-D-葡萄糖基-β-D-葡萄糖基)氧基]-12-羟基达玛-24-烯-3-基 β-D-吡喃葡萄糖苷

【异名】　Sanchinoside E₁

【结构式】

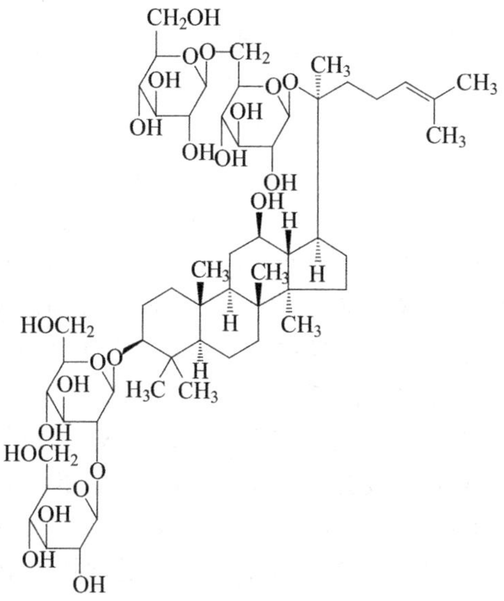

【分子式与分子量】　$C_{54}H_{92}O_{23}$；1109.26

【来源】　五加科植物人参 *Panax ginseng* C. A. Meryer 茎、根，三七 *P. notoginseng* (Burk.) F. H. Chen 根[1]。

【理化性质】　白色粉末（可溶解于乙醇-正丁醇），熔点 191～198℃，[α]+12.42°（$c=0.91mol/L$，甲醇）。

【药理作用】

1. 对中枢神经系统的影响

(1) 神经保护作用

人参皂苷 Rb₁ 具有促进体外培养施万细胞快速增殖分化的作用，有助于损伤神经的再生。取 8 个月月龄的新西兰兔的坐骨神经施万细胞体外培养第 2 代，加入不同浓度的人参皂苷 Rb₁，继续培养 10d，显微镜观察计数，绘制各自的增殖曲线。在 36h 和 72h 对各组细胞进行流式细胞分析。活细胞计数显示，含 $20\mu g/mL$ 人参皂苷 Rb₁ 组的倍增时间为 5.3d，明显优于对照组（$P<0.01$）。用含 $20\mu g/mL$ 人参皂苷 Rb₁ 培养 36h、72h 后施万细胞增殖的流式细胞分析，处于 S 期的施万细胞较对照组明显增高（$P<0.01$）[2,3]。

人参皂苷 Rb₁ 能够减轻缺氧诱导的细胞损害和海马神经元损伤程度。以 19d 的 SD 胎鼠脑作为取材对象，经过条件培养基纯化培养，建立海马神经元原代培养体系，通过 MTT 法观察缺氧环境对海马神经元生长活力的影响，通过免疫荧光细胞化学法检测胞内 Caspase-3 活性表达，通过 TUNEL 法观察缺氧环境对海马神经元凋亡的影响，通过化学发光法检测胞内 ATP 的表达水平。结果显示，与缺氧组相比，人参皂苷 Rb₁ 提高了经缺氧损害致凋亡的海马神经元生长增殖活力，对缺氧诱导的海马神经元 Caspase-3 活性增高有明显的抑制作

用，还可减轻因缺氧降低的胞内 ATP 水平[4-6]。

人参皂苷 Rb_1 对缺血性海马神经元具有保护作用及营养作用，具有保护促进神经元突触再生和塑性、增加 Bcl-2 和抗氧酶的产生、抑制神经细胞凋亡和钙超载、增强胆碱能神经元抗损伤能力的作用。研究显示，脑缺血后中央输注人参皂苷 Rb_1 能够通过清除由于缺血再灌注产生的过多的自由基而保护海马 CA1 区的脑神经元，以此对抗致命损伤[7]。人参皂苷 Rb_1 还可减轻冈田酸（OA）诱导的大鼠海马神经元 Tau 蛋白过度磷酸化，其机制可能与提高蛋白磷酸 2A 活性有关[8-10]。研究发现，间歇性高糖可诱导施万细胞产生氧化应激造成神经细胞损伤，而人参皂苷 Rb_1 能够减轻上述反应，具有一定的神经保护作用，该作用主要是人参皂苷 Rb_1 抑制了间歇性高糖引起的 ROS、8-OHdG 升高而实现的[11]。另外，人参皂苷 Rb_1 能够减轻乙酸铅致 PC12 细胞的损伤程度，减少细胞凋亡，其作用机制下调 HIF-1α、ROCK-1、ROCK-2、Cyto-C、Caspase-9、Caspase-3 以及 Bax/Bcl-2 的表达有关[12]。青霉素诱导癫痫大鼠海马神经元凋亡增加和 β-catenin 蛋白表达升高；人参皂苷 Rb_1 能够减轻青霉素致痫大鼠的癫痫发作、减少海马神经元细胞凋亡和抑制 β-catenin 蛋白表达的上调，进而发挥抗癫痫作用。人参皂苷 Rb_1 能够拮抗 H_2O_2 对视神经细胞 RGC-5 的氧化损伤，其机制为提高 SOD 活性、GSH 含量，降低 Caspase-3 表达，减少 Ca^{2+} 水平[13]。另有研究发现，术后疲劳综合征老年大鼠海马神经营养因子 NTF 表达降低，神经元存在一定程度损伤，给予人参皂苷 Rb_1 后，对术后疲劳综合征（POFS）老年大鼠有一定改善作用[14]。除此之外人参皂苷 Rb_1 组大鼠 MDA 的量明显下降，SOD、GSH-Px 活性明显上升，并改善大鼠海马 CA1 区神经元超微结构，说明人参皂苷 Rb_1 可通过增强中枢抗氧化酶活性减弱氧化应激损伤，保护中枢神经元[15]。

（2）对脑的保护作用

人参皂苷 Rb_1 具有明显的抗脑缺血损伤作用，观察人参皂苷 Rb_1 对大鼠海马脑片在缺血条件下顺向群峰电位（OPS）的变化时发现，使用人参皂苷 Rb_1（$600\mu mol/L$）后，可使缺氧损伤电位（HIP）发生率明显减少（$P < 0.01$），OPS 恢复率和 OPS 恢复程度与对照组比较有显著性差异（$P < 0.05$）[16,17]。

人参皂苷 Rb_1 能够提高大鼠局灶性脑缺血再灌注后的 GDNF mRNA。脑缺血再灌注损伤后 GDNF mRNA 表达在 3h、2d 分别有 2 个高峰。给予人参皂苷 Rb_1 后，GDNF mRNA 表达在 2d 达高峰。对 GDNF mRNA 的量进行统计分析显示，Rb_1 给药组各时间点 GDNF mRNA 的量远远高于单纯脑缺血再灌注组（$P < 0.01$），提示人参皂苷 Rb_1 诱导 GDNF mR-NA 表达。在脑缺血 2h 再灌注后立即腹腔注射人参皂苷 Rb_1（40mg/kg），分别在再灌注 3h、12h、24h、2d、3d、5d 检测 GDNF mRNA 表达的变化，结果显示，人参皂苷 Rb_1 给药组 GDNF mRNA 的量较单纯脑缺血再灌注 GDNF mRNA 的量明显增多，具有显著性差异（$P < 0.01$）。在整个再灌注过程中，GDNF mRNA 表达逐渐升高，在 2d 达高峰后下降，各时间点 GDNF mRNA 的量与 2d 组比较，具有显著性差异（$P < 0.01$）[18]。人参皂苷 Rb_1 模型组 MPO 活力、NFκB 的 DNA 结合活力、平均潜伏期及探索实验中在第 2 象限时间比与假手术组比较差异有统计学意义（$P < 0.05$）；治疗组与模型组比较，MPO 活力和 NFκB 的 DNA 结合活力下降，平均潜伏期缩短，第 2 象限时间比增高，人参皂苷 Rb_1 后处理可减轻大鼠全脑缺血再灌注后海马区炎症反应，改善认知功能[19]。

人参皂苷 Rb_1 对脑创伤后大鼠具有脑保护作用，可促进大鼠局灶性脑缺血后脑白质重塑[20,21]。青霉素腹腔注射可成功复制大鼠急性癫痫模型，主要表现为神经元的变性和坏死，而人参皂苷 Rb₁ 能抑制 β-catenin 蛋白的表达，可缓解癫痫的发作，具有一定的脑保护作用[22]。人参皂苷 Rb₁ 对 Aβ25-35 诱导的痴呆大鼠记忆力及认知功能具有保护作用，减少海马神经元的损伤和凋亡，并通过下调 Fas、Fas-L 和 Bax 蛋白的表达水平，增加 Bcl-2、Survivin 和 p53 蛋白的阳性表达而发挥作用[13]。

人参皂苷 Rb₁ 可通过上调对神经元凋亡抑制蛋白（NAIP）的表达发挥对受损脑组织的保护作用。脑缺血再灌注后，NAIP 表达增加是脑组织对损伤的一种保护性反应，其对缺血区周围的神经细胞的保护作用更为明显[23-25]。研究发现在脑缺血急性期人参皂苷 Rb₁ 可增加局部脑血流量，并促进大鼠右侧脑皮质区神经胶质原纤维酸性蛋白 GFAP 的表达，稳定星形胶质细胞形态，保护缺血半暗带细胞[26]。研究表明，人参皂苷 Rb₁ 可促进局灶性脑梗死小鼠在梗死后慢性期的运动功能恢复，促进局灶性脑梗死小鼠在梗死后慢性期的轴突再生能力，同时促进局灶性脑梗死小鼠在梗死后慢性期的轴突再生的作用，该作用是通过提升脑组织内 cAMP 的含量，继而激活 cAMP/PKA/CREB 信号通路实现的[27]。另有研究发现，人参皂苷 Rb₁ 后处理可减轻大鼠全脑缺血再灌注后海马区炎症反应，降低 MPO 活力和 NFκB 的 DNA 结合活力，改善认知功能[28]。研究表明，戊四氮致痫大鼠海马中 ROS 水平升高，ΔΨ$_m$ 水平降低；MDA 含量升高，SOD 活性降低，胞质中 Cytochrome c 和 Caspase-3 的表达亦相应增加，且线粒体结构明显空泡化；而人参皂苷 Rb₁ 剂量依赖性逆转了上述指标的异常改变[29]。另外人参皂苷 Rb₁ 还可通过下调 IL-1β 的表达有效缓解大鼠局灶性脑缺血再灌注损伤[30]。

（3）对小鼠记忆功能的影响

人参皂苷 Rb₁ 可减少铅在骨组织中的沉积，对染铅小鼠的学习记忆障碍有改善作用，可提高染铅小鼠体内的抗氧化系统活力。以乙酸铅饮水制备染铅小鼠模型，结果显示，与模型组比较，人参皂苷 Rb₁ 组小鼠避暗实验潜伏期延长、错误次数减少；水迷宫实验与模型组比较搜索路程及潜伏期均缩短（$P<0.05$ 或 $P<0.01$）；SOD 活性升高（$P<0.05$ 或 $P<0.01$）；NOS 活性降低（$P<0.05$ 或 $P<0.01$）；骨铅含量降低（$P<0.01$），以上作用均呈现剂量依赖性。其中，25mg/kg 剂量组与 100mg/kg、50mg/kg 剂量组之间存在显著性差异（$P<0.05$）[31-33]。人参皂苷 Rb₁ 对 Aβ25-35 诱导的痴呆大鼠记忆力及认知功能具有保护作用，降低海马神经元的损伤和凋亡，并通过下调 Fas、Fas-L 和 Bax 蛋白的表达水平，增加 Bcl-2、Survivin 和 p53 蛋白的阳性表达而发挥作用[34]。

2. 对内脏系统的影响

（1）对心血管系统的影响

① 改善心肌缺血再灌注损伤。人参皂苷 Rb₁ 具有促进缺血心肌血管生成、保护缺血心肌、缩小梗死面积、改善心功能的作用。结扎 SD 大鼠左冠状动脉前降支，结果显示，人参皂苷 Rb₁ 治疗组心功能好转，心肌微血管密度和功能血管数量明显高于单纯手术组，差异有显著统计学意义（$P<0.01$），缺血区和梗死区的范围也明显缩小，差异有统计学意义（$P<0.05$），VEGF 的表达量也高于单纯手术组，差异有显著统计学意义（$P<0.01$）[35,36]。

人参皂苷 Rb₁ 可以治疗心肌缺血再灌注诱导的心肌细胞凋亡，其机制可能是抑制了促凋亡基因 Bax、Bad、Fas 的表达，并使 Bcl-2/Bax、Bcl-2/Bad 以及 Bcl-2/Fas 值增大[37-39]。结扎 Wistar 大鼠左冠状动脉前降支（LAD），建立大鼠缺血再灌注动物模型，采用透射电镜、缺口末端标记法检测心肌凋亡细胞，利用光学显微镜进行细胞计数，免疫组织化学检测 Bcl-2、Bax、Bad、Fas 基因蛋白表达，并利用图像分析系统测量平均光密度值进行定量分析。结果显示，假手术组未发现心肌凋亡细胞，缺血再灌注组心肌凋亡细胞数为（134.45±45.61）个/视野，人参皂苷 Rb_1 治疗组为（51.65±13.71）个/视野，组间有显著差异（$P<0.01$）；缺血再灌注组、人参皂苷 Rb_1 治疗组 Bcl-2、Bax、Bad、Fas 基因的表达较假手术组明显增加（$P<0.05$），人参皂苷 Rb_1 治疗组 Bcl-2 的表达与缺血再灌注组比较无明显差异（$P>0.05$），而 Bax、Bad、Fas 的表达明显下降（$P<0.05$）。人参皂苷 Rb_1 治疗组 Bcl-2/Bad、Bcl-2/Bad 以及 Bcl-2/Fas 值均较假手术组及缺血再灌注组明显增加。

② 改善心肌功能。人参皂苷 Rb_1 能有效抑制急性心肌梗死大鼠的心室重构，保护心功能。结扎雄性 SD 大鼠左冠状动脉前降支制备 AMI 模型，与 AMI 对照组比较，人参皂苷 Rb_1 治疗组左室重量指数、左室截面直径、Ⅰ型胶原含量及 LVEDP、左室梗死面积均明显降低，差异有统计学意义（$P<0.01$ 或 $P<0.05$），而 LVSP 及左室最大上升和下降速度均明显增高，差异有统计学意义（$P<0.05$）[40,41]。

人参皂苷 Rb_1 对 AMI 大鼠左室重构具有治疗作用，其作用机制可能与抑制肾素-血管紧张素系统（RAS）活性有关[42,43]。结扎 Wistar 大鼠左冠状动脉前降支，结果显示，与假手术组比较，单纯手术组大鼠左室舒张末期内径（LVDD）、左室舒张末期容积（LEDV）、左室重量指数（LVMI）显著增加，EF、FS 等指标显著降低，光镜下心肌细胞肥大，间质增生明显，心脏右心室肌肾素活性（RA）和 AngⅡ水平均明显升高（$P<0.05$）；经人参皂苷 Rb_1 干预后，LVDD、LEDV、LVMI 降低，EF、FS 升高，心肌 RA、AngⅡ浓度降低，与单纯手术组相比差异显著（$P<0.05$）。

③ 对心肌细胞的作用。人参皂苷 Rb_1 可减轻乌头碱所致的心肌细胞损伤和改善钙离子通道异常表达。人参皂苷 Rb_1 可以有效对抗由乌头碱导致的心肌酶谱改变及乌头碱所致的钙离子通道基因 Cav1.2 RNA 表达上调[44]。人参皂苷 Rb_1 还能明显降低过氧化氢对心肌细胞的损伤、改善细胞活力、降低培养液乳酸脱氢酶 LDH 漏出量、抑制线粒体膜电位降低、明显降低细胞凋亡水平[45,46]。除此以外，人参皂苷 Rb_1 对过氧化氢诱导乳鼠心肌细胞损伤的保护作用还可通过激活 ERK 信号通路实现。具体表现为模型组心肌细胞活力相比正常组明显下降，细胞凋亡率显著升高（$P<0.01$）；同时心肌细胞 p-ERK1/2 的表达明显减少；阳性药以及人参皂苷 Rb_1 低、中和高剂量组与模型组相比，心肌细胞活力明显提高，细胞凋亡率显著下降（$P<0.05$）[47]。人参皂苷可抑制 AngⅡ诱导的心肌细胞肥大，该作用可能与其降低 AngⅡ所升高的心肌细胞 $[Ca^{2+}]_i$ 有关[48,49]。

人参皂苷 Rb_1 长期给药能显著改善该模型的心脏功能及几何构型。光镜和透射电镜观察显示人参皂苷 Rb_1 能减轻心肌细胞排列紊乱及超微结构的破坏。RT-PCR 结果显示，在模型中 Cx40 表达降低，E2cad、Itga8 和 Itgb1bp3 表达升高，但在人参皂苷 Rb_1 组中接近正常水平，免疫荧光激光共聚焦结果显示人参皂苷 Rb_1 可降低 Itga8 的表达量并调节其分布。提示人参皂苷 Rb_1 可改善扩张型心肌病模型的心功能，抑制心脏重构，其作用可能是部分通过调节黏附蛋白的表达而实现的[50-52]。研究发现，人参皂苷 Rb_1 能降低糖尿病大鼠血清中血糖、血脂、心肌酶水平，且存在剂量依赖性，高剂量组改善最明显[53]，另外人参皂苷 Rb_1 还可减少糖尿病心肌组织中胶原过度沉积，降低胶原蛋白（Ⅰ、Ⅲ型）含量，改善纤维化，改善心肌超微结构的损伤[54]。研究发现在缺氧复氧处理后，H9c2 心肌细胞的 ROS 和 MDA 水平显著增加，SOD 活性显著下降，Caspase-3 的表达上调，H9c2 心肌细胞的凋亡增加。用人参皂苷 Rb_1 预处理后可减少缺氧复氧 H9c2 细胞 MDA 表达量，增加 SOD 活性，降低 ROS 水平，并减少 H9c2 细胞 Caspase-3 的表达量及凋亡细胞数量，该结果说明人参皂苷 Rb₁ 对缺氧复氧 H9c2 心肌细胞起保护作用[55,56]。另外，多柔比星也可引起 H9c2 细胞活力下降，导致 H9c2 细胞的自噬相关结构增加、自噬标志性蛋白 LC3 由 LC3-Ⅰ 转变为 LC3-Ⅱ 增加及 p62 蛋白表达降低，人参皂苷 Rb₁ 处理后可以减弱多柔比星引起的心肌细胞活力下降并抑制多柔比星诱导的自噬相关结构增加、LC3-Ⅰ 转变为 LC3-Ⅱ 的增加以及 p62 蛋白表达的降低。结果表明人参皂苷 Rb₁ 对多柔比星诱导心肌细胞死亡亦有保护作用[57]。除此之外还发现，人参皂苷 Rb₁ 能改善大鼠心衰症状，提高心功能，抑制心肌重构，对心衰大鼠循环和局部 RAS 均有抑制作用；另外，人参皂苷 Rb₁ 可能通过抑制 AngⅡ 水平，减少 ERK 活化，影响 ANF、β-MHC mRNA 转录，从而抑制心肌肥大[58]。人参皂苷 Rb₁ 配伍乌头碱后能提高心肌细胞内 Mg^{2+} 和 K^+ 浓度，降低心肌细胞内 Ca^{2+} 和 Na^+ 浓度，提高 Ca^{2+}-ATP 酶，Na^+,K^+-ATP 酶和 Ca^{2+},Mg^{2+}-ATP 酶活力，结果表明人参皂苷 Rb₁ 可减弱乌头碱致心肌细胞毒性[59]。在人参皂苷 Rb₁ 对心力衰竭大鼠心肌细胞葡萄糖转运载体-4 的影响实验中发现，在多柔比星促发慢性心力衰竭（CHF）进程中，葡萄糖转运载体-4（GLUT-4）的表达和移位被抑制可能起着一定作用，人参皂苷 Rb₁ 改善多柔比星 CHF 效应与促进 GLUT-4 的表达和移位有关[60]。人参皂苷 Rb₁ 可使糖尿病缺血再灌注小鼠心肌梗死区百分比和心肌细胞凋亡百分比明显减少，而 p-Akt 表达明显增加，给予 PI3K 抑制剂 Wortmaninn 后，联合组与人参皂苷 Rb₁ 组相比，心肌梗死区百分比和心肌细胞凋亡百分比明显增加，而 p-Akt 表达显著降低，该结果说明人参皂苷 Rb₁ 减轻糖尿病大鼠心肌缺血再灌注期间心肌细胞凋亡与其激活 PI3K/Akt 活性有关[61]。研究表明，与再灌注模型组比较，人参皂苷 Rb₁ 大鼠的心肌梗死范围（MIS）显著缩小，心肌 MDA 含量降低，SOD 及 NO 活性增强，eNOS 表达水平增加明显，说明人参皂苷 Rb₁ 对大鼠实验性心肌缺血再灌注损伤具有明显保护作用[62]。

④ 对血管内皮细胞作用。人参皂苷 Rb₁ 对氧化损伤的内皮细胞具有保护作用，其作用途径可能与保护细胞的线粒体、提高该细胞的抗氧化酶活性、上调血管内皮生长因子的表达有关。人参皂苷 Rb₁ 可以提高 H_2O_2 诱导损伤的人脐静脉内皮细胞活性，并随着浓度的增高，细胞活力也增高，呈一定的剂量相关性；人参皂苷 Rb₁ 可以降低 H_2O_2 诱导损伤的人脐静脉内皮细胞 MDA 含量、增加 SOD 活性，随着浓度的增高，MDA 含量降低，SOD 活性升高呈一定的剂量相关性；人参皂苷 Rb₁ 可以促进 H_2O_2 诱导损伤的人脐静脉内皮细胞血管内皮生长因子蛋白的分泌，且随着人参皂苷 Rb₁ 浓度的增高，血管内皮生长因子蛋白表达也增高，呈一定的剂量相关性[63-65]。人参皂苷 Rb₁ 可以减轻小鼠脑和人脐静脉内皮细胞的衰老，该作用通过抑制 mTOR/p70S6K 通路表达实现[66]。人参皂苷 Rb₁、维生素 B₁₂ 单独及共同作用均可明显保护 $NaAsO_2$ 诱导的 HUVECs 凋亡，同时发现细胞内 ROS 水平也显著下降，但二者在降低 ROS 方面无相加作用，由此看出人参皂苷 Rb₁、维生素 B₁₂ 单独应用均能有效减少 $NaAsO_2$ 诱导的内皮细胞凋亡，其作用机制可能通过降低细胞内 ROS 水平实现[67]。

（2）对肝脏的保护作用

人参皂苷 Rb₁ 可以提高应激时大鼠肝脏 HSP70 的表达和 PKC 水平提高，且 HSP70 的表达与 PKC 水平的变化呈正相关。人参皂苷 30min 组和 60min 组与生理盐水组比较，HSP70 表达明显较高（$P<0.05$），人参皂苷 60min 组 PKC 水平较生理盐水组高，有显著性差异（$P<0.05$），大鼠肝脏的 PKC 水平与 HSP70 的表达进行线性回归分析，显示两者呈显著的正相关[68,69]。小剂量人参皂苷 Rb₁ 可使缺血再灌注大鼠血清中 ALT、AST 水平均明显下降（$P<0.05$）；SOD 活性明显升高（$P<0.05$）；MDA 含量明显降低（$P<0.05$），对缺血再灌注大鼠肝脏组织病理损伤有明显减轻作用；对高剂量组损伤也有一定缓解作用但

效果不明显，说明人参皂苷 Rb₁ 对缺血再灌注大鼠肝损伤的保护作用不随剂量的增加而增加[70]。

（3）对肾脏的保护作用

人参皂苷 Rb₁ 可以通过抑制糖尿病肾病大鼠肾组织 TGF-β₁ mRNA 及蛋白表达，进而保护 DN 大鼠肾脏功能，这可能是人参皂苷 Rb₁ 防治糖尿病肾病进展的机制[71]。人参皂苷 Rb₁ 能抗肾间质纤维化，其机制与其抗氧化应激有关。采用比色法检测雄性 SD 大鼠肾脏组织匀浆 HO·、MDA、SOD、HE 和 Masson 染色动态，观察肾脏病理学改变。结果显示，与假手术组相比，单侧输尿管梗阻（UUO）组 SD 大鼠术后 3d、7d、14d，HO·、MDA 高于假手术组，SOD 低于假手术组。人参皂苷 Rb₁ 治疗组大鼠 HO·、MDA 水平均不同程度低于 UUO 组，SOD 水平均不同程度高于 UUO 组，其疗效与 ARB 组相似。与 UUO 组相比，人参皂苷 Rb₁ 能显著减少 UUO 大鼠胶原在肾间质的沉积，改善肾脏病理损害。相关分析显示，HO·、MDA 的表达与间质相对面积呈正相关，SOD 的表达与间质相对面积呈负相关[72,73]。

3. 对内分泌系统的影响

人参皂苷 Rb₁ 可预防大鼠奥氮平所致糖脂代谢紊乱。人参皂苷 Rb₁ 可显著降低雌性 SD 大鼠空腹血糖、胰岛素、三酰甘油水平，提高胰岛素敏感指数[74,75]。研究发现，人参皂苷 Rb₁ 在给药 3 周后能显著降低血糖，减少肝脏的脂质蓄积，其作用机制是通过调控脂联素（ADPN）的水平，以改善糖耐量及 IR。另外人参皂苷 Rb₁ 能抑制肝脏脂质沉积，其机制是通过刺激 AMPK 活化，增加肝脏 FFA 氧化，从而除去过量的肝脂质实现的[76]。另外，人参皂苷 Rb₁ 能明显降低肥胖糖尿病小鼠的胰岛素抵抗指数（HOMA-IR），胰岛素水平和空腹血糖也有下降趋势；在糖尿病小鼠附睾脂肪中，人参皂苷 Rb₁ 亦可促使 GLUT1 和 GLUT4 蛋白表达量以及 AKT 磷酸化水平上调恢复[77]。

4. 抗肿瘤作用

人参皂苷 Rb₁ 在体外对 K562 细胞增殖有明显的抑制作用，人参皂苷 Rb₁ 在 20～160μmol/L 浓度范围内，其抑制作用呈浓度依赖性，且均在作用 48h 时抑制率达高峰。与空白对照组比较，体外培养 48h 后 160μmol/L 人参皂苷 Rb₁ 组细胞周期分布无变化[78,79]。人参皂苷 Rb₁ 可协同 5-氟尿嘧啶抑制小鼠 S₁₈₀ 实体瘤。人参皂苷 Rb₁ 与 5-氟尿嘧啶对 S₁₈₀ 肿瘤均有显著的抑制作用，可延长小鼠存活天数，而且人参皂苷 Rb₁ 与 5-氟尿嘧啶同时给药，存在协同作用[80]。

人参皂苷 Rb₁ 可上调人急性早幼粒白血病 HL60 细胞 GRα mRNA 及 GR 蛋白的表达并抑制细胞生长。以 MTT 法观察细胞生长，用 Western blot 和 RT-PCR 分析人参皂苷 Rb₁ 对细胞的 GR 蛋白和 GRα mRNA 的改变。结果显示，人参皂苷 Rb₁ 能够抑制 HL60 细胞的生长，呈时间和剂量依赖性，经人参皂苷 Rb₁ 作用后 RT-PCR 和 Western blot 分析，细胞内 GRα mRNA 以及 GR 蛋白表达增加[81]。

人参皂苷 Rb₁ 对 H₂O₂ 所致 B16F10 的鼠黑素瘤细胞凋亡起到一定保护作用，并可有效提高其抗氧化应激能力。在 H₂O₂ 作用 24h 后，B16F10 细胞活力降低至对照组的 53.77%，而 Annexin V 和 PI 阳性细胞比例为 25.6%，显著高于对照组；在 50mg/mL 的人参皂苷 Rb₁ 预处理后，B16F10 细胞活力为对照组的 77.75%，较 H₂O₂ 组增加 44.6%，Annexin V 和 PI 阳性细胞比例为 14.4% 明显低于 H₂O₂ 组，并且 LDH 漏出率明显降低，线粒体膜电位显著升高[82]。

人参皂苷 Rb_1 在体外对人白血病细胞 KG1a 细胞有明显的增殖抑制作用，随着处理药物浓度的增加，ROS 水平显著增加，KG1a 细胞凋亡率显著升高，HDAC3 的表达显著降低，Bcl-2、Caspase-3 的表达增加[83]。

5.对免疫系统的影响

人参皂苷 Rb_1 具有免疫佐剂作用[84,85]。人参皂苷 Rb_1 协同狂犬疫苗进行免疫后的结果表明，在人参皂苷 Rb_1 的参与下，小鼠狂犬疫苗特异性和抗体出现的时间比单纯疫苗组提前 2~5d。用人参皂苷 Rb_1 作佐剂，利用禽流感疫苗作媒介，研究人参皂苷 Rb_1 对鸡的免疫增强效果，结果表明，人参皂苷 Rb_1 对禽流感油乳剂灭活苗有较强的免疫增强作用，能够诱导雏鸡产生更高的抗禽流感抗体效价，使疫苗的保护率提高，对鸡胸腺、脾的发育均有一定的促进作用，使 T 淋巴细胞花环率提高 10% 以上。研究发现，人参皂苷 Rb_1 对 ConA 刺激的调节 T 淋巴细胞 $CD4^+/CD25^+$ 的表达具有促进作用，而 $CD3^+/CD69^+$ 的表达明显下调，对 ConA 刺激的 T 淋巴细胞增殖具有明显的抑制作用，另外人参皂苷 Rb_1 显著抑制 H_2O_2 诱导的淋巴细胞的凋亡进程，结果表明人参皂苷 Rb_1 对小鼠淋巴细胞的体外活化及增殖均具有明显的抑制作用，是一种潜在的免疫抑制剂[86]。

6.其他作用

（1）对皮肤的影响

人参皂苷 Rb_1 具有增加人角质形成细胞内抗氧化酶活性、抑制脂质过氧化反应及抗氧化作用，可以用于对抗皮肤光老化。在暴露于 UVB 后，经人参皂苷 Rb_1 处理，细胞内抗氧化酶 SOD、GSH、CAT 活性提高，MDA 产生减少[87,88]。研究发现，人参皂苷 Rb_1 能显著提高人成纤维细胞增殖水平，羟辅氨酸含量、Ⅰ型前胶原及 TIMP 1 的蛋白质表达量，显著降低 MMP 1 蛋白质表达量。该结论说明皮肤胶原代谢受人参皂苷 Rb_1 调节，通过影响成纤维细胞的蛋白质的表达促进胶原合成并抑制胶原降解，最终提高胶原蛋白总量[89]。研究发现红景天苷与人参皂苷 Rb_1 均可提升细胞内 CAT、SOD 及 GSH 活性，减少 MDA 生成量，可有效对抗皮肤光老化[90]。

（2）抗衰老作用

一般老年小鼠较青年小鼠对照组脑组织中的 MDA 含量多，MAO 活性增加，PAI-1 蛋白表达增多，mTOR 蛋白、p70S6K 蛋白磷酸化水平增加。但在注射人参皂苷 Rb_1 后，小鼠脑组织 MAO 活性、mTOR 蛋白、p70S6K 蛋白磷酸化水平均降低，此外，高剂量人参皂苷 Rb_1 组 MDA 含量、PAI-1 蛋白的表达降低，由此看出，人参皂苷 Rb_1 可以减轻小鼠脑自然衰老[91]。

7.药代动力学研究

给大鼠静脉注射人参皂苷 Rb_1 5mg/kg，5min 后在肾、心、肝中的分布量分别为 $(9.0\pm1.6)\mu g/g$、$(5.3\pm0.9)\mu g/g$、$(2.9\pm0.6)\mu g/g$；肺中分布量为 $(3.3\pm0.5)\mu g/g$，在 30~60min 达到最大，为 $5.0\mu g/g$；脑和脾中分布量低于 $0.5\mu g/g$，5min 后检测不到人参皂苷 Rb_1 的存在。给药后 48h 内，大部分人参皂苷 Rb_1 在尿中排出，几乎不经胆汁排泄。测得人参皂苷 Rb_1 的动力学特点符合两室模型，$t_{1/2(\alpha)}=11.6min$，$t_{1/2(\beta)}=14.5h$[92]。

【应用】

治疗尿血。血尿康胶囊由三七、地黄、发酵虫草菌粉、墨旱莲、琥珀、白及等药配伍组成，主治慢性肾炎或其他各种肾病引起的以肾小球源性血尿，临床效果显著[93]。

参考文献

[1] 季宇彬.天然药物有效成分药理与应用 [M].北京：科学出版社.2007：248.

[2] 刘黎军，杨雷，关瑞云，等.人参皂甙 Rb_1 对体外培养雪旺细胞作用的实验研究 [J].实用神经疾病杂志，2005，8 (6)：17-19.

[3] 张晓民，杨雷，关瑞云，等.人参皂苷 Rb_1、Rg_1 对许旺细胞 NGF 表达的影响 [J].中国药房，2007，18 (18)：1373-1374.

[4] 柯荔宁，王玮，赵小贞，等.人参皂苷 Rb_1 抗 SD 大鼠海马神经元的缺氧损伤作用 [J].山西医科大学学报，2009，40 (8)：688-692.

[5] Lad S P，Neet K E，Mufson E J. Nerve growth factor：structure，function and therapeutic implications for Alzheimer's disease [J]. Curr Drug Targets CNS Neurol Disord，2003，2 (5)：315-334.

[6] Cardoso S M，Santana I，Swerdlow R H，et al. Mitochondrial dysfunction of Alzheimer's disease cybrids enhances Abeta toxicity [J]. Neurochem，2004，89 (6)：1417-1426.

[7] 徐璐，赖红.人参皂苷 Rg1、Rb1 与阿尔茨海默病 [J].日本医学介绍，2007，28 (8)：382-384.

[8] 李国栋，袁保梅，鄢文海，等.人参皂苷 Rb_1 对内源性 Aβ 所致小鼠神经细胞 Tau 蛋白过磷酸化的干预作用 [J].山东医药，2009，49 (3)：26-28.

[9] 赵庆霞，鄢文海，韩雪飞，等.Aβ25～35 和人参皂苷 Rb_1 对鼠神经干细胞分化后 GSK-3β、CDK-5 和 PP-A 表达的影响 [J].中国应用生理学杂志，2010，26 (2)：187-190.

[10] 杜怡峰，王蓉，姬志娟，等.APP17 肽对 APP 转基因小鼠学习记忆能力和海马神经细胞凋亡能力的影响 [J].中国神经免疫学和神经病学杂志，2007，1 (14)：7210.

[11] 薛冰，梁琳琅，张颖，等.人参皂苷 Rb1 减少间歇性高糖诱导雪旺细胞氧化应激 [J].辽宁中医药大学学报，2017，19 (2)：10-12.

[12] 张谊.HIF-1α 介导的 ROCK 信号通路在人参皂苷 Rb_1 保护醋酸铅诱导神经细胞损伤中的作用 [D].镇江：江苏大学，2016.

[13] 李颖，张秀丽，汪卓.人参皂苷 Rb1 对 H_2O_2 损伤 RGC-5 细胞的保护作用及机制探讨 [J].山东医药，2014，54 (47)：5-8.

[14] 张昌静，庄成乐，陈伟哲，等.人参皂苷 Rb_1 对术后疲劳综合征老年大鼠海马神经营养因子的影响 [J].中草药，2014，45 (6)：813-818.

[15] 杜璐迪，张昌静，叶星照，等.人参皂苷 Rb_1 对术后疲劳综合征大鼠中枢氧化应激的影响 [J].中草药，2013，44 (9)：1168-1173.

[16] 江山，姜正林.人参皂甙 Rb_1 抗脑缺血损伤作用的实验研究 [J].徐州医学院学报，2003，23 (3)：209-211.

[17] 江山，姜正林.人参皂甙 Rb_1 对大鼠海马脑片缺血损伤的保护作用 [J].中风与神经疾病杂志，2003，20 (5)：415-417.

[18] 徐鹏，付晓宇，仲维高.人参皂甙 Rb_1 对大鼠局灶性脑缺血脑组织胶质细胞源性神经营养因子 mRNA 表达的影响 [J].现代中西医结合杂志，2008，17 (23)：3582-2585.

[19] 林少滨.人参皂苷 Rb_1 后处理对大鼠全脑缺血再灌注后认知功能的影响 [J].海峡药学，2017，29 (07)：15-17.

[20] 曲莉，于晓风，徐华丽，等.人参皂苷 Rb_3 对大鼠脑缺血再灌注损伤的影响 [J].中国老年学杂志，2016，36 (23)：5791-5793.

[21] 张健丽，罗守娟，孙爽，等.人参皂苷 Rb_1 促进大鼠局灶性脑缺血白质重塑作用研究 [J].亚太传统医药，2016，12 (15)：31-32.

[22] 呼建民，王述莲，刘献增，等.人参皂苷 Rb_1 对癫痫大鼠的脑保护作用及机制 [J].广东医学，2016，37 (12)：1803-1805.

[23] 孙德旭，萧洪文，袁琼兰，等.人参皂苷 Rb_1 对大鼠脑缺血再灌注损伤中 NAIP 表达的影响 [J].解剖与临床，2007，12 (4)：250-253.

[24] Kimura Y，Sumiyoshi M，Kawahira K，et al. Effects of ginseng saponins isolated from Red Ginseng roots on

burn wound healing in mice [J]. Br J Pharmacol，2006，148（6）：860-868.

[25] 杨朝鲜，高小青，邓莉，等.大鼠脑缺血再灌注后 GDNF mRNA 的表达及人参皂苷 Rb₁ 对其的影响 [J].陕西医学杂志，2006，35（4）：387-391.

[26] 杨春艳，郭英，李晨，等.人参皂苷 Rb₁ 对脑缺血大鼠 GFAP 及脑血流的影响 [J].中国实验方剂学杂志，2018，24（1）：119-123.

[27] 高璇.人参皂苷 Rb₁ 促进局灶性脑梗死小鼠轴突再生及其机制研究 [D].石家庄：河北医科大学，2017.

[28] 林少滨.人参皂苷 Rb₁ 后处理对大鼠全脑缺血再灌注后认知功能的影响 [J].海峡药学，2017，29（7）：15-17.

[29] 甄军丽，常迎娜，付涛，等.人参皂苷 Rb₁ 对癫痫大鼠海马组织线粒体的保护作用和机制探讨 [J].脑与神经疾病杂志，2016，24（3）：148-152.

[30] 刘俊伟，任冶龙，刘旭玲，等.人参皂苷 Rb₁ 对大鼠局灶性脑缺血再灌注损伤后脑梗死体积及脑组织和血清 IL-1β 的影响 [J].中国中西医结合杂志，2013，33（12）：1696-1700.

[31] 刘微，王艳春，范红艳，等.人参皂苷 Rb₁ 对染铅小鼠行为记忆的影响 [J].第四军医大学学报，2009，30（13）：1239-1241.

[32] 刘微，王艳春，范红艳，等.人参皂苷 Rb₁ 对染铅小鼠骨铅含量及行为记忆的影响 [J].吉林大学学报（医学版），2009，35（5）：848-851.

[33] Pande M，Flora S J. Lead induced oxidative damage and its response to combined administration of alpha-lipoic acid and succimers in rats [J]. Toxicology，2002，177：187-196.

[34] 曹梦园，赵月鸣，张晶，等.人参皂苷 Rb₁ 对 Aβ25-35 诱导痴呆大鼠海马神经元凋亡的影响 [J].中国现代医学杂志，2015，25（35）：33-36.

[35] 刘咏芳，刘少文，刘正湘.人参皂苷 Rb₁ 对大鼠心肌缺血再灌注后血管再生的影响 [J].中国组织化学与细胞化学杂志，2008，17（1）：39-44.

[36] Hoeben A，Landuyt B，Highleym S，et al. Vascular endothelial growth factor and angiogenesis [J]. Pharmacol Rev，2004，56（4）：549-580.

[37] 曾和松，刘正湘，刘晓春.人参皂苷 Rb₁ 与 Re 抗大鼠实验性缺血再灌注心肌细胞凋亡及相关基因蛋白表达 [J].中华物理医学与康复杂志，2003，25（7）：402-405.

[38] Stephanou A，Scarabelli T M，Brar B K，et al. Induction of apoptosis and Fas receptor/Fas ligand expression by ischemia/reperfusion in cardiac myocytes requires serine 727 of the STAT21 transcription factor but not tyrosine 701 [J]. J Biol Chem，2001，276：28340-28347.

[39] 蓝荣芳，李志刚，刘正湘.人参皂苷 Rb₁ 对大鼠缺血再灌注心肌细胞 Bcl-2、Bax、Bad、Fas 基因表达的影响 [J].中国组织化学与细胞化学杂志，2002，11（2）：149-152.

[40] 李朋，刘正湘.人参皂苷 Rb1 对急性心肌梗死大鼠心室重构的影响 [J].实用心脑肺血管病杂志，2006，14（2）：118-121.

[41] Li Z，Niwa Y，Sakamoto S，et al. Induction of inducible nitric oxide synthase by ginsenosides in cultured porcine endothelial cells [J]. Life Sci，2000，67（24）：2983-2989.

[42] 王薇娜，赵良平，王丽，等.人参皂苷 Rb₁ 对大鼠急性心肌梗死后左室重构的影响 [J].中国微循环，2006，10（4）：256-258.

[43] Bridgman P，Aronovitz M A，Kakkar R，et al. Gender-specific patterns of left ventricular and myocyte remodeling following myocardial infarction in mice deficient in the angiotensin Ⅱ type 1a receptor Am [J]. J Physiol Heart Circ Physiol，2005，289（2）：586-592.

[44] 董晞，赵世萍，刘岩，等.人参皂苷 Rb₁ 和 Re 对乌头碱所致心肌细胞损伤的保护作用 [J].中国中医药信息杂志，2007，14（9）：33-35.

[45] 文飞，张帆，冷沁.人参皂苷 Rb₁ 对过氧化氢诱导的心肌细胞凋亡的保护作用 [J].湖北中医杂志，2010，32（7）：5-7.

[46] Li Y K，Chen X C，Zhu Y G. Ginsenoside Rb1 attenuates Okadaic acid-induced Tau protein hyperphosphorylation in rat hippocampal neurons [J]. Acta Physiologic Sinica，2005，57（2）：154-160.

[47] 杨翠，任建勋，吴红金，等.人参皂苷 Rb₁ 经 ERK1/2 对过氧化氢诱导的乳鼠心肌细胞损伤的保护作用 [J].中西医结合心脑血管病杂志，2014，12（2）：207-209.

[48] 陈小文，黄燮南，吴芹.人参皂苷 Rb₁ 抑制 Ang Ⅱ 诱导的心肌细胞肥大 [J].遵义医学院学报，2008，31（5）：

457-460.

[49] Jiang Q S，Huang X N，Dai Z K，et al. Cardiac hypertrophy induced by Prostaglandin F2a may be mediated by calcineurin signal transduction pathway in rats [J]. Acta Physiol Sin，2005，57（6）：742-748.

[50] 赵海苹，冯娟，吕丹，等.人参皂苷 Rb$_1$ 改善转基因扩张型心肌病模型小鼠的心功能和心脏重构 [J].中国比较医学杂志，2009，19（5）：6-10.

[51] Nojiri H，Shimizu T，Funakoshi M，et al. Oxidative stress causes heart failure with impaired mitochondrial respiration [J]. J Biol Chem，2006，281：33789-33801.

[52] Lu Q W，Morimoto S，Harada K，et al. Cardiac troponin T mutation R141W found in dilated cardiomyopathy stabilizes the troponin T tropomyosin interaction and causes a Ca^{2+} desensitization [J]. J Mol Cell Cardiol，2003，35：1421-1427.

[53] 吴洋.人参皂苷 Rb$_1$ 对糖尿病心肌缺血再灌注损伤的影响及机制研究 [D].武汉：武汉大学，2011.

[54] 庞博.人参皂苷 Rb$_1$ 保护糖尿病大鼠心肌损伤的尿液代谢组学研究 [D].长春：吉林大学，2017.

[55] 左长鹏，王芳，纵静，等.人参皂苷 Rb1 对 H9c2 细胞缺氧复氧的作用 [J].中国老年学杂志，2017，37（10）：2341-2344.

[56] 李艺.GS Rb$_1$ 与 IA 对缺血缺氧心肌细胞的作用及机理探究 [D].广州：广州中医药大学，2016.

[57] 李龙飞，马增春，王宇光，等.人参皂苷 Rb1 减轻阿霉素诱导心肌细胞自噬的保护作用 [J].中国中药杂志，2017，42（7）：1365-1369.

[58] 郑娴.人参皂苷 Rb1 对心衰大鼠心肌重构的影响及机理研究 [D].沈阳：辽宁中医药大学，2016.

[59] 张雪，赵炳祥，董艳红，等.人参皂苷 Rb _ 1 配伍乌头碱对新生大鼠心肌细胞 ATP 酶及相关离子的影响 [J].中国实验方剂学杂志，2016，22（7）：112-115.

[60] 孔宏亮，李占全，辛爽清，等.人参皂苷 Rb1 对心力衰竭大鼠心肌细胞葡萄糖转运载体-4 的影响 [J].广东医学，2013，34（8）：1157-1159.

[61] 刘川鄂，吴述轩，叶刚.人参皂苷 R（b1）减轻糖尿病大鼠心肌缺血再灌注损伤期间心肌细胞凋亡的机制 [J].中国中医急症，2012，21（7）：1080-1081.

[62] 陈红霞.人参皂苷 Rb$_1$ 对大鼠实验性心肌缺血再灌注损伤的保护作用 [J].湖北科技学院学报（医学版），2012，26（6）：465-467.

[63] 何胜虎，张晶.过氧化氢体外诱导人血管内皮细胞损伤与人参皂苷 Rb$_1$ 的保护效应 [J].中国组织工程研究与临床康复，2008，12（2）：254-257.

[64] Fujita K，Hakuba N，Hata R，et al. Ginsenoside Rb1 protects against damage to the spiral ganglion cells after cochlear ischemia [J]. Neurosci Lett，2007，415（2）：113-117.

[65] 解慧梅，胡格，索占伟，等.人参皂苷 Rb$_1$ 和黄芪多糖对微血管内皮细胞分泌 NO、IL-6 和 TNF-α 的影响 [J].畜牧兽医学报，2006，37（9），903-907.

[66] 彭沛.人参皂苷 Rb1 抗小鼠脑及人脐静脉内皮细胞衰老的机制 [D].广州：中山大学，2015.

[67] 史艳芬，牛云，罗杰，等.人参皂苷 Rb$_1$、维生素 B（12）抑制亚砷酸钠诱导人脐静脉内皮细胞凋亡及其机制的研究 [J].中日友好医院学报，2015，29（6）：346-351.

[68] 许利刚，李宁.人参皂苷 Rb$_1$ 对应激大鼠肝脏热休克蛋白 70 和蛋白激酶 C 的影响及相关性研究 [J].浙江中医药大学学报，2009，33（4）：480-482.

[69] Kano R，Abe K，Hasegawa A. cDNA of canine heat shock protein70（HSP70）[J]. Veterinary Research Communications，2004，28（5）：395.

[70] 刘钰檩，姜昌镐，李振鑫，等.人参皂苷 Rb$_1$ 对缺血再灌注大鼠肝损伤的保护作用 [J].延边大学医学学报，2014，37（4）：246-248.

[71] 赵宗江，张学凯，张新雪，等.Rg$_1$、Rb$_1$ 对糖尿病肾病大鼠肾脏保护作用及其对肾组织 TGF-β1 mRNA 与蛋白表达的影响 [J].北京中医药大学学报，2008，31（6）：373-377.

[72] 邓尧，谢席胜，樊均明，等.人参皂苷 Rb$_1$ 对单侧输尿管梗阻大鼠肾脏的抗氧化保护作用 [J].西部医学，2009，21（2）：196-199.

[73] 黄晓光，邵珊，李荣山.人参皂苷 Rb$_1$ 对大鼠急性肾小管损伤的保护作用 [J].临床医药实践杂志，2006，8（8）：579-581.

[74] 郑慧，宋学勤，蔡东联，等.人参皂苷 Rb$_1$ 改善奥氮平致糖脂紊乱的实验研究 [J].医学研究杂志，2010，39

(5)：27-30.

[75] Shang W，Yang Y，Jiang B，et al. Ginsenoside Rb$_1$ promotes adipogenesis in 3T3-L1 cells by enhancing PPAR gamma-2 and C/EBP alpha gene expression [J]. Life Sci，2007，80（7）：618-625.

[76] 黄妍丽.人参皂苷 Rb$_1$ 对代谢综合征小鼠糖脂代谢的干预作用及机理研究 [D].广州：暨南大学，2015.

[77] 尚文斌，郭超，赵娟，等.人参皂苷 Rb$_1$ 通过上调脂肪组织葡萄糖转运体促进葡萄糖消耗 [J].中国中药杂志，2014，39（22）：4448-4452.

[78] 王红宁，左国伟，李春莉，等.人参皂苷单体 Rb$_1$ 及 Rg$_1$ 对白血病细胞 K562 增殖的影响 [J].中国组织工程研究与临床康复，2009，13（40）：7829-7832.

[79] 立彦，王自正.人参皂苷 Rb1 对耐长春新碱的急性早幼粒白血病（HI-60/VCR）细胞多药耐药逆转的实验研究 [J].放射免疫学杂志，2005，18（5）：362-365.

[80] 金岩，曲婷婷，柳越冬，等.人参皂苷 Rb$_1$、Rg$_1$ 与 5-氟尿嘧啶协同抗肿瘤作用的实验研究 [J].中医研究，2006，19（6）：16-18.

[81] 李勇，朱晓燕，凌昌全.人参皂甙单体 Rb$_1$ 对人急性早幼粒白血病细胞系增殖及糖皮质激素受体 α 表达的影响 [J].中国病理生理杂志，2004，20（9）：1572-1575.

[82] 刘海平，高华，付洪军，等.人参皂苷对过氧化氢诱导的鼠黑素瘤 B16F10 细胞凋亡的 保护作用 [J].中国麻风病杂志，2014，30（6）：327-330.

[83] 王洪梅.人参皂苷 Rb$_1$ 对人白血病 KG1a 细胞增殖及凋亡抑制作用研究 [J].中国药业，2015，24（23）：50-52.

[84] 史秀山.人参皂苷提高狂犬病疫苗免疫效果的研究 [J].中国热带医学，2005，5（1）：22-24.

[85] 呼显生，马玉敏，马明颖，等.人参皂甙 Rb$_1$ 对禽流感疫苗的免疫佐剂作用 [J].河南农业科学，2005（12）：79-81.

[86] 吕梦捷，曾耀英，宋兵.人参皂苷 Rb1 对小鼠 T 淋巴细胞体外活化、增殖及凋亡的影响 [J].中草药，2011，42（4）：743-748.

[87] 沈干，金钰，陈德监，等.人参皂苷 Rb$_1$ 与红景天苷对抗皮肤光老化作用的研究 [J].东南大学学报（医学版），2010，29（3）：336-339.

[88] Trautinger F. Mechanisms of photo damage of the skin and its functional consequences for skin ageing [J]. Clin Exp Dermatol，2001，26（7）：573-577.

[89] 李金燕，沈洁凤.人参皂苷 Rb$_1$ 对皮肤胶原代谢的影响 [J].海峡药学，2017，29（10）：21-23.

[90] 曾秀兰.人参皂苷 Rb$_1$ 与红景天苷对抗皮肤光老化作用 [J].北方药学，2016，13（12）：124-125.

[91] 彭沛，宋志明，刘勇，等.人参皂苷 Rb$_1$ 抗小鼠脑自然衰老及其对 mTOR/p70S6K 通路的影响 [J].中山大学学报（医学科学版），2015，36（2）：176-180.

[92] 韩冬，张铁军，唐铖，等.人参皂苷的药动学研究进展 [J].中草药，2009，40（2）：附1-附3.

[93] 李冬云，李霞莉.血尿康胶囊中三七皂苷 R$_1$、人参皂苷 Rg$_1$、人参皂苷 Rb$_1$ 含量测定 [J].中国药业，2015，24（12）：66-67.

人参皂苷 Rb₂
Ginsenoside Rb₂

【CAS】 11021-13-9

【化学名】 (3β,12β)-20-[(6-O-α-L-阿拉伯吡喃糖基-β-D-吡喃吡喃糖基）氧基]-12-羟基达玛-24-烯-3-基 2-O-β-D-吡喃葡萄糖基-β-D-吡喃葡萄糖苷

【异名】 Ginsenoside C

【结构式】

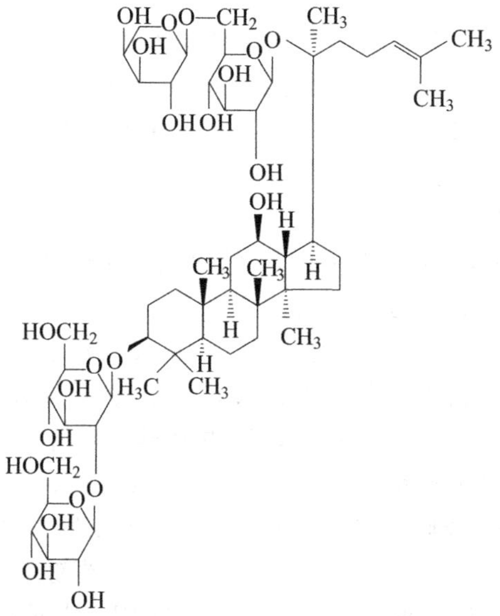

【分子式与分子量】 $C_{53}H_{90}O_{22}$；1079.2685

【来源】 五加科植物人参 *Panax ginseng* C. A. Meryer 根、茎，三七 *P. notoginseng* (Burk.) F. H. Chen 根[1]。

【理化性质】 白色粉末，熔点 $200\sim203℃$。$[\alpha]_D^{22}+3.05°$（$c=0.98mol/L$，甲醇），$[\alpha]_D^{20}+12.3°$（$c=0.92mol/L$，甲醇）。

【药理作用】

1.对中枢神经系统的作用

人参皂苷 Rb₂ 在抑制吗啡耐受性和依赖性发生方面具有重要作用。人参皂苷 Rb₂ 可以抑制³H muscinol 高亲和力结合。人参皂苷 Rb₂ 有抑制吗啡耐受性和依赖性发生的作用，可拮抗吗啡的镇痛作用和僵住反应，同时可拮抗吗啡升高体温作用。人参皂苷 Rb₂ 能够减弱吗啡脑室给药引起的抗伤害作用。人参皂苷 Rb₂ 在抑制吗啡耐受性和依赖性发生方面具有重要作用，因而可以用来戒毒，具有广泛的应用价值[2]。

2.对心血管的作用

人参皂苷 Rb₂ 对钙通道有阻滞作用，对黄嘌呤-黄嘌呤氧化酶所致自由基含量增多有显著的抑制作用，其作用机制为钙通道的开放时间缩短、开放概率减少，说明人参皂苷 Rb₂ 对心肌细胞兴奋性、传导性、自律性、收缩性 4 项基本生理功能可能都有影响。

在心肌细胞氧代谢过程中，黄嘌呤氧化酶在催化黄嘌呤氧化的同时也形成超氧阴离子自由基。在正常情况下，不断形成的氧自由基能被心肌细胞中氧自由基清除系统及时清除。向培养基中先后加入黄嘌呤和黄嘌呤氧化酶，使二者在培养基中相遇产生大量超氧阴离子自由基（超过自由基清除系统的清除能力），导致心肌细胞自由基含量的增多，再向培养基中加

入人参皂苷 Rb_2 后，能够抵制黄嘌呤-黄嘌呤氧化酶所致的心肌细胞自由基含量增多，表明人参皂苷 Rb_2 能够对抗过量黄嘌呤-黄嘌呤氧化酶诱发的心肌细胞氧化性损伤。

另有报道，人参皂苷 Rb_2 能促进牛主动脉内皮细胞纤溶酶活性，人参皂苷 Rb_2 对血管内皮细胞产生的纤溶酶原激活物（PA）活性有促进作用，并表现出剂量、时间依赖性。人参皂苷 Rb_2 增加血管内皮细胞表面纤溶酶的活性是通过促进血管内皮细胞纤溶活性因子的分泌来实现的，而不是通过增强其基因表达起作用[3-5]。

研究表明，人参皂苷 Rb_3 及人参皂苷 Rb_2 组合物对大鼠急性心肌梗死具有保护作用，具体表现为：明显缩小急性心肌梗死大鼠的 MIS，降低血清 CK、LDH、AST 活性及 MAD 含量，提高血清 SOD、GSH-Px 活性及 NO 含量。由此推断该保护作用可能与其增强抗氧化酶活性，减少氧自由基对心肌的损伤等机制有关[6]。

3. 对内分泌系统的影响

人参皂苷 Rb_2 可增强肝脏糖代谢系统及能量产生系统的功能。给大鼠腹腔注射人参皂苷 Rb_2 10mg，8h 后，肝糖原减少到最小量，肝中葡萄糖-6-磷酸酶水平增加到最大量，磷酸果糖激酶的活性也有显著增加，12h 达到高峰。大鼠腹腔注射人参皂苷 Rb_2 6d 后，可使链脲佐菌素诱发的糖尿病大鼠血糖降低，血糖含量和肝糖原与对照组比较分别下降 30% 和 27%，肝中碳水化合物及糖代谢趋向正常，尿中氮排泄量降低，多食、多尿等症状减轻。STZ 糖尿病大鼠肝中葡萄糖-6-磷酸酶活性比正常对照组高 2.4 倍，用人参皂苷 Rb_2 治疗后下降了 31%。人参皂苷 Rb_2 降血糖作用的机制是它可抑制肝中葡萄糖-6-磷酸酶而激活葡萄糖激酶的活性，这 2 种酶对维持血糖含量起着重要作用。当链脲佐菌素致使糖尿病大鼠肝中糖酵解发生障碍，导致糖的利用率降低时，人参皂苷 Rb_2 能通过纠正上述 2 种酶活性的异常变化而使血糖降低，从而产生降糖作用[2]。

人参皂苷 Rb_2 还能够影响大鼠肝组织中腺嘌呤核苷酸的含量。糖尿病大鼠体内组织中 ATP 含量较低，而 AMP 含量较高。每日给糖尿病大鼠腹腔注射人参皂苷 Rb_2，连续数日，可增加组织中 ATP 含量，减少 AMP 含量，增加腺嘌呤核苷酸含量，改进能量代谢。人参皂苷 Rb_2 通过活化 ATP 供给系统，改变了糖尿病大鼠体内的代谢模式。人参皂苷 Rb_2 降血糖作用机制是对酶进行调节，通过抑制糖异生的关键酶葡萄糖-6-磷酸酶和果糖-1,6-二磷酸酶来抑制糖异生。丙酮酸、草酰乙酸或乳酸经糖异生转变为葡萄糖需消耗大量的 ATP 和 GTP，而人参皂苷 Rb_2 通过抑制葡萄糖-6-磷酸酶来抑制糖尿病大鼠的糖异生，可增加组织中 ATP 含量，减少 AMP 含量，从而改变糖尿病大鼠体内的代谢模式，使血糖和肝糖原含量明显降低，恢复机体的正常生理功能[2]。

人参皂苷 Rb_2 对脂肪代谢的影响十分复杂，尤其对胆固醇的影响，既促进其合成又促进其排泄，长期服用能降低血液中胆固醇的浓度，可使其 TC、游离胆固醇、LDL-C 降低，HDL-C 增加，改善动脉硬化指数。因此，人参皂苷 Rb_2 能够预防和减少高脂血症和动脉粥样硬化症的发生。给高胆固醇饲料喂养的大鼠腹腔注射人参皂苷 Rb_2 20h 后，大鼠血清 TC、游离胆固醇及 LDL 分别降低 27%、43%、44%，而 HDL 含量增加，而且人参皂苷 Rb_2 所降低的血液中胆固醇并未蓄积在肝脏中，提示其对胆固醇有异化作用和促进排泄作用。

人参皂苷 Rb_2 对链脲佐菌素诱发的糖尿病大鼠高脂血症有改善作用，表明单独腹腔注射人参皂苷 Rb_2 能降低糖尿病大鼠血清脂含量。连续使用人参皂苷 Rb_2 6d 后，检测血清中三酰甘油、非酯化脂肪酸总胆固醇、3-羟基丁酸、乙酰乙酸及乳酸的含量，测得结果与对照组比较，其含量依次下降 48%、26%、21%、64%、17%。

人参皂苷 Rb$_2$ 有对抗毒性激素-L 引起的脂肪分解的作用，体外实验表明，人参皂苷 Rb$_2$ 对毒性激素-L 产生的脂肪分解的抑制作用比其他单体皂苷强，在给药剂量为 100μg/mL 和 50μg/mL 时，人参皂苷 Rb$_2$ 的抗脂解作用最强。人参皂苷 Rb$_2$ 对胰脂肪酶活性有很强的抑制作用，从而抑制机体对脂肪的吸收[2]。人参皂苷 Rb$_2$ 明显减轻肝质量，改善肝脂肪变性，下调脂肪酸合成酶（FAS）、脂蛋白脂肪酶（LPL）、固醇调节元件结合蛋白（SREBP）-1c 和上调肉碱棕榈酰转移酶-1（CPT-1）、胆固醇 7α 羟化酶（CYP7A1）的 mRNA 水平，增加 PPAR-α 基因和蛋白的表达。结论：人参皂苷 Rb$_2$ 可以改善小鼠脂质代谢，其作用机制可能与增加肝中 PPAR-α 表达，调节脂代谢相关靶基因 SREBP-1c、FAS 和 CYP7A1 表达有关[7]。

4. 抗病毒作用

人参皂苷 Rb$_2$ 对肠道病毒 71 型（EV71）有一定抑制作用。将不同浓度的人参皂苷 Rb$_2$ 加入 EV71 感染的细胞，结果发现，随浓度的增加，Rb$_2$ 对病毒的抑制作用逐步增强，这表明人参皂苷 Rb$_2$ 体外可以有效抑制 EV71 的复制。在与病毒感染组比较时，低浓度人参皂苷 Rb$_2$ 并未表现出明显的直接灭活 EV71 的效用。由此推测人参皂苷 Rb$_2$ 可能主要通过抑制 EV71 的复制而发挥抗病毒作用[8]。

5. 抗肿瘤作用

将 B16-BL6 黑色素瘤细胞经皮下植入 C57BL/6 小鼠，1d、3d、7d 后静脉给予人参皂苷 Rb$_2$，可明显抑制瘤灶血管的数目；在每只小鼠 10～500μg 剂量范围内对血管生成的抑制作用呈剂量依赖效应。瘤灶内或灌胃给予人参皂苷 Rb$_2$，既对新生血管生成有抑制作用，也对肿瘤细胞的生长有抑制作用，并有明显的抗肺转移作用。

人参皂苷 Rb$_2$ 对子宫内膜癌有抑制作用，认为人参皂苷 Rb$_2$ 作用于癌细胞能够抑制 MMP2 的活性和表达，但不改变金属蛋白酶组织抑制剂 TIMP1 和 TIMP2 在细胞内的表达。人参皂苷 Rb$_2$ 可以通过抑制基质金属蛋白酶 MMP2 来抑制子宫内膜癌向基底膜扩散，达到抑制子宫内膜癌的作用，因此认为人参皂苷 Rb$_2$ 具有抑制肿瘤生长和扩散的作用[2,9]。

6. 其他作用

抗骨质疏松作用　人参皂苷 Rb$_2$ 能改善骨质疏松骨的骨微结构，提高骨矿物质密度，增强了矿化和成骨特异性基因的表达。研究表明人参皂苷 Rb$_2$ 可使小鼠破骨细胞数量明显减少，破骨分化特异性基因 TRAP、NFATc1 mRNA 的表达降低，同时增高自噬相关基因 LC3 Ⅱ/LC3 Ⅰ 的比值，降低 mTOR 量，由此可以推断，人参皂苷 Rb$_2$ 可能通过自噬途径影响破骨基因的表达，从而减少破骨细胞的形成[10]。

7. 药代动力学研究

给大鼠按 100mg/kg 剂量口服人参皂苷 Rb$_2$，6h 后处死，摘取大肠，用蒸馏水匀浆、甲醇沉淀、离心，分取上清液，SEP-PAK 柱前处理，再通过 TLC 和 HPLC 纯化，得到 6 个代谢产物，分别鉴定为人参皂苷 Rd、3-O-β-D-吡喃葡萄糖基-20-O-[α-L-吡喃阿拉伯糖基(1→6)-β-D-吡喃葡萄糖基]-20(S)-原人参二醇（GAG-Ppd）]、人参皂苷 F2、20-O-[α-L-吡喃阿拉伯糖基（1→6)-β-D-吡喃葡萄糖基]-20(S)-原人参二醇、化合物 K 和 25-氢过氧-23-烯人参皂苷 Rb$_2$。

给大鼠按 100mg/kg 剂量口服人参皂苷 Rb$_2$，1.5h 后处死，摘取胃，从中得到 4 种代谢产物，与人参皂苷 Rb$_2$ 的大鼠盲肠内细菌代谢氧化产物相同，但与用 0.1mol/L HCl（37℃，24h）水解的产物截然不同。一般来说，消化道以水解反应和还原反应为主，很少见氧化反应发生。按 100mg/kg 剂量给大鼠灌胃人参皂苷 Rb_2，血清中的浓度于给药后 12h 达峰值（3.55μg/mL）。在组织中的消长与血清中的情况大体一致，在肝、肾、肺、心、脾、脑等组织中广泛分布，肝中分布量最大，其次为肾脏。给药后 24h，尿和粪便中的排泄率为给药量的 2.3% 和 84.3%，48h 后分别为 3.0% 和 87.3%。因此，灌胃后人参皂苷 Rb_2 经尿和粪便的排泄大部分发生在 24h 内。给药后 24h，胆汁中的排泄率仅为给药量的 0.7%[11]。

　　人参皂苷 Rb_2 在大鼠体内的代谢过程经快速高分离度液相色谱-四极杆飞行时间质谱联用方法（RRLC-Q-TOF-MS）探索发现，人参皂苷 Rb_2 静脉注射后的体内代谢过程符合二室模型特征，血药浓度半衰期的 α 相 $[t_{1/2(\alpha)}]$ 和 β 相 $[t_{1/2(\beta)}]$ 分别为（23.58±1.10）min 和（1306.55±147.23）min。通过对静脉注射人参皂苷 Rb_2 的大鼠尿液和口服后的粪便样本进行分析，发现人参皂苷 Rb_2 的代谢产物为 M6、M2(C-Y)、F2、C-K[12]。

参考文献

[1] 季宇彬.天然药物有效成分药理与应用 [M].北京：科学出版社，2007：250.

[2] 孙光芝，王继彦，刘志，等.人参皂苷 Rb_2 的药理学研究概况 [J].吉林农业大学学报，2005，27（3）：299-305.

[3] Wang J Y，Li X G，Zheng Y N，et al. Iso ginsenoside-Rh3，a new triterpenoid saponin from the fruits of *Panax ginseng* C. A. Mey [J]. J Asian Nat Prod Res，2004，6（4）：289-293.

[4] Park I H，Han S B，Kim J M，et al. Four new acetylated ginsenosides from processed ginseng [J]. Arch Pharm Res，2002，25（6）：837-841.

[5] Park I H，Kim N Y，Han S B，et al. Three new dammarane glycosides from heat processed ginseng [J]. Arch Pharm Res，2002，25（4）：428-432.

[6] 王友联，刘一鸣，孙伟伦，等.人参皂苷 Rb_3 及 Rb_2 组合物对大鼠实验性心肌梗死的保护作用 [J].人参研究，2013，2：2-5.

[7] 洪逸莲，顾雪疆，徐静，等.人参皂苷 Rb_2 对高脂性脂肪肝小鼠肝脏脂质代谢的影响及其机制 [J].温州医科大学学报，2018，48（05）：338-341，349.

[8] 季云，陈永昌，马锦洪，等.人参皂苷 Rb_2 对肠道病毒 71 型的体外抑制效应 [J].江苏大学学报（医学版），2016，26（3）：215-218.

[9] Fujimoto J，Sakaguchi H，Aoki I，et al. Inhibitory effect of ginsenoside Rb2 on invasiveness of uterine endometrial cancer cells to the basement membrane [J]. Eur J Gynaecol Oncol，2001，22（5）：339-341.

[10] 苏柯，邱榆程，王春梅，等.人参皂苷 Rb_2 在体外调控破骨细胞的作用 [J].中国骨与关节杂志，2017，11（6）：874-877.

[11] 韩冬，张铁军，唐铖，等.人参皂苷的药动学研究进展 [J].中草药，2009，40（2）：附 1-附 3.

[12] 张喆，滕亚然，吕子燕，等.人参皂苷 Rb 在大鼠体内的药代动力学行为及代谢产物研究 [J].分析化学，2017，45（2）：191-198.

人参皂苷 Rc
Ginsenoside Rc

【CAS】 11021-14-0

【化学名】 20-[(6-O-α-L-阿拉伯呋喃糖基-β-D-吡喃葡萄糖基）氧基]-12β-羟基达玛-24-烯-3β-基 2-O-β-D-吡喃葡萄糖基-β-D-吡喃葡萄糖苷

【异名】 Panaxoside Rc

【结构式】

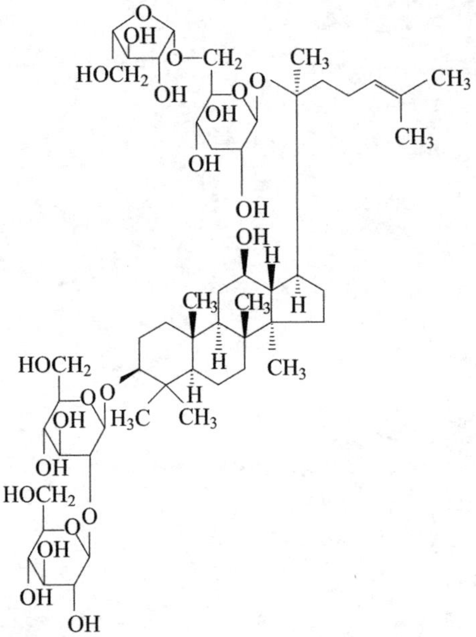

【分子式与分子量】 $C_{53}H_{90}O_{22}$；1079.27

【来源】 五加科植物人参 *Panax ginseng* C. A. Meyer 根、茎、叶，西洋参 *P. quinquefolius* L. 根[1]。

【理化性质】 易溶于水、甲醇、乙醇，不溶于乙醚、苯。熔点 199~201℃，$[\alpha]_D^{20} +$ 1.83°（$c = 0.65$mol/L，甲醇）。

【药理作用】

1. 对大鼠胚胎脑发育的影响

人参皂苷 Rc 能促进胚胎脑的发育，能明显增强胚胎脑 pGPx mRNA 的表达水平[2-5]。选用全胚胎体外培养方法，根据 Van Maele-Fabry 等制定的形态学分析系统进行形态学检测，实验随机分为对照组、人参皂苷 Rc（10μg/mL、45μg/mL、90μg/mL）组，采用半定量 RT-PCR 分析人参皂苷 Rc 对胚胎谷胱甘肽过氧化物酶基因表达的影响。结果显示，与对照组比较，人参皂苷 Rc 组前脑、中脑与后脑的长度值显著增加。RT-PCR 结果显示，pGPx mRNA 的表达水平在各种浓度人参皂苷 Rc 作用后都增加，且在 10μg/mL、45μg/mL 时增加显著[6-9]。

2. 降脂作用

人参皂苷 Rc 对去甲肾上腺素诱导的脂肪分解作用和大鼠小肠刷状缘膜小囊脂肪酸的吸收不明显，但人参皂苷 Rc 在 0.5g/L 浓度时对胰脂肪酶抑制率为 100%[10,11]。

3. 抗肿瘤作用

人参皂苷 Rc 具有抗人乳腺癌 MCF-7 作用。人参皂苷 Rc 可以影响人乳腺癌 MCF-7 细胞内 c-Fos 的 mRNA 及其蛋白水平，通过实验发现，人参皂苷 Rc 影响 c-Fos 的表达是通过其他转录因子而不是通常认为的雌激素受体途径[12]。

4. 药代动力学研究

将人参皂苷 Rc 与人肠内菌一起温孵培养，发现 3 种代谢产物，其中已鉴定的为 20-O-β-D-吡喃葡萄糖基-20(S)-原人参二醇（Ⅰ）和 20-O-[α-L-吡喃阿拉伯糖基（1→6)-β-D-吡喃葡萄糖基]-20(S)-原人参二醇（Ⅱ）；当培养 3h 和 6h，仅产生未鉴定的代谢产物Ⅲ和Ⅱ，并且有原形化合物存在；当培养 9h，Ⅲ和Ⅱ同时存在，不存在原形化合物；当培养 12h 和 24h，仅检出代谢产物Ⅱ和Ⅰ。因此，推测人参皂苷 Rc 的代谢途径可能为人参皂苷 Rc→Ⅱ→Ⅰ[13,14]。

参考文献

[1] 季宇彬.天然药物有效成分药理与应用 [M].北京：科学出版社，2007：252.

[2] 胡煌辉，张建平，蒋芬，等.人参皂苷 Rb₁、Rc 对大鼠胚胎脑发育及 GPx 基因表达的影响 [J].中国组织化学与细胞化学杂志，2009，18 (5)：607-610.

[3] 姜正林，陈益人，周纯.人参皂苷抗缺氧缺血性脑损伤的谷氨酸相关机制 [J].中国应用生理学杂志，2001，17 (2)：105-110.

[4] 邹积艳，王学工，黄冰玉，等.人参皂苷拮抗醋酸铅对大鼠胚胎发育毒性的研究 [J].吉林大学学报（医学版），2004，30 (2)：212-214.

[5] Cebral E, Carrsaco I, Vantman D, et al. Preimplantation embryotoxicity after mouse embryo exposition to reactive oxygen species [J]. Bilcell, 2007, 31：51-59.

[6] Ornoy A. Embryonic oxidative stress as a mechanism of teratogenesis with special emphasis on diabetic embryopathy [J]. Reprod Toxicol, 2007, 24：31-41.

[7] Sharma P, Mishra K P. Aluminum-induced maternal and developmental toxicity and oxidative stress in brain：response to combined administration of Tiron and glutathione [J]. Reprod Toxicol, 2006, 21：313-321.

[8] Baek I J, Yon J M, Lee B J, et al. Repression pattern of cytosolic；glutathione peroxidase (cGPx) mRNA during mouse embryogenesis [J]. Anat Embryol (Berl), 2005, 209：315-321.

[9] 郑克芬.谷胱甘肽过氧化物酶的人工模拟及其抗肿瘤活性研究 [M].长春：吉林大学出版社，2007.

[10] 贾桂燕，张晶，韩立坤，等.人参皂苷降脂作用的研究 [J].天然产物研究与开发，2005，17 (2)：160-162.

[11] 张晶，郑毅男，李向高，等.西洋参总皂苷及单体皂苷对胰脂肪酶活性的影响 [J].吉林农业大学学报，2002，24 (1)：62-63，87.

[12] Lee Y J, Jin Y R, Lim W C, et al. Ginsenoside Rc and Re stimulate c-fos expression in MCF-7 human breast carcinoma cells [J]. Archives of Pharmacal Research, 2003, 26 (1)：53-57.

[13] 韩冬，张铁军，唐铖，等.人参皂苷的药动学研究进展 [J].中草药，2009，40 (2)：附 1-附 3.

[14] 黎阳，张铁军，刘素香，等.人参的化学成分和药理作用研究进展 [J].中草药，2009，40 (1)：164.

人参皂苷 Rd
Ginsenoside Rd

【CAS】 52705-93-8

【化学名】 （3β,12β)-20-(β-d 吡喃葡萄糖氧基)-12-羟基达玛-24 烯-3-基-2-O-β-d-D-吡喃葡萄糖 β-d-D-吡喃葡萄糖苷

【异名】 Gypenoside Ⅷ

【结构式】

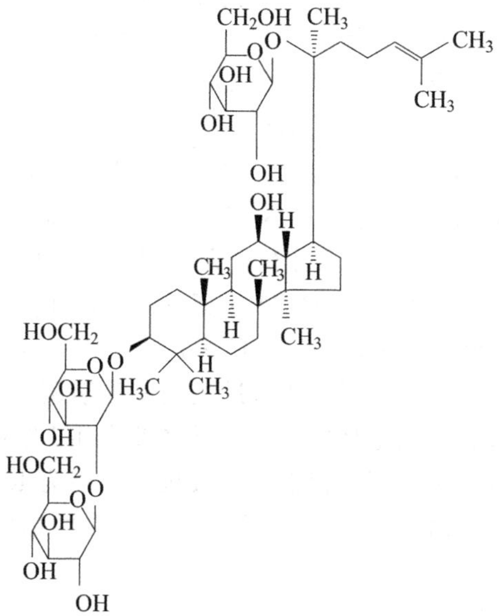

【分子式与分子量】 $C_{48}H_{82}O_{18}$；947.12

【来源】 五加科植物人参 *Panax ginseng* C. A. Meyer 根、花蕾、叶、芦头、茎[1]。

【理化性质】 白色粉末。熔点 206～209℃，$[\alpha]_D^{22}$ +19.38°（c=1.03mol/L，甲醇）。

【药理作用】

1. 对中枢神经系统的影响

（1）对神经系统的作用

小鼠体内实验显示，人参皂苷 Rd 可选择性地拮抗 KA 引起的致死性兴奋性中毒，增加磷酸化的细胞外信号调节 ERK，减少磷酸化的 CREB。体外实验研究结果表明，预先加入人参皂苷 Rd，可抑制经卡巴胆碱（一种毒蕈碱受体促效剂）刺激的皮层神经元中的肌醇磷酸酯的形成[2-5]。

人参皂苷 Rd 可缓解高原环境重度疲劳导致的大鼠学习记忆能力减退及海马神经元损伤。健康成年 Wistar 大鼠 24 只，引入青海省可可西里高原，结果显示，生理盐水（2mg/kg）重度疲劳组大鼠逃避潜伏期显著延长，海马 CA1 区超微结构发生病理性改变，人参皂苷 Rd（2mg/kg）重度疲劳组大鼠逃避潜伏期较生理盐水组缩短，海马 CA1 区超微结构病理性改变减轻[6,7]。

人参皂苷 Rd 对冰醋酸所致的扭体及福尔马林所致的舔足反应均有抑制作用；给予 $CaCl_2$ 和维拉帕米后人参皂苷 Rd 的镇痛作用被 $CaCl_2$ 拮抗，被维拉帕米加强；人参皂苷 Rd 可明显减少小鼠脊髓背角、大脑皮层和丘脑 PKCγ 免疫阳性细胞。因此，人参皂苷 Rd 的镇痛作用涉及外周和中枢，同时 Ca^{2+} 与 PKCγ 也参与了人参皂苷 Rd 的镇痛作用[8]。人参皂苷 Rd 可使体外神经干细胞（NSCs）p-Akt、p-ERK 蛋白表达明显增加，但 Akt、ERK、

PKC、p-PKC 蛋白表达无明显变化[9]。另外，人参皂苷 Rd 可能通过抑制 NR2B 亚单位的 Ser1303 位点磷酸化，调节离子型谷氨酸受体 NMDA 受体通道活动，从而减轻兴奋性毒性损伤，改善神经元的存活状态，提示这可能是人参皂苷 Rd 发挥神经保护作用的重要通路[10]。

(2) 改善学习记忆功能

人参皂苷 Rd 可通过增加海马 5-HT 的表达来提高颞叶癫痫（TLE）大鼠学习记忆能力[11,12]。此外，人参皂苷 Rd 可以显著改善 16Hz 130dB 次声引发的大鼠海马损伤、细胞凋亡、记忆功能减退[13-15]。人参皂苷 Rd 可使 3xTg-AD 小鼠的学习记忆能力有显著提高，并减轻小鼠的焦虑，另外与未治疗的 3xTg-AD 小鼠对比，发现记忆相关蛋白 UCHL1 在单纯 Rd 治疗后的 3xTg-AD 小鼠海马组织中表达均显著上调，此外，超声微泡联合 Rd 能改变 UCHL1、PGAM1 和 SYN1 蛋白表达，而这三种蛋白可能是参与超声微泡联合 Rd 改善 3xTg-AD 小鼠记忆能力的关键分子[16]。另有研究发现，人参皂苷 Rd 能改善慢性脑低灌注（CCH）导致的学习记忆障碍，并减轻 CCH 小鼠 PFC 和 Hipp 神经元的凋亡，该效应与 CCH 小鼠脑内 BDNF 表达增加相关，BDNF 的表达受到 P300/CBP、Ac-H3 和 HDAC2 参与的组蛋白乙酰化的调节，故人参皂苷 Rd 通过表观遗传学调控 BDNF 的表达，保护 CCH 时神经元免受损伤，从而改善空间记忆能力[17]。人参皂苷 Rd 增强了实验性 AD 模型动物的学习记忆能力，提高了 AD 细胞模型的存活率。其机制可能为 Rd 能抑制 GSK-3β 的表达与活性，提高 PP-2A 的活性，从而减少过度磷酸化 Tau 蛋白的形成与沉积，发挥其对 AD 模型的神经保护作用[18]。

2.改善脑/心脏缺血再灌注损伤

人参皂苷 Rd 预先给药对大鼠短暂局灶性脑缺血再灌注损伤有保护作用，并在 5～40mg/kg 存在剂量依赖性[19,20]。人参皂苷 Rd 与川芎嗪和葛根素联合使用均具有明显的脑保护效应，但联合用药组没有表现出强于单独给药组的协同保护效应。单独使用人参皂苷 Rd 及人参皂苷 Rd 与川芎嗪和葛根素联合使用均能显著改善大鼠大脑中动脉栓塞-再灌注损伤的神经功能评分，减少脑梗死容积，各给药组间相比均无统计学差异[21-24]。研究发现，人参皂苷 Rd 能够保护缺血再灌注损伤后的脑组织，恢复神经功能，并能进一步促进神经发生，促进神经干细胞的增殖、分化和迁移，人参皂苷 Rd 的此种作用是通过上调 VEGF 和 BDNF 因子的表达以及激活 PI3K/Akt 和 ERK1/2 信号通路实现的[25]。人参皂苷 Rd 对短暂性局灶性脑缺血损伤具有保护作用，其作用机制可能与减少氧化应激、保护线粒体功能、恢复能量代谢状态以及抑制凋亡作用有关[26]。人参皂苷 Rd 在缺血再灌注损伤实验及正常工作心脏实验中，均能显著增加冠脉流量（CF），在缺血再灌注损伤实验中，人参皂苷 Rd 还降低左心室舒张末压（LVEDP）及提高率压积（RPP），结果证明人参皂苷 Rd 预处理可减轻大鼠离体心脏缺血再灌注损伤[27]。研究表明人参皂苷 Rd 可改善高分子右旋糖酐（HMD）所致的大鼠血液流变性变化，减轻 HMD 所致高黏血症（HVS）大鼠脑组织的 Ca^{2+} 超载和 ROS 的氧化损伤，改善线粒体的功能，减轻 HMD 所致脑损害，提示对外伤性脑损害有一定的保护作用[28]。

3.抗肿瘤作用

体外研究发现，人参皂苷 Rd 对人脑胶质瘤 U251 细胞增殖具有一定抑制作用。具体表现为：不同浓度人参皂苷 Rd 对 U251 细胞均有一定的抑制作用，且抑制强度随药物浓度的增加而增大，呈剂量依赖性；另外人参皂苷 Rd 可诱导 U251 细胞凋亡并将 U251 细胞阻滞

在 G_1/G_0 期，使进入 S 和 G_2/M 期的细胞减少，降低抗凋亡基因 Bcl-2 mRNA 表达，提到 Caspase-3 mRNA 表达显著提高[29]。研究发现，随着人参皂苷 Rd 浓度的升高，U251 细胞的生长被明显抑制，出现了细胞凋亡和凋亡小体的现象，药物处理 24h 后，细胞端粒酶活性显著降低[30]。

4. 对免疫系统的影响

人参皂苷 Rd 腹腔给药可降低固定应激引起的血浆 IL-6 含量升高的水平，显著降低去甲肾上腺素及肾上腺素引起的巨噬细胞中 IL-6 含量的升高水平，但脑室内给药却不能影响固定应激引起的 IL-6 含量的升高。上述结果提示，人参皂苷 Rd 抑制固定应激引起的血浆 IL-6 含量增加的作用点在外周，至少部分是通过阻断去甲肾上腺素及（或）肾上腺素引起的巨噬细胞中 IL-6 含量的增加而起作用的[31]。

5. 抗炎作用

人参皂苷 Rd 具有抗炎作用。有研究表明，人参皂苷 Rd 能从 mRNA 水平及蛋白质水平上抑制由脂多糖（LPS）诱导的人结肠癌 HT-29 细胞中炎症因子 IL-8 的表达，且呈现剂量依赖关系。同时下调 LPS 诱导的 NFκB 信号通路的活化水平。由此判断人参皂苷 Rd 能通过抑制 LPS 刺激 HT-29 细胞分泌炎症因子 IL-8 而发挥抗炎作用，其机制可能与抑制 NFκB 信号通路活化有关[32]。

人参皂苷 Rd 对大鼠溃疡性结肠炎有一定治疗作用，口服人参皂苷 Rd 能明显减少溃疡性结肠炎大鼠腹泻、血便、脓便等症状，并且有效地降低溃疡性结肠炎大鼠结肠湿重指数、结肠大体损伤评分及组织学评分。另外，相比肌内注射给药局部刺激性大，灌胃给药有效果更好、药剂制备更简单、用药更方便等特点，为较好的给药方式[33]。

6. 其他作用

① 人参皂苷 Rd 可明显减小乳腺增生大鼠乳房直径，降低血液黏滞性，降低大鼠乳腺组织中 ER-α 和 PR 的表达，明显升高血清中黄体酮和降低雌二醇含量，病理结果显示人参皂苷 Rd 可改善乳腺增生情况，因此说明 GSRd 对乳腺增生有较好的治疗作用[34]。另有研究发现，高糖处理可减弱人牙周膜干细胞（PDLSCs）中 ALP 的活性，人参皂苷 Rd 可提高正常和高糖培养条件下 PDLSCs 中 ALP 的活性并上调 ALP、OCN mRNA 及 OPN 蛋白表达，以及上调 CAT、SOD 的 mRNA 及蛋白表达水平。结果说明：人参皂苷 Rd 对体外培养的 PDLSCs 的成骨分化有一定的促进作用[35]。人参皂苷 Rd 能明显减轻缺氧所致细胞形态学的改变、减轻内皮细胞损伤，提高人脐静脉内皮细胞 HUVEC 的 MTT 吸光度值，减少 LDH 的外漏，该结果说明人参皂苷 Rd 对 $Na_2S_2O_4$ 致缺氧损伤的 HUVEC 具有保护作用，能提高细胞的存活率并改善其形态[36]。人参皂苷 Rd 对溃疡性结肠炎急性阶段有明显的治疗作用，其作用机制可能与减轻组织损伤、抑制炎细胞浸润、减轻脂质过氧化损伤、抑制促炎细胞因子 IL-1β 和 TNF-α 生成有关。人参皂苷 Rd 能抑制 PKC 及 IκB 激酶（IKK）的活化，阻断 IκB 的磷酸化，抑制核因子 κB（NFκB）的活化，从而抑制致炎因子的生成，阻断炎症过程[37]。

② 抗衰老作用。人参皂苷 Rd 能提高 GSH 含量，减少谷胱甘肽（GSSG），提高 GSH/GSSG 的比率。而且，人参皂苷 Rd 还能增加 GSH-Px 和谷胱甘肽还原酶的活性。人参皂苷 Rd 对 SOD 和 CAT 的活性没有影响，但可降低血清和肝脏中的脂质过氧化标志性产物丙二醛的含量。从研究结果推测，人参皂苷 Rd 的作用位点在细胞质及线粒体基质[22]。

参考文献

[1] 季宇彬.天然药物有效成分药理与应用 [M].北京：科学出版社，2007：253.

[2] 王海南.人参皂苷药理研究进展 [J].中国临床药理学与治疗学，2006，11 (11)：1201-1206.

[3] Lee J H，Choi S，Kim J H，et al. Effects of ginsenosides on carbachol stimulated formation of inositol phosphates in rat cortical cell cultures [J]. Neurochem Res，2003，28：1307-1313.

[4] Lee J K，Choi S S，Lee H K，et al. Effects of ginsenoside Rd and decursinol on the neurotoxic responses induced by kainic acid in mice [J]. Planta Med，2003，69：230-234.

[5] Shi Q，Hao Q，Bouissac J，et al. Ginsenoside-Rd from *Panax notoginseng* enhances astrocyte differentiation from neural stem cells [J]. Life Sciences，2005，76：983-995.

[6] 曲传勇，杨金升，石向群，等.人参皂苷 Rd 对高原大鼠运动疲劳后学习记忆及海马 CA1 区超微结构的影响 [J].神经损伤与功能重建，2010，5 (2)：79-82.

[7] 刘德育，曾飒.从三七药材中快速批量分离提取人参皂苷 Rd 的方法 [J].中药材，2006，29 (3)：247-249.

[8] 高进贤，张秀娟，石磊，等.人参皂苷 Rd 镇痛作用与中枢 PKCγ 相关机制研究 [J].方药·药理研究，2017，30 (9)：30-34.

[9] 黄婧.人参皂苷 Rd 对成年大鼠脑内神经干细胞神经发生的影响及机制研究 [D].西安：第四军医大学，2016.

[10] 张琛.人参皂苷 Rd 作用于 NMDA 受体抵抗神经兴奋性毒性损伤的机制研究 [D].西安：第四军医大学，2013.

[11] 张明磊，杨金升，石向群，等.人参皂苷 Rd 对颞叶癫痫大鼠学习记忆能力及海马 5-HT 表达的影响 [J].卒中与神经疾病，2010，17 (3)：147-150.

[12] Malandrini A，Gandiano C，GambeUi S，et al. Diagnostic value of ultra structural skin biopsy studies in CADA-SIL [J]. Neurology，2007，68 (17)：1430-1432.

[13] 石洁，赵钢，夏峰，等.不同浓度人参皂苷 Rd 对次声性脑损害的保护 [J].中华神经外科疾病研究杂志，2008，7 (5)：440-443.

[14] 叶琳，龚书明，陈耀明，等.次声作用对大鼠大脑皮层脂质过氧化的影响 [J].中华物理医学与康复杂志，2002，24 (6)：360-362.

[15] 刘朝晖，陈景藻，李康樗，等.不同声压级次声对大鼠海马细胞凋亡的影响 [J].中华物理医学与康复杂志，2004，26 (3)：148-151.

[16] 陈高舒.超声微泡联合人参皂苷 Rd 对阿尔茨海默症转基因小鼠行为学及海马蛋白组学的影响研究 [D].深圳：深圳大学，2017.

[17] 万群.人参皂苷 Rd 通过组蛋白乙酰化调控 BDNF 对低灌注脑损伤小鼠保护作用的研究 [D].西安：第四军医大学，2017.

[18] 李玲.人参皂苷 Rd 对阿尔茨海默病模型的神经保护作用及机制探讨 [D].西安：第四军医大学，2012.

[19] 鲁瑶，彭娜，路志红，等.人参皂苷 Rd 预先给药对大鼠脑的保护作用 [J].中华神经外科疾病研究杂志，2008，7 (5)：496-499.

[20] Guan Y Y，Zhou J G，Zhang Z，et al. Ginsenoside-Rd from panax notoginseng blocks Ca^{2+} influx through receptor and store operated $Ca^{2}+$ channels in vascular smooth muscle cell [J]. Eur J Pharmacol，2006，548 (1-3)：129-136.

[21] 袁利邦，董海龙，张昊鹏，等.人参皂苷 Rd 及其联合用药的脑保护效应研究 [J].中华神经外科疾病研究杂志，2010，9 (3)：254-257.

[22] Yokozawa T，Satoh A，Cho E J. Ginsenoside-Rd attenuates oxidative damage related to aging in senescence-accelerated mice [J]. J Pharm Pharmacol，2004，56 (1)：107-113.

[23] Tamura T，Cui X，Sakaguchi N，et al. Ginsenoside Rd prevents and rescues rat intestinal epithelial cells from irradiation induced apoptosis [J]. Food Chem Toxicol，2008，46 (9)：3080-3089.

[24] Yang Z，Chen A，Sun H，et al. Ginsenoside Rd elicits Th1 and Th2 immune responses to ovalbumin in mice [J]. Vaccine，2007，25 (1)：161-169.

[25] 刘馨雨.人参皂苷 Rd 通过激活 PI3K/Akt 通路促进脑缺血/再灌注大鼠神经发生的作用 [D].北京：北京中医药大学，2015.

［26］叶瑞东.人参皂苷 Rd 治疗急性缺血性脑卒中的临床前研究［D］.西安：第四军医大学，2012.

［27］宋纯.人参皂苷 Rd 预处理通过增加冠脉流量减轻大鼠离体心脏缺血再灌注损伤［D］.兰州：兰州大学，2012.

［28］赵丽霞.人参皂苷 Rd 对脑损害的保护作用研究［D］.兰州：兰州大学，2011.

［29］王莹，宛蕾.人参皂苷 Rd 抑制人脑胶质瘤 U251 细胞增殖机制研究［J］.中医药信息，2015，32（6）：9-12.

［30］王莹，宛蕾，楚丽丽，等.GSRd 对人脑胶质瘤 U251 细胞端粒酶活性和 hTERT 表达的影响［J］.现代生物医学进展，2016，16（5）：857-859.

［31］Kim D H，Moon Y S，Jung J S，et al. Effects of ginseng saponin administered intraperitoneally on the hypothalamo-pituitary-adrenal axis in mice［J］. Neurosci Lett，2003，343：62-66.

［32］吕耀春.人参皂苷 Rd 对人结肠癌细胞系表达炎症因子的影响［D］.银川：宁夏医科大学，2017.

［33］黄艳辉，陈二林，王玉洁，等.人参皂苷 Rd 治疗大鼠溃疡性结肠炎给药途径的研究［J］.甘肃医药，2015，34（7）：481-484.

［34］黄海云，高进贤，孙全武，等.人参皂苷 Rd 对大鼠乳腺增生的治疗作用［J］.兰州大学学报（医学版），2017，43（6）：47-52.

［35］王慧丽，谢冰，李欣，等.人参皂苷 Rd 对高糖致人牙周膜干细胞成骨分化抑制作用的影响［J］.郑州大学学报（医学版），2015，50（4）：542-546.

［36］赵汴霞，马莉，宛蕾.人参皂苷 Rd 对 $Na_2S_2O_4$ 致人脐静脉内皮细胞缺氧损伤的保护作用［J］.河南职工医学院学报，2012，24（5）：580-583.

［37］史觊诚.人参皂苷 Rd 抑制大鼠溃疡性结肠炎急性阶段结肠组织内 NF-κB 信号转导系统激活［D］.兰州：兰州大学，2011.

人参皂苷 Re
Ginsenoside Re

【CAS】 52286-59-6

【化学名】 （3β,6α,12β)-20-(β-d-吡喃葡萄糖基氧基)-3,12-二羟基达玛-24-烯-6-基 2-O-(6-脱氧-α-1-甘露吡喃糖基)-β-d-吡喃葡萄糖苷

【异名】 Panaxoside Re

【结构式】

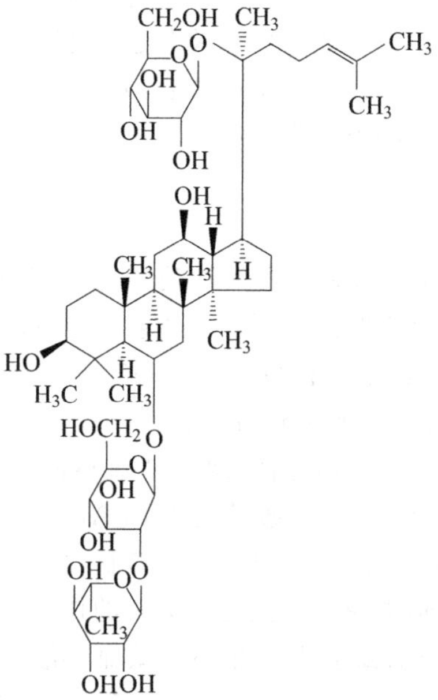

【分子式与分子量】 $C_{48}H_{82}O_{18}$；947.158

【来源】 五加科植物人参 Panax ginseng C. A. Mey. 根[1]。

【理化性质】 熔点 201～203℃，$[\alpha]_D^{20}-1.5°$（c＝0.52mol/L，甲醇）。

【药理作用】

1.对外周神经系统的影响

研究表明，在坐骨神经损伤模型中，人参皂苷 Re 能显著促进施万细胞的增殖、分化、迁移能力，从而促进周围神经再生，人参皂苷 Re 促进周围神经再生的机制和 ERK 及 JNK 通路的活化相关[2]。

2.对中枢神经系统的影响

人参皂苷 Re 对 1-甲基-4-苯基-1,2,3,6-四氢吡啶（MPTP）诱导致小鼠黑质神经元凋亡有明显的保护作用。实验结果显示，13mg/kg、26mg/kg 人参皂苷 Re 预处理能使黑质致密带（SNc）部位的 TH 染色阳性神经元增多，TUNEL 染色阳性率降低，以及 Bcl-2 蛋白表达增加，Bax 蛋白表达减少，提示 Bcl-2 表达的升高和 Bax 表达的降低可能是人参皂苷 Re 抗凋亡的重要机制[3]。另外，SNr 的 GABA 阳性神经元数目也显著增多。26mg/kg 人参皂苷 Re 组 PPD 扩增产物较模型组显著增加。此结果进一步说明人参皂苷 Re 对 MPTP 诱导致帕金森病小鼠黑质多巴胺能神经元具有明显的保护作用，其作用可能与改变 GABA 能神经元以及 PPD mRNA 表达水平，从而调节帕金森病（PD）中直接回路和间接回路的兴奋-抑制平衡有关[4]。人参皂苷 Re 还能显著对抗自然衰老引起的记忆获得障碍，对麻醉大鼠海马齿状回基础突触传递有增强作用，且能形成突触长时程增强现象[5,6]。人参皂苷 Re 还可以

干预 AD 小鼠体内氨基酸、核酸及脂质等代谢途径，减少小鼠海马区的 Aβ 沉积，从而对 AD 起到治疗作用[7]。另有研究显示，人参皂苷 Re 可对脑缺血所造成的海马神经元线粒体损伤起保护作用。人参皂苷 Re 可通过改善海马神经元的线粒体损伤，改善大鼠的认知能力[8]，也可以对慢性酒精中毒引起的大鼠学习、记忆能力损害有明显改善作用，这可能与其抑制脑内 AChE 和 MAO 活性及抗炎作用有关[9]。研究表明，人参皂苷 Re 能有效保护谷氨酸损伤的神经细胞，并抑制细胞凋亡，提高神经细胞存活率[10,11]。人参皂苷 Re 还可明显改善阿尔茨海默病模型小鼠的学习记忆能力以及降低乙酰胆碱酯酶活性及丙二醛（MDA）含量，增加超氧化物歧化酶活力。这表明人参皂苷 Re 对 D-半乳糖和三氯化铝联合应用所致的阿尔茨海默病模型小鼠学习记忆能力有明显的改善作用[12]。

3. 对内脏系统的影响

（1）对心血管系统的影响

人参皂苷 Re 可以显著减少心肌缺血再灌注诱导的心肌细胞凋亡，机制为人参皂苷 Re 通过抑制 Fas 基因的表达而抑制心肌细胞凋亡。透射电镜发现缺血再灌注组缺血区出现心肌凋亡细胞，人参皂苷 Re 治疗组细胞凋亡数为（90.66 ± 19.22)个/视野，两组间差异非常显著（$P < 0.01$)，原位杂交及免疫组化检测均发现 Fas 基因的表达，缺血再灌注组较假手术组明显增加（$P < 0.01$)，人参皂苷 Re 治疗组较缺血再灌注组明显下降（$P < 0.05$)[13-15]。在离体搏动的大鼠心房中，人参皂苷 Re 通过激活 PPAR-γ 发挥抵制血管紧张素 Ⅱ 诱导的缝隙连接重构的作用[16]。研究显示人参皂苷 Re 能够抑制心室肌细胞电压依赖性的钠通道、瞬时外向钾通道和内向整流钾通道电流发挥抗心律失常的作用[17]。

人参皂苷 Re 可显著抑制心肌缺血再灌注心肌缺血再灌注中性粒细胞（PMNs）浸润和髓过氧化物酶（MPO）活性。结扎 SD 大鼠 LAD，建立大鼠缺血再灌注动物模型，结果表明，心肌缺血再灌注后，光镜下假手术组未发现 PMNs，缺血再灌注组和人参皂苷 Re 治疗组 PMNs 浸润明显增加。缺血再灌注组 PMNs 数为（8.1667 ± 1.1472)个/视野，人参皂苷 Re 组为（4.5000 ± 1.0488)个/视野，两者与假手术组比较差异有统计学意义（$P < 0.01$)；人参皂苷 Re 治疗组与缺血再灌注组相比，PMNs 浸润明显减少，差异有统计学意义（$P < 0.01$)。缺血再灌注组、人参皂苷 Re 治疗组 MPO 活性较假手术组均明显增加（$P < 0.01$)，人参皂苷 Re 治疗组与缺血再灌注组相比 MPO 活性明显降低（$P < 0.01$)[18,19]。

人参皂苷 Re 与乌头碱配伍具有减毒增效的作用，这可能与人参皂苷减轻了乌头碱所致的心肌细胞损伤和改善钙离子通道异常表达有关。采用 RT-PCR 的方法观察人参皂苷 Re 与乌头碱配伍对心肌细胞钙离子通道基因 Cav1.2 mRNA 的影响。结果表明，人参皂苷 Re 可以有效对抗由乌头碱导致的心肌酶谱改变。同时，可以对抗乌头碱所致的钙离子通道基因 Cav1.2 mRNA 表达上调[20]。

人参皂苷 Re 可用于临床触发性室性心律失常的治疗，可拮抗儿茶酚胺类药物对心肌的毒性作用。结果显示，盐酸维拉帕米组维持窦性节律的时间为（177.00 ± 5.66)s，人参皂苷 Re 20mg/kg、10mg/kg、5mg/kg 处理组维持窦性节律的时间分别是（177.83 ± 5.31)s、（21.00 ± 2.83)s、（4.50 ± 1.64)s，心肌病理切片表明人参皂苷 Re 对持续室性心律失常的心肌有显著保护作用[21-23]。

人参皂苷 Re 对心肌细胞的作用，具体表现为：上调心肌细胞 CYP2C11、CYP2J3 mRNA 的表达至正常对照的 1.6、1.8 倍，明显下调 CYP4A1、CYP4A3 及 CYP4F4 mRNA 的表达至正常对照的 0.4 倍、0.15 倍、0.3 倍。人参皂苷 Re 明显上调 ANP 基因表达水平至正常对照的 3.2 倍。随着药物浓度的增加，人参皂苷 Re 对 CYP4A1 蛋白表达产生明显的下调作用，而对 CYP2J3 蛋白产生明显的上调作用[24]。人参皂苷 Re 对糖尿病大鼠具有心肌保护作用，抗脂质过氧化作用是其作用机制之一[25]。

人参皂苷 Re 对离体蟾蜍心脏收缩性具有双向调节作用，这种调节作用与心肌细胞膜上的钙离子通道调控有关。在低钙任氏液条件下，人参皂苷 Re 可显著促进抑制状态下心脏的收缩；在高钙条件下，离体心脏处于强烈收缩状态，加入人参皂苷 Re 可显著抑制高钙任氏液灌流造成的离体心脏收缩。人参皂苷 Re 对灌流肾上腺素或乙酰胆碱导致的心脏收缩无明显影响，但可显著提高灌流维拉帕米的离体心脏的收缩振幅[26]。

人参皂苷 Re 预处理对异丙肾上腺素致急性心肌缺血大鼠心肌有一定保护作用，具体表现为：人参皂苷 Re 可提升心肌表面平均血流，降低 CK、LDH、MDA 含量，升高 GSH-Px 含量，同时上调 Bcl-2/Bax 值，并明显增强 JAK2/STAT3 通路蛋白的表达[27]。此外人参皂苷 Re 能降低空腹血糖和血清总胆固醇；能显著提高血清和心肌组织中 SOD 活性，降低 MDA 含量；能改善心肌组织结构的损伤，减少心肌胶原纤维及毛细血管周围胶原纤维含量；能抑制 Caspase-9 蛋白，提高 Bcl-xl 蛋白的表达，抑制心肌细胞凋亡，提高心肌细胞存活率，发挥心肌保护作用[28]。人参皂苷 Re 在减少急性缺血再灌注损伤所致的大鼠心肌细胞凋亡的同时，也减少 Caspase-3 的表达。这提示人参皂苷 Re 抑制 Caspase-3 表达，可能是人参皂苷 Re 抑制急性缺血再灌注损伤诱导心肌细胞凋亡的机制之一[29]。

人参皂苷 Re 可通过抑制 TGF-β_1/Smads 通路发挥抑制血管内膜增殖的作用。与模型组比较，人参皂苷 Re 中、高剂量组血管内膜增生减轻。与假手术组比较，模型组血管壁 TGF-β_1、Smad2、Smad3 mRNA 水平及其蛋白表达均增高。与模型组比较，人参皂苷 Re 中、高剂量组血管壁 Smad2、Smad3 mRNA 水平下调，蛋白表达量也降低[30]。

人参皂苷 Re 体外抑制 ADP、PAF、AA 诱导的家兔血小板聚集，半数抑制浓度（IC_{50}）分别为 0.197g/L、0.242g/L、0.443g/L。这表明人参皂苷 Re 呈剂量依赖性抑制体外 ADP、PAF、AA 诱导的血小板聚集，且抗 ADP 诱导的血小板聚集作用强于 PAF、AA[31]。

（2）对呼吸系统的影响

研究表明人参皂苷 Re 预处理可通过提高机体抗氧化、抗炎能力对肠缺血再灌注所致肺损伤起到保护作用[32]。

（3）对肾脏的保护作用

人参皂苷 Re 能够抑制肾损伤小鼠体重的降低以及肾指数的变化；降低小鼠血清中肾功能指标肌酐和尿素氮水平；肾组织中丙二醛水平降低，谷胱甘肽含量和过氧化氢酶活性升高，同时抑制细胞色素 P450 和 4-羟基壬烯醛的表达；人参皂苷 Re 的治疗可降低环氧合酶和诱导型一氧化氮合酶的表达；细胞凋亡方面，下调 Bax 的表达，上调 Bcl-2 的表达。由此推测，人参皂苷 Re 对急性肾损伤有保护作用，其治疗机制包括抑制氧化应激、炎症表达和凋亡途径[33]。

4.对内分泌系统的影响

研究显示人参皂苷 Re 与黄连素 4：16（100μg/g）配伍使用具有显著的降血糖作用[34]。

人参皂苷 Re 在 2 型糖尿病鼠模型中具显著的抗高血糖活性。人参皂苷 Re 可以显著改善葡萄糖耐量。此外，人参皂苷 Re 还可显著降低血清胰岛素水平、体重、摄食量和血胆固醇水平，显著增加能量消耗、体温和胰岛素引起的糖分配。与对照组小鼠比较，总的糖排出量降低。结论：人参皂苷 Re 具有显著的降血糖作用，可作为一类新的抗糖尿病药[35]。

人参皂苷 Re 能显著降低 db/db 小鼠血清甘油三酯和胆固醇的含量，还能显著改善 db/db 小鼠肝脏组织脂肪的沉积，此外人参皂苷 Re 可调控肝脏、皮下脂肪、内脏脂肪组织中与脂肪酸氧化（如 MCAD、LCAD、CPT1β 等）、脂肪生成（如 FAS. C/EBPβ 等）代谢相关基因的表达水平，并可能通过激活 P-AMPK 信号通路，改善机体脂代谢[36]。

5. 抗肿瘤作用

研究表明，人参皂苷 Re 可以抑制由肿瘤坏死因子-α 诱导的白细胞的活化，包括白细胞与内皮细胞的黏附和游出，该作用与抑制白细胞表面黏附分子 CD11b 和 CD18 的表达相关[37]。

6. 抗氧化作用

美拉德反应产物中人参皂苷 Re 部分转化为 Rg$_2$、Rg$_6$ 和 F4，美拉德反应产物的褐变程度、总多酚含量显著增加，与对照相比，美拉德反应产物对 Cu^{2+} 螯合能力和 DPPH 自由基清除能力显著提高，100～300μg/mL 美拉德反应产物对 Cu^{2+} 诱导的 HepG-2 细胞氧化应激具有显著的抑制能力[38]。

7. 其他作用

（1）改善微循环障碍

人参皂苷 Re 对肾上腺素所致小鼠微循环障碍具有明显的改善作用。人参皂苷 Re 组小鼠在腹腔注射盐酸肾上腺素（10min、20min、30min）小鼠耳郭微血管管径均明显扩张（$P < 0.05$），微血管血流速度均明显加快（$P < 0.05$），微血管交叉网开放数目均明显增加（$P < 0.05$）[39]。

（2）对药物代谢酶 CYP1A1 活性诱导的作用

人参皂苷 Re 对 AhR 具有转录激活作用。人参皂苷 Re 对 AhR 转录激活效应明显，同时不同浓度人参皂苷 Re 均能上调 CYP1A1 mRNA 与蛋白表达水平。这表明人参皂苷 Re 可以诱导 CYP1A1 mRNA 与蛋白质水平的表达，这种诱导作用可能与上述皂苷成分激活 AhR 并提高其对 CYP1A1 的转录活性有关[40]。

（3）对 Caco-2 细胞葡萄糖吸收功能的影响

研究显示 50μmol/L 人参皂苷 Re 能够改善受根皮素抑制的葡萄糖吸收量，并增加 GLUT2 蛋白及 mRNA 表达。结论：人参皂苷 Re 能够促进 Caco-2 细胞对葡萄糖的吸收，并能扭转根皮素对葡萄糖吸收的抑制作用，其作用机理的发挥可能与调控 GLUT2 有关[41]。

（4）对 UVC 辐射损伤细胞的保护作用

人参皂苷 Re 有较好的抗 UVC 效果，能够有效提高 RSa 细胞的生存率，减少 UVC 辐射引起的细胞早期凋亡，增加 RSa 细胞内 SOD 活性[42]。

（5）抗疲劳作用

人参皂苷 Re 能降低运动性疲劳模型大鼠血清、肝和骨骼肌 MDA 含量，提高红细胞、肝和骨骼肌 SOD 活性，从而达到抗疲劳的作用[43]。

8. 药代动力学研究

静脉注射 3 种不同剂量（20mg/kg、30mg/kg、40mg/kg）的人参皂苷 Re 后，3 组大鼠的药物动力学特点成双隔室模型。$t_{1/2(\alpha)}$ 分别为 6.505min、6.817min、4.499min，$t_{1/2(\beta)}$ 分别为 28.96min、30.49min、27.57min，AUC 分别为 599.31mg·min/L、1025.65mg·min/L、1415.7mg·min/L。主要动力学参数十分相近，且 AUC 随剂量增加而成比例增加，说明在此剂量范围内人参皂苷 Re 的消除为线性动力学[44]。参麦注射液静脉注射给药人参皂苷 Re

代谢较快，6h 以后血浆中很难测到；口服给药人参皂苷 Re 代谢较慢，8h 达到峰浓度，生物利用度为 7.16%。这说明参麦注射液口服给药吸收慢，生物利用度较低，而注射给药直接进入血管[45]。

参考文献

[1] 季宇彬.天然药物有效成分药理与应用 [M].北京：科学出版社，2007：257.

[2] 王磊.人参皂苷 Re 促进坐骨神经损伤后周围神经再生的机制研究 [D].南京：南京中医药大学，2015.

[3] 徐贝贝，曹颖林，张万琴.人参皂苷 Re 对帕金森病小鼠保护作用——人参皂苷 Re 抗黑质神经元凋亡的机制初探 [J].中国天然药物，2004，2 (3)：171-175.

[4] 徐贝贝，刘纯青，马涛，等.人参皂苷 Re 对 MPTP 致帕金森病模型小鼠多巴胺能神经元的保护作用 [J].沈阳药科大学学报，2005，22 (1)：36-44.

[5] 赵莹，刘金平，卢丹，等.人参皂苷 Re 促进自然衰老大鼠学习记忆作用及其机理的研究 [J].中药新药与临床药理，2007，18 (1)：20-22.

[6] 张丹参，张均田.人参总皂苷对大鼠海马齿状回突触传递活动的影响 [J].药学学报，2000，35 (3)：185.

[7] 李菁媛，王喆，刘颖.人参皂苷 Re 对阿尔茨海默病模型小鼠脑组织生物标记物调控作用的研究 [J].实用老年医学，2017，31 (10)：921-926.

[8] 李兆东.人参皂苷 Re 对慢性缺血致血管呆大鼠的线粒体保护作用 [D].长春：吉林大学，2017.

[9] 陈荻，李阳，田梦，等.人参皂苷 Re 对慢性酒精中毒大鼠学习、记忆能力的影响及机制 [J].中华中医药学刊，2016，34 (12)：2974-2977.

[10] 李政泽，肖深根，刘仲华，等.人参皂苷 Re 对谷氨酸致 SH-SY5Y 细胞损伤的保护作用 [J].北京农业，2013 (12)：1-2.

[11] 宋志斌，朱成琳，师方园，等.人参皂苷 Re 体外抗氧化能力及其对血清剥夺神经细胞作用的研究 [J].中国实验方剂学杂志，2012，18 (07)：225-228.

[12] 姜红柳.人参皂苷 Re 对老年性痴呆小鼠的影响//中国药理学会补益药药理专业委员会.中国药理学会补益药药理专业委员会成立大会暨人参及补益药学术研讨会会议论文集 [C].中国药理学会补益药药理专业委员会，2011：1.

[13] 李志刚，刘正湘.人参皂甙 Re 对大鼠缺血再灌注心肌细胞凋亡及 Fas 基因表达的影响 [J].临床心血管病杂志，2003，19 (6)：361-363.

[14] 侯明晓，敖定椿.人参总皂甙抗心肌缺血-再灌注损伤的作用机制 [J].中国胸心血管外科临床杂志，2000，7 (4)：256-259.

[15] 刘晓春，刘正湘，施静.人参对缺血再灌注大鼠心肌细胞凋亡的影响的实验研究 [J].中国组织化学与细胞化学杂志，2000，9 (5)：261-263.

[16] 张渤.人参皂苷 Re 抵制 AgⅡ诱导心肌缝隙连接重塑的作用机制研究 [D].延吉：延边大学，2017.

[17] 孟红旭，姚明江，刘建勋.人参皂苷 Re 对大鼠心室肌细胞钠、钾离子通道的影响 [J].世界中医药，2013，8 (10)：1147-1149.

[18] 郑振中，刘正湘，刘晓春.人参皂苷 Re 抑制心肌缺血再灌注损伤中性粒细胞浸润和髓过氧化物酶活性的研究 [J].临床心血管病杂志，2004，20 (12)：736-738.

[19] Duilio C，Ambrosio G，Kuppusamy P，et al. Neutrophils are primary source of O_2 radicals during reperfusion after prolonged myocardial ischemia [J]. Am J Physiol Heart Circ Physiol，2001，280：2649-2657.

[20] 董晞，赵世萍，刘岩，等.人参皂苷 Rb1 和 Re 对乌头碱所致心肌细胞损伤的保护作用 [J].中国中医药信息杂志，2007，14 (9)：33-35.

[21] 陈彩霞，张宏艳.人参皂甙 Re 对异丙肾上腺素致家兔室性心律失常的保护作用 [J].中国当代儿科杂志，2009，11 (5)：384-388.

[22] Lopez M V，Cuadrado M P，Ruizpoveda O M，et al. Neuroprotective effect of individual ginsenosides on astrocytes primary culture [J]. Biochim Biophys Acta，2007，1770 (9)：1308-1316.

[23] Kim Y S，Kim J J，Cho K H，et al. Biotransformation of ginsenoside Rb1，crocin，amygdalin，geniposide，puerarin，ginsenoside Re，hesperidin，poncirin，glycyrrhizin，and baicalin by human fecal microflora and its relation to cyto-

toxicity against tumor by human fecal microflora and its relation to cytotoxicity against tumor [J]. J Microbiol Biotechnol, 2008, 18 (6): 1109-1114.

[24] 马增春, 肖勇, 赵佳伟, 等. 人参皂苷 Re 对 H9c2 心肌细胞 CYP450 酶的影响 [J]. 中国药理学通报, 2016, 32 (4): 494-498.

[25] 李杰, 宋嘉懿, 张丽英, 等. 人参皂苷 Re 对糖尿病大鼠的心肌保护作用及其机制探讨 [J]. 山东医药, 2013, 53 (42): 9-11.

[26] 徐佳蕙, 任长春. 人参皂苷 Re 对离体蟾蜍心脏收缩性的双向调节作用研究 [J]. 亚太传统医药, 2017, 23 (10): 12-15.

[27] 冷雪, 宋囡, 臧安缘. JAK2/STAT3 信号通路在人参皂苷 Re 预处理预防异丙肾上腺素致急性心肌缺血损伤中的作用 [J]. 中国药理学通报, 2018, 34 (1): 103-107.

[28] 张丽英. 人参皂苷 Re 对糖尿病早期抗氧化和抗细胞凋亡作用的研究 [D]. 长春: 吉林大学, 2012.

[29] 高莹, 杨积武, 王艳春, 等. 人参皂苷 Re 对大鼠心肌缺血再灌注细胞凋亡及 Caspase-3 的影响 [J]. 辽宁中医药大学学报, 2011, 13 (02): 123-124.

[30] 高晨盈, 王俊逸, 罗云梅. 人参皂苷 Re 对球囊损伤大鼠血管内膜增殖及 TGF-β1/Smads 信号通路的影响 [J]. 中草药, 2017, 48 (1): 143-148.

[31] 闫海峰, 代向东, 樊克涛. 人参皂苷 Re 对 ADP、PAF、AA 诱导家兔血小板聚集功能的影响 [J]. 天津中医药大学学报, 2016, 35 (5): 310-313.

[32] 方芳, 邱莉, 缪剑华, 等. 人参皂苷 Re 拮抗肠缺血/再灌注致肺损伤机制中抗炎抗氧化作用研究 [J]. 中南药学, 2014, 12 (06): 521-524.

[33] 韩欣月. 人参茎叶总皂苷及人参皂苷 Re 对顺铂致急性肾损伤的保护作用及其分子机制 [D]. 长春: 吉林农业大学, 2017.

[34] 唐姗, 何忠梅, 任坤, 等. 不同比例人参皂苷 Re 与黄连素配伍对 2 型糖尿病降糖作用的研究 [J]. 上海中医药杂志, 2016, 50 (08): 86-89.

[35] Attele A S. 人参皂苷 Re 的降血糖作用 [J]. 国外医药 (植物药分册), 2003, 18 (1): 29-30.

[36] 姚培培. 人参皂苷 Re 改善脂代谢的作用机制研究 [D]. 青岛: 青岛大学, 2014.

[37] 郭晓辉. 人参皂苷 Re 对肿瘤坏死因子-α 诱导的白细胞活化的抑制作用及机制 [J]. 解放军药学学报, 2012, 28 (02): 116-117, 181.

[38] 张儒, 张变玲, 易婷, 等. 人参皂苷 Re 与精氨酸美拉德反应产物的抗氧化性研究 [J]. 天然产物研究与开发, 2017, 29 (11): 1818-1823.

[39] 邱雪, 洪铁, 孟勤, 等. 人参皂苷单体 Rb1、Re 及 Rg1 对肾上腺素所致小鼠耳廓微循环障碍的改善作用 [J]. 吉林大学学报 (医学版), 2009, 35 (2): 314-317.

[40] 李晗, 王宇光, 马增春, 等. 人参皂苷 Rc、Re、Rf 和 Rg1 对药物代谢酶 CYP1A1 活性诱导作用研究 [J]. 中国药理学通报, 2016, 32 (09): 1217-1223.

[41] 刘佳, 郭文峰, 任理, 等. 人参皂苷 Re 对 Caco-2 细胞葡萄糖吸收功能的影响 [J]. 中药材, 2013, 36 (12): 1992-1995.

[42] 张洪长, 王恩鹏, 陈新, 等. 人参皂苷 Re 对 UVC 辐射损伤细胞的保护作用 [J]. 吉林大学学报 (医学版), 2013, 39 (03): 507-511, 649.

[43] 冯毅, 赵自明, 陈媛, 等. 人参皂苷 Re 对运动性疲劳模型大鼠 MDA 含量和 SOD 活性的影响 [J]. 中药新药与临床药理, 2009, 20 (6): 542-544.

[44] 彭璎, 王淑君, 潘卫三, 等. 人参皂苷 Re 大鼠体内药物动力学研究 [J]. 沈阳药科大学学报, 2006, 23 (4): 197-200.

[45] 马静, 李学林, 唐进法, 等. 不同途径给药参麦注射液中人参皂苷 Rg1 及 Re 在大鼠体内药代动力学研究 [J]. 中药药理与临床, 2012, 28 (02): 9-11.

人参皂苷 Rf
Ginsenoside Rf

【CAS】 52286-58-5

【化学名】 $(3\beta,6\alpha,12\beta)$-3,12,20-三羟基达玛-24-烯-6-基 2-O-β-D-吡喃葡萄糖基-β-D-吡喃葡萄糖苷

【结构式】

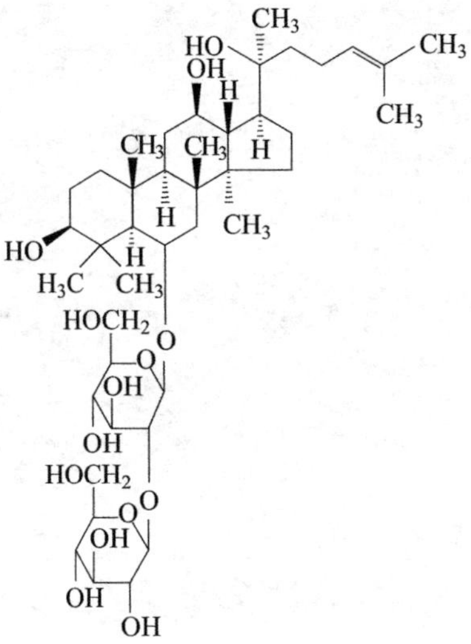

【分子式与分子量】 $C_{42}H_{72}O_{14}$；801.01

【来源】 五加科植物人参 $Panax\ ginseng$ C. A. Meyer 根、花蕾、茎[1]。

【理化性质】 白色粉末。熔点 197~198℃，$[\alpha]_D^{30}$+6.99°（c=1.00mol/L，甲醇）。

【药理作用】

1. 对神经系统的影响

体外实验研究结果表明，预先加入人参皂苷 Rf，可抑制经卡巴胆碱刺激的皮层神经元中的肌醇磷酸酯的形成[2,3]。

2. 抗肿瘤作用

人参皂苷 Rf 可以抑制人体骨肉瘤细胞 U_2OS 增殖。研究表明，在 5mol/L 浓度下，人参皂苷 Rf 可显著地抑制肿瘤细胞的增殖，进一步检测对骨肉瘤细胞有抑制作用的化合物对细胞增殖周期的影响，发现人参皂苷 Rf 可使处于 G_0/G_1 期的细胞数目明显增多，伴随着 S 期和 G_2/M 期的细胞明显减少，说明这些化合物抑制了肿瘤细胞增殖周期的进行[4]。

参考文献

[1] 季宇彬.天然药物有效成分药理与应用 [M].北京：科学出版社，2007：259.

[2] Lee J H，Choi S，Kim J H，et al. Effects of ginsenosides on carbachol-stimulated formation of inositol phosphates in rat cortical cell cultures [J]. Neurochem Res，2003，28：1307-1313.

[3] 王海南.人参皂苷药理研究进展 [J].中国临床药理学与治疗学，2006，11（11）：1201-1206.

[4] 张有为，窦德强，陈英杰，等.人参皂苷对人体骨肉瘤细胞 U_2OS 增殖的影响 [J].中草药，2001，32（3）：232-236.

人参皂苷 Rg$_1$
Ginsenoside Rg$_1$

【CAS】 22427-39-0

【化学名】 (3β,6α,12β)-3,12-二羟基达玛-24-烯-6,20-双（β-D-吡喃葡萄糖苷）

【异名】 Sanchinoside C1

【结构式】

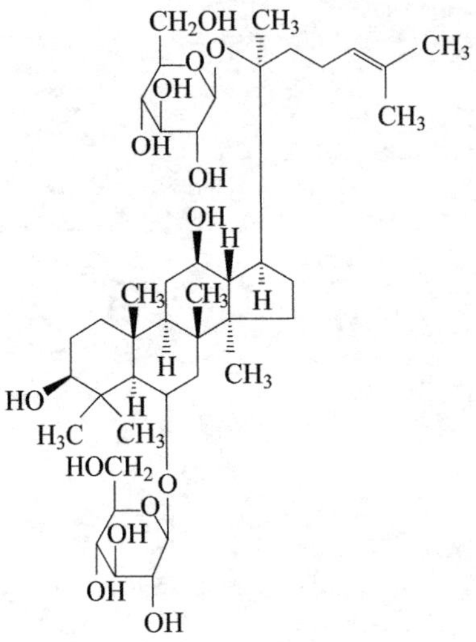

【分子式与分子量】 $C_{42}H_{72}O_{14}$；801.01

【来源】 五加科植物人参 *Panax ginseng* C. A. Mey. 干燥根[1]。

【理化性质】 结晶性粉末（正丁醇-甲基乙基酮或甲酸乙酯）。熔点194～196.5℃。溶于甲醇、吡啶、热丙酮，稍溶于乙酸乙酯及氯仿。其乙酰化物溶于甲醇、吡啶、热丙酮，稍溶于乙酸乙酯及氯仿。其乙酰化物为针晶，熔点245℃。

【药理作用】

1.对中枢神经系统的影响

（1）神经元保护作用

人参皂苷 Rg_1 通过抑制缺糖缺氧所致 C6 细胞的凋亡而增加细胞的存活率，且抑制 p38 MAPK 的磷酸化激活，抑制凋亡促进蛋白 p53、Caspase-3 的表达，并促进 BDNF 的表达，提示人参皂苷 Rg_1 可能通过抑制胶质细胞损伤而促进脑缺血中神经元的修复[2-4]。从孕 16d SD 大鼠胚胎脑组织中分离培养胚胎神经干细胞，免疫组化法进行神经干细胞的鉴定及增殖鉴定，采用稀释法筛选和检测人参皂苷 Rg_1 对体外培养胚胎神经干细胞增殖作用的影响。剂量筛选结果显示，人参皂苷 Rg_1 组（100μmol/L、4μmol/L、0.8μmol/L）神经球数明显增加。选定人参皂苷 Rg_1 40μmol/L、4μmol/L、0.4μmol/L 作为高、中、低剂量进行进一步实验研究，与对照组相比，人参皂苷 Rg_1 高、中、低剂量组神经球生成数目明显增加。这表明人参皂苷 Rg_1 可以明显增加神经球生成数目，具有促进胚胎神经干细胞体外增殖的作用[5]。

人参皂苷 Rg_1 能够明显提高谷氨酸损伤大鼠室管膜前下区神经干细胞的存活率，可以提高损伤细胞 STAT3 阳性细胞百分比的表达。这表明人参皂苷 Rg_1 对谷氨酸兴奋性中毒的室管膜前下区神经干细胞有保护作用，其作用机制可能与增加 STAT3 表达有关[6]。人参皂苷 Rg_1 治疗帕金森病小鼠模型的小鼠 5d 后，侧脑室室管膜下区的 BrdU、Nestin 阳性细胞较模型组明显增多，并可见大量从背外侧角沿胼胝体排列的 BrdU、Nestin 阳性细胞，人参

皂苷 Rg_1 治疗 20d 后，BrdU/Nestin 双标细胞的数量较模型组明显增多。这表明人参皂苷 Rg_1 可促进帕金森病模型小鼠脑内神经干细胞的增殖和迁移[7-9]。

终浓度为 $5\mu mol/L$、$10\mu mol/L$、$15\mu mol/L$ 的 β-淀粉样肽作用于皮质神经元 48h 后，培养液中 LDH 活力增高，神经细胞存活率下降，与不作任何处理的空白对照组比较，$15\mu mol/L$ 的 β-淀粉样肽组有显著性差异（$P<0.01$）。经人参皂苷 Rg_1（$20\mu mol/L$）预处理 24h 再加入 $15\mu mol/L$ β-淀粉样肽作用 48h，LDH 活力下降，神经细胞的存活率升高，与仅加入 $15\mu mol/L$ β-淀粉样肽的损伤组比较差异显著（$P<0.01$）。分析表明，人参皂苷 Rg_1 能拮抗 β-淀粉样肽诱导的神经细胞损伤，对 β-淀粉样肽引起的神经细胞毒性有一定的保护作用[10,11]。另外，人参皂苷 Rg_1 还可以抑制百草枯诱导的 PC12 细胞凋亡，从而起到保护 PC12 作用。

人参皂苷 Rg_1 对皮质酮（CORT）介导的星形胶质细胞损伤具有一定的保护作用，具体表现为人参皂苷 Rg_1（$10\mu mol/L$）可显著增加海马和前额叶皮质星形胶质细胞的生存率，降低 CORT 介导的 Cx43 磷酸化水平；此外人参皂苷 Rg_1 的保护作用在海马星形胶质细胞中可被蛋白激酶 Src 的抑制剂 PP2，p38 的抑制剂 SB203580 以及 Akt 的抑制剂 BAY1125976 所抑制；而在前额叶皮质星形胶质细胞仅可被 Src 抑制剂 PP2 和 Akt 的抑制剂 BAY1125976 所抑制。由此可推断，人参皂苷 Rg_1 对 CORT 介导的星形胶质细胞损伤的保护作用可能与细胞内 p38、Src 和 Akt 信号通路有关[12]。此外人参皂苷 Rg_1 在冈田酸钾盐（OKA）诱导的 AD 样病理模型中可以通过抗氧化应激作用发挥抗细胞死亡、保护神经细胞的作用[13]。可通过上调海马 CA1 区 BDNF 的表达改善局灶性脑缺血再灌注大鼠的学习记忆能力[14]。研究表明创伤后应激障碍（PTSD）模型大鼠存在明显的海马神经元自噬增强和行为学异常表现。人参皂苷 Rg_1 对 PTSD 症状有明显改善作用，其机制可能与抑制海马神经元异常自噬活动有关[15]。人参皂苷 Rg_1 还能够通过 GR、GPER1 及其与 IGF-IR 的交互作用，多靶点对抗 LPS 诱导的大鼠 SN 小胶质细胞的过度激活，抑制炎性因子对 DA 能神经元的损伤[16]。研究表明，人参皂苷 Rg_1 可通过促进 TIMP1 表达，降低神经细胞凋亡率，进而对局灶性脑缺血再灌注（FCIR）大鼠起到神经保护作用[17]。人参皂苷 Rg_1 还可以通过减少黑质多巴胺能神经元凋亡以及降低 Eph B1、p-c-Jun 的表达而改善 PD 的症状[18]。研究表明人参皂苷 Rg_1 能显著逆转动物前额皮层脑定位注射缝隙连接阻断剂 CBX 引起的抑郁样行为学改变，并且对定位注射 CBX 脑区缝隙连接蛋白 Cx43 有明显的上调作用[19]。此外人参皂苷 Rg_1 增加癫痫大鼠大脑胼胝体区 Arg-1 蛋白的表达，降低 iNOS 和 IL-1β 等炎性因子的表达，抑制小胶质细胞（MG）的激活和极化，减轻炎症因子的表达，缩短癫痫大鼠大发作时间[20]。

研究表明人参皂苷 Rg_1 对乌头碱神经毒性具有拮抗作用，以两者 1:1 配伍应用效果最佳，其作用机制可能与保护细胞生物膜、抗氧化、抑制细胞内钙超载、改善能量代谢并调节神经递质的释放等有关[21]。

（2）改善脑缺血再灌注损伤

人参皂苷 Rg_1 对大鼠脑缺血再灌注损伤具有保护作用，可能与抑制脑组织 p-JNK、p-c-Jun、Bax 的表达有关[22,23]。采用 Nissl 染色检测大鼠缺血再灌注后海马神经元损伤，并采用免疫印迹方法检测 p-JNK、p-c-Jun、Bax 的表达情况。结果显示，假手术组海马神经元数量正常，p-JNK、p-c-Jun、Bax 含量降低；与假手术组比较，缺血再灌注组神经元数量显著降低，p-JNK、p-c-Jun、Bax 含量显著增高；各给药组与缺血再灌注组比较，海马神经元损伤减轻，p-JNK、p-c-Jun、Bax 含量降低，其中人参皂苷 Rg$_1$ 40mg/kg 组效果更明显。

人参皂苷 Rg$_1$ 在影响 Bax 的同时，也影响 Bcl-2 的表达。人参皂苷 Rg$_1$ 处理后大鼠脑缺血后各时间点神经功能缺损评分显著低于单纯缺血再灌注大鼠（$P<0.05$），与单纯缺血再灌注大鼠相比，人参皂苷 Rg$_1$ 处理后大鼠 Bcl-2 表达显著增高，Bax 表达显著降低，Bcl-2/Bax 值显著上调（$P<0.05$）[24,25]。分别给大鼠注射人参皂苷 Rg$_1$ 10mg/kg、20mg/kg、40mg/kg，结果显示，与单纯缺血再灌注组相比，人参皂苷 Rg$_1$ 各组 c-Fos 表达明显降低（$P<0.05$），表明人参皂苷 Rg$_1$ 防治大鼠脑缺血再灌注损伤机制还可能与抑制脑组织 c-Fos 表达有关[26]。

人参皂苷 Rg$_1$ 防治脑缺血再灌注的机制与抑制脑组织 Caspase-3 表达也有关[27-29]。实验发现，假手术组、模型组、人参皂苷 Rg$_1$ 10mg/kg、20mg/kg、40mg/kg 组和尼莫地平组神经功能缺损评分分别为 0、2.8±0.9、2.1±0.9、1.5±0.7、1.3±1.1、1.5±0.7，差异有统计学意义（$P<0.05$）。人参皂苷 Rg$_1$ 20mg/kg、40mg/kg 组与模型组比较，差异有统计学意义（$P<0.05$）；人参皂苷 Rg$_1$ 10mg/kg 组与尼莫地平组比较，差异有统计学意义（$P<0.05$）；人参皂苷 Rg$_1$ 20mg/kg、40mg/kg 组与尼莫地平组比较，差异均无统计学意义（$P>0.05$）。免疫组化和免疫印迹结果显示各组大鼠皮层缺血半暗带均有 Caspase-3 的表达，其中假手术组仅有少量表达，模型组表达最多。与模型组比较，人参皂苷 Rg$_1$ 各剂量组及尼莫地平组 Caspase-3 表达量减少，差异有统计学意义（$P<0.05$）；与尼莫地平组比较，人参皂苷 Rg$_1$ 10mg/kg 组的 Caspase-3 表达量显著增高，40mg/kg 组显著降低（$P<0.05$），而 20mg/kg 组差异无统计学意义（$P>0.05$）。

人参皂苷 Rg$_1$ 可明显减小右侧大脑中动脉阻断再灌注后脑梗死面积、降低脑水肿程度及改善神经功能症状，减轻线粒体损伤，升高线粒体呼吸酶、超氧化物歧化酶（SOD）、GHS-Px、Na$^+$,K$^+$-ATPase、Ca^{2+}-ATPase 活性、MDA 含量，表明人参皂苷 Rg$_1$ 对脑缺血再灌注损伤有明显的保护作用，其可能的作用机制之一是保护线粒体功能及抗氧自由基[30]。此外，人参皂苷 Rg$_1$ 还可降低脑缺血再灌注损伤大鼠的 Fas、Fas-L 蛋白含量，提示人参皂苷 Rg$_1$ 防治大鼠脑缺血再灌注损伤的机制可能与抑制脑组织 Fas、Fas-L 表达有关[31-33]。

人参皂苷 Rg$_1$ 具有抗脑缺血再灌注损伤的作用，其机制可能与激活 Nrf2/HO-1 信号途径、促进 Nrf2 合成和核转位，从而促进下游抗氧化蛋白 HO-1 的表达有关[34]。人参皂苷 Rg$_1$ 还可以抑制炎症反应中相关因子的表达，从而对脑缺血再灌注的细胞有保护作用[35]。同时人参皂苷 Rg$_1$ 对大鼠脑缺血再灌注损伤引起的细胞凋亡有明显的保护作用，其机理可能与人参皂苷 Rg$_1$ 影响 Caspase-3、Bcl-2 的表达有关[36]。此外人参皂苷 Rg$_1$ 可以显著改善脑缺血再灌注大鼠的神经功能缺损症状，降低脑缺血再灌注大鼠海马 CA1 区神经元凋亡率。研究显示人参皂苷 Rg$_1$ 可能通过抑制脑缺血后海马 CA1 区的 JNK 及其效应分子 c-Jun 的活化，进一步调节死亡受体、线粒体依赖的凋亡途径，抑制脑缺血再灌注后的神经元凋亡，降低缺血后迟发性神经元死亡，控制缺血半暗带向梗死区的发展，以发挥其对脑缺血再灌注损伤的保护作用[37]。

2.对内脏系统的影响

（1）对心血管系统的影响

人参皂苷 Rg$_1$ 具有促进缺血心肌血管生成、保护缺血心肌、缩小梗死面积、改善心功能的作用。SD 大鼠左冠状动脉前降支结扎 2 周、4 周后，测定有关心功能指标、心肌 VEGF 的表达量、Ⅷ因子，并利用 SAM 染色观察微血管密度和功能血管再生情况。结果显示，人参皂苷 Rg_1 治疗组心功能好转，心肌微血管密度和功能血管数量明显升高，缺血区和梗死区的范围也明显缩小，VEGF 的表达量也高于单纯手术治疗组[38-42]。

通过结扎 Wistar 大鼠左冠状动脉制作急性心肌梗死（AMI）模型，将大鼠随机分为治疗组和对照组，治疗组采用人参皂苷 Rg_1 治疗。于建模后 24h、2 周和 4 周时杀死大鼠，取出心脏，HE 染色观察细胞形态特征和心肌基本结构，并测量梗死面积，计算心室肌重量/体重的比值、心肌梗死总面积/左心室肌总面积的百分比，免疫组织化学方法观察心肌组织 CD34 阳性细胞的表达，并比较治疗前后外周血中 CD34 阳性细胞数量的变化。结果显示，应用人参皂苷 Rg_1 治疗后，免疫组化法检测到外周血中 CD34 细胞数量发生变化。治疗组，制模前 $0.043\% \pm 0.023\%$，24h $0.202\% \pm 01081\%$，2 周 $0.937\% \pm 0.142\%$，4 周 $0.834\% \pm 0.110\%$；对照组，制模前 $0.046\% \pm 0.022\%$，24h $0.056\% \pm 0.037\%$，2 周 $0.069\% \pm 0.045\%$，4 周 $0.064\% \pm 0.042\%$。治疗组制模后 24h、2 周和 4 周的 CD34 阳性细胞百分率均比制模前和对照组大鼠的百分率明显升高（$P < 0.05$）；治疗组大鼠在第 2 周、4 周时，心室肌重量/体重均比对照组明显降低（$P < 0.05$）；治疗组大鼠心梗区可见大量 CD34 阳性细胞浸润，其梗死面积明显减小，治疗组大鼠心肌梗死程度较对照组减轻，其缺血心肌的基本结构得到保护[43]。结果表明，应用人参皂苷 Rg_1 治疗 AMI 大鼠，能显著提高外周血的干细胞数量，并促进干细胞归巢梗死心肌并分化为心肌细胞样细胞，促进心肌再生，缩小梗死面积，明显减轻心室重构，保护缺血心肌的基本结构[44-49]。

人参皂苷 Rg_1 还可以通过保护心肌细胞免受辐射而发生凋亡。人参皂苷 Rg_1 对 ^{60}Co 照射所致的心肌细胞凋亡具有明显的保护作用，其作用的机制可能与抑制凋亡相关基因 Caspase-3、Bax 的过度表达有关，并且 p-JNK、p-p38、p-ERK 激酶信号通路可能参与了机制发挥[50]。人参皂苷 Rg_1 可抑制 $PGF_{2\alpha}$ 诱导的心肌细胞肥大，该作用可能与其促进心肌细胞 NO 的释放，降低由 $PGF_{2\alpha}$ 诱导所升高的心肌细胞 $[Ca^{2+}]_i$ 有关。通过培养新生大鼠心肌细胞，以细胞直径、蛋白质含量、心房利钠因子（ANF）mRNA 表达为心肌肥大标志，观察药物的抗心肌肥大效应。实验结果显示，$0.1\mu mol/L$ $PGF_{2\alpha}$ 使心肌细胞直径明显增大，蛋白质含量明显增加，ANF mRNA 的表达增强，并使 $[Ca^{2+}]_i$ 明显升高。$15.16\mu mol/L$、$31.2\mu mol/L$ 和 $62.4\mu mol/L$ 人参皂苷 Rg_1 使经 $PGF_{2\alpha}$ 处理的心肌细胞的直径分别缩短 18.4%、32.7% 和 43.8%；使心肌细胞蛋白含量分别减少 8.2%、14.6% 和 17.7%；$62.4\mu mol/L$ 人参皂苷 Rg_1 还使 ANF mRNA 的表达降低；$15.6\mu mol/L$、$31.2\mu mol/L$ 和 $62.4\mu mol/L$ 人参皂苷 Rg_1 呈剂量依赖地抑制 $PGF_{2\alpha}$ 所致的 $[Ca^{2+}]_i$ 升高；NO 前体 L-精氨酸 $1mmol/L$ 具有相似的作用。NO 合酶抑制剂 L-NAME 可取消 L-精氨酸的作用，并部分抑制人参皂苷 Rg_1 的效应；人参皂苷 Rg_1 还可明显升高心肌细胞上清液 NO 代谢物的含量[51-53]。

此外，人参皂苷 Rg_1 和不同剂量丹参酮ⅡA 配伍组合对缺氧-复氧损伤心肌细胞具有保护作用。利用原代培养心肌细胞，采用缺氧-复氧模型造成细胞损伤，通过检测细胞活性、LDH 渗漏评价保护作用，检测 SOD 活性，评价细胞内抗氧化状态。结果显示，$120\mu mol/L$ 人参皂苷 Rg_1 和 $4\mu mol/L$ 丹参酮ⅡA 单体，人参皂苷 Rg_1 与丹参酮ⅡA 两种单体配伍均可以明显增加缺氧-复氧损伤心肌细胞活性，组合效果优于单体单独用药，以 $60\mu mol/L$ 人参皂苷 Rg_1 和 $2\mu mol/L$ 丹参酮ⅡA 组合效果最佳。单体组合还可以减轻缺氧-复氧诱导心肌损伤的 LDH 渗漏，升高 SOD 活性。结果表明，人参皂苷 Rg_1 与丹参酮ⅡA 两种单体配伍对缺氧-复氧损伤心肌细胞具有明显的保护作用，其抗氧化损伤机制可能部分是通过升高 SOD

酶活性实现的[54-57]。

人参皂苷 Rg₁ 可通过调控 PI3K-Akt-eNOS 信号通路改善急性心肌缺血大鼠心脏变化，防治心血管病变。具体表现为：与正常组比较，模型组大鼠心脏表面平均血流量明显下降，血清 NO 降低，CK、LDH 升高，心肌 MDA 含量升高，GSH-Px 含量下降，eNOS mRNA 含量显著降低，PI3K/Akt 通路蛋白的表达降低；人参皂苷 Rg₁ 高、低剂量组与模型组比较，心肌表面平均血流有显著提升，血清 NO 升高，CK、LDH 降低，心肌 MDA 含量降低，GSH-Px 含量升高，eNOS mRNA 表达含量升高，PI3K/Akt 通路蛋白的表达有所升高[58]。另外，人参皂苷 Rg₁ 对大鼠离体心脏缺血再灌注损伤有减轻作用，其机制可能与激活 PI3K-Akt 通路有关；100μmol/L 人参皂苷 Rg₁ 处理后与模型组比较心脏功能得到显著改善，同时灌流液中 CK、LDH 活性也受到一定程度抑制（$P < 0.05$），p-Akt 和 p-GSK-3β 蛋白表达增加（$P < 0.05$）[59]。人参皂苷 Rg₁ 能增强 H/R 损伤后心肌细胞活力，阻止 H/R 引起的线粒体膜电位的降低，减少细胞色素 c 释放，显示人参皂苷 Rg₁ 可减轻心肌细胞 H/R 损伤，保护心肌细胞[60]。人参皂苷 Rg₁ 还可以明显减少大鼠缺血再灌注心律失常的发生率，并减小心肌梗死面积，其机制可能为通过调控内源性线粒体凋亡途径而发挥作用[61]。研究表明人参皂苷 Rg₁ 可通过抑制内质网应激介导细胞凋亡抵抗糖尿病引起的心肌损伤，人参皂苷 Rg₁ 具有预防高糖所致的心肌损伤的作用，其机制为抗凋亡、抗氧化应激[62]。人参皂苷 Rg₁ 也可显著改善心脏功能，降低灌流液中 CK、LDH 活性（$P < 0.05$），升高 p-Akt 和 p-GSK-3β 的蛋白表达（$P < 0.05$）。这表明人参皂苷 Rg₁ 对大鼠离体心脏缺血再灌注损伤有减轻作用，其机制与激活 PI3K-Akt 通路有关[59]。人参皂苷 Rg₁ 5mg/kg 组和人参皂苷 Rg₁ 10mg/kg 组可明显减小心肌梗死面积，减少心肌组织损伤，人参皂苷 Rg₁ 10mg/kg 可明显提高大鼠血清 SOD 和 GSH-Px 活性，降低丙二醛的含量。这表明人参皂苷 Rg₁ 对急性心肌缺血具有保护作用，抗氧化损伤作用是其保护作用机制之一[63]。另外，人参皂苷 Rg₁ 对缺血心肌再灌注损伤具有一定的保护作用，其机制可能与下调 NFκB 通路，减少炎症反应有关[64]。

人参皂苷 Rg₁ 被证明是血管生成诱导剂，也被称作新型血管生成剂[65]。研究显示，人参皂苷 Rg₁ 可以通过调节骨髓干细胞分化成为血管内皮细胞，直接作用于受损心肌组织的毛细血管再生修复。利用 miRNA 的芯片分析发现，人参皂苷 Rg₁ 可以通过下调 miR-214 的表达，提高内皮型一氧化氮合酶的表达，调节细胞转移和小管的形成，从而促进新血管形成[66]。研究还发现，人参皂苷 Rg₁ 作为糖皮质激素受体的激动剂配体可以激活糖皮质激素受体，通过非转录 PI3K/Akt 途径诱导内皮型一氧化氮合酶的合成，从而促进血管生成[67]。

（2）对消化系统的影响

人参皂苷 Rg₁ 对大鼠肠缺血再灌注后的肠道有保护作用，该保护作用可能与减少 TNF-α、IL26、MDA 含量，提高 SOD 活性有关[68]。人参皂苷 Rg₁ 对 Hedgehog 信号通路关键因子有一定的激活作用，进而改善慢性萎缩性胃炎大鼠的胃黏膜病变[69]。

（3）对呼吸系统的影响

人参皂苷 Rg₁ 可降低肺水肿程度，降低肺血管通透性，作用与地塞米松类似[70]。

（4）对肝脏的保护作用

实验结果显示，人参皂苷 Rg₁ 能明显降低肝纤维化 PCⅢ、HA、LN 水平，人参皂苷 Rg₁ 高剂量组 120mg/(kg·d) 的效果较为显著；病理结果也显示，人参皂苷 Rg₁ 高、中

［60mg/（kg·d）］剂量组能明显改善肝纤维化程度，明显减轻胶原的沉积。其中，人参皂苷 Rg₁ 高剂量的效果更为显著，与血清 PCⅢ、HA、LN 水平的改善一致。PCⅢ、HA、LN 是肝纤维化的血清学标志，随着慢性肝病的进展，其水平也随之上升，至肝硬化阶段达最高水平。血清肝纤维化指标能较好地反映肝纤维化程度，与肝组织病理检查吻合性较好。另外，人参皂苷 Rg₁ 对肝纤维化大鼠的肝功能亦有改善作用，均能不同程度地降低 ALT、AST、总胆红素（TB）、ALP 水平[71]。人参皂苷 Rg₁ 可显著改善快速老化小鼠脑线粒体生化功能，降低线粒体膜 MDA 水平，提高线粒体 SOD 活性，降低 LDH 水平。综上所述，人参皂苷 Rg₁ 可以通过提高线粒体的呼吸功能，改善线粒体结构和功能损伤，减轻脂质过氧化损伤，从而在阿尔茨海默病的防治中发挥重要作用[72]。人参皂苷 Rg₁ 对四氯化碳所致小鼠急性肝损伤具有一定保护作用，能明显降低 ALT、AST 活性并不同程度减少 TNF-α、IL-6 的含量[73]，并且人参皂苷 Rg₁ 对 2 型糖尿病大鼠病理性肝损伤具有明显保护作用[74]，其机制可能与其抗炎抗氧化作用有关[75]。

（5）对肾脏的保护作用

研究证实，无论是口服还是静脉注射，人参皂苷 Rg₁ 在肾脏均有较高的分布[76,77]。人参皂苷 Rg₁ 能改善肾脏疾病的病理改变，TGF-β 蛋白在单侧输尿管梗阻大鼠肾间质和肾小球细胞中表达显著升高，在系膜细胞、血管壁内皮细胞中也显著升高。人参皂苷 Rg₁ 治疗组中肾间质和肾小球 TGF-β 蛋白的表达较非治疗组中显著减少，提示人参皂苷 Rg₁ 可能有抑制梗阻肾间质纤维化和肾小球硬化的作用。研究表明，人参皂苷 Rg₁ 具有明显延缓单侧输尿管梗阻大鼠肾组织纤维化的作用，其机制与 G-Rg₁ 能抑制 TGF-β 的表达有关[78]。

进一步研究发现，人参皂苷 Rg₁ 在 10mg/L、20mg/L、40mg/L 剂量下可部分逆转 TGF-β 刺激后 NRK52E 细胞形态学的改变，剂量依赖性地使 TGF-β 诱导的 NRK52E 细胞表型转分化的重要标志 α-SMA 和 E-cadherin 得以改善。胶原Ⅰ和纤连蛋白是细胞外基质的主要成分，研究中发现，人参皂苷 Rg₁ 可剂量依赖性地抑制胶原Ⅰ和纤连蛋白的增加[79]。此外，研究还发现人参皂苷 Rg₁ 能抑制 TGF-β 下游信号分子 P-ERK1/2 的表达，抑制肾小管上皮细胞转分化，减少细胞外基质的积聚，延缓肾间质纤维化[80]。TSP-1 是 TGF-β 重要的活化因子，可以表达于不同类型的肾脏细胞，特别是受损的小管间质细胞[81-83]。TGF-β 必须在 TSP-1 的激活之后才能与其受体相结合。外源性 TSP-1 可以剂量依赖性地增加近端小管上皮细胞 TGF-β mRNA 的含量，增加 TGF-β 的分泌[84]。研究发现[85]，人参皂苷 Rg₁ 可以通过抑制 TSP-1 的表达进而抑制 TGF-β mRNA 的转录和 TGF-β 分泌而实现其抗纤维化的作用。

研究显示，人参皂苷 Rg₁ 可促进单侧输尿管梗阻模型大鼠肾小管上皮细胞 Bcl-2 蛋白的表达，抑制 Bax 蛋白的表达，抑制小管上皮细胞凋亡。人参皂苷 Rg₁ 总体上可抑制间质细胞凋亡，但却抑制间质细胞 Bcl-2 蛋白的表达，有促进 Bax 蛋白表达的趋势，使 Bcl-2 与 Bax 比值下降。人参皂苷 Rg₁ 既能通过非 Bcl-2-Bax 线粒体途径选择性地抑制某些间质细胞的凋亡（主要是炎性细胞），也能通过 Bcl-2-Bax 线粒体途径促进另外一些间质细胞的凋亡（主要是成纤维细胞），从而起到抑制肾小管细胞凋亡的作用[86]。PCNA 表达是细胞增殖的标志之一。单侧输尿管梗阻大鼠肾小管细胞中 PCNA 表达迅速升高，而人参皂苷 Rg₁ 明显促进了梗阻肾小管上皮细胞 PCNA 蛋白的表达，提示人参皂苷 Rg₁ 有促进肾小管上皮细胞增殖的作用，从而改善肾脏纤维化与肾小管萎缩程度。由此可以看出，人参皂苷 Rg₁ 通过促进肾小管上皮细胞增殖，抑制上皮细胞凋亡，抑制肾小管上皮-肌成纤维细胞（TEMT）转分化，减少 ECM 合成、分泌和积聚，从而控制肾脏纤维化的发生发展，起到保护肾脏的作用。

　　人参皂苷 Rg_1 对糖尿病肾病具有良好的治疗作用。研究发现，糖尿病肾病大鼠 MCP-1、TNF-α 无论是基因水平还是蛋白质水平均明显升高，说明糖尿病肾病过程中存在明显的炎症反应过程[87]。通过静脉滴注人参皂苷 Rg_1 治疗 2 型糖尿病，观察到人参皂苷 Rg_1 具有提高纤溶活性，改变血小板黏附性和聚集状态、改善微循环、抗凝血及防止血栓形成作用。用原位杂交及免疫组化检测糖尿病肾病大鼠肾脏 MCP-1 mRNA 和蛋白的表达以及人参皂苷 Rg_1 干预的情况，结果发现，人参皂苷 Rg_1 能降低糖尿病肾病大鼠肾脏 MCP-1 mRNA 和蛋白质的表达。人参皂苷 Rg_1 可能通过抑制炎症因子 MCP-1、TNF-α 的表达，减少蛋白尿，减少足细胞损伤，改善肾组织的病理反应，从而延缓糖尿病肾病的发展[88,89]。人参皂苷 Rg_1 能明显改善糖尿病肾病大鼠病理损害程度、24h 尿蛋白定量和血肌酐水平，同时，经过人参皂苷 Rg_1 干预后，MCP-1、TNF-α 二者的表达无论是基因水平还是蛋白质水平均明显下降。这表明人参皂苷 Rg_1 可以降低炎症因子的表达水平，从而减少病变肾组织中炎症细胞的浸润，进而抑制糖尿病肾病过程中的炎症反应，延缓糖尿病肾病的发展，保护肾脏[90]。

　　人参皂苷 Rg_1 还能降低糖尿病肾病大鼠肾脏 VEGF 的表达，减轻糖尿病肾病大鼠肾脏病理学改变，如肾小球系膜区增宽、系膜细胞增生、肾小管管腔扩张、小管上皮细胞胞质减少及细胞萎缩或空泡变性等[91,92]。此外，人参皂苷 Rg_1 能不同程度地降低结缔组织生长因子（CTGF）在实验性糖尿病肾病大鼠肾组织中的表达，能延缓糖尿病肾病的发生、发展[93]。

　　人参皂苷 Rg_1 低剂量组和高剂量组均能改善多柔比星肾病大鼠的肾病综合征状况。同时，人参皂苷 Rg_1 低剂量组和高剂量组能明显改善足突融合，增加足细胞裂孔膜分子 nephrin 表达（$P<0.05$）。人参皂苷 Rg_1 高剂量组在血生化、肾脏病理和足细胞 nephrin 的表达上比人参皂苷 Rg_1 低剂量组的改善更加明显（$P<0.05$）。结论：人参皂苷 Rg_1 对多柔比星肾病模型大鼠的肾脏有很好的保护作用，而且人参皂苷 Rg_1 高剂量组比低剂量组治疗作用更明显[94]。G-Rg_1 还可以上调 UUO 大鼠肾脏 Klotho 的表达，进而调节凋亡相关蛋白 Bax 及 Bcl-2 的表达水平，从而发挥抑制 UUO 模型中 RTC 凋亡的作用[95]。人参皂苷 Rg_1 对拟衰老过程中的肾脏损伤有保护作用，以 20mg/(kg·d) 组最为明显。Rg_1 的抗氧化作用可能是其肾脏保护作用的机制之一[96]。另有研究表明人参皂苷 Rg_1 对 TGF-β_1 诱导的肾小管上皮细胞 EMT 具有一定的抑制作用，抑制细胞外基质的分泌，促进细胞增殖，减少细胞凋亡，该作用可能与人参皂苷 Rg_1 上调肾小管上皮细胞 VEGFR2、EPOR 的表达有关[97]。

　　3.抗肿瘤作用

　　人参皂苷 Rg_1 在体外对 K562 细胞增殖均有明显的抑制作用，在 $5\sim20\mu mol/L$ 浓度范围内，其抑制作用呈浓度依赖性，且均在作用 48h 时抑制率达高峰。$20\mu mol/L$ 人参皂苷 Rg_1 S 期细胞比例明显增加（$P<0.05$），G_1 期细胞比例明显下降（$P<0.05$），$20\mu mol/L$ 人参皂苷 Rg_1 均未出现"亚二倍体"峰。这提示人参皂苷 Rg_1 增殖抑制作用可能是通过将 K562 细胞阻滞于 S 期实现的[98]。此外，人参皂苷 Rg_1 可通过降低 p210bcr/abl 蛋白水平来诱导 K562 细胞凋亡[99]。人参皂苷 Rg_1 可协同 5-氟尿嘧啶抑制小鼠 S_{180} 实体瘤。人参皂苷 Rg_1 与 5-氟尿嘧啶对 S_{180} 肿瘤均有显著的抑制作用（$P<0.05$），可延长小鼠存活天数，而且人参皂苷 Rg_1 与 5-氟尿嘧啶同时给药，存在协同作用[100]。

　　人参皂苷 Rg_1 热裂解产物（HPPRg1）可抑制 H_{22} 肿瘤的增长（$P<0.05$），并可通过提高荷瘤小鼠血清中肿瘤坏死因子（TNF）-α，干扰素（IFN）-γ 和白细胞介素（IL）-2 水

平，促进肿瘤细胞凋亡和坏死，提示 HPPRg₁ 可通过促进肿瘤细胞凋亡或提高机体免疫力发挥抗肿瘤作用[101]。人参皂苷 Rg₁ 在体外可特异性抑制人结肠癌细胞（SW480）增殖，$20\mu g/mL$ 的人参皂苷 Rg₁ 可使 G_0/G_1 期的细胞明显增加，S 期细胞减少，提示人参皂苷 Rg₁ 抑制 SW480 细胞增殖是通过阻滞细胞周期实现的；另外人参皂苷 Rg₁ 体内试验亦通过下调肿瘤组织中 Cyclin D1、PCNA 以及 VEGF 蛋白的表达抑制 SW480 细胞增长[102]。研究表明人参皂苷 Rg₁ 可能通过调控 NFκB 抑制缺氧诱导卵巢癌 SKOV3 细胞的 EMT。$40\mu g/mL$ 人参皂苷 Rg₁ 处理缺氧诱导的 SKOV3 细胞 48h，细胞形态变化被部分逆转。E-cadherin 蛋白表达恢复，Vimentin 蛋白表达被抑制，同时，NFκB 蛋白的表达与 E-cadherin 呈相反的趋势[103]。人参皂苷 Rg₁ 还可通过降低 H_2O_2 诱导的 HT22 细胞内 Ca^{2+} 水平的升高，抑制氧化应激引起的细胞凋亡[104]。人参皂苷 Rg₁ 对人骨肉瘤肿瘤干细胞的增殖具有抑制作用[105]。

4.对免疫系统的影响

人参皂苷 Rg₁ 能够提高小鼠免疫功能。人参皂苷 Rg₁ 能增加小鼠免疫器官的重量和巨噬细胞的吞噬功能，提高大鼠血清中 IL-2、补体 C3、补体 C4 的含量[106]。人参皂苷 Rg₁ 是一种能同时激活 Th1 和 Th2 型免疫反应的免疫佐剂。人参皂苷 Rg₁ 和抗原混合物免疫小鼠后，未见任何不良反应；人参皂苷 Rg₁ 组小鼠血清抗体 IgG、IgG₁ 和 IgG₂ₐ 水平显著高于抗原对照组（$P<0.05$）；人参皂苷 Rg₁ 免疫小鼠 ConA、LPS 和 OVA 刺激产生的淋巴细胞体外增殖能力显著高于 OVA 组（$P<0.05$）；人参皂苷 Rg₁ 组小鼠脾淋巴细胞受 OVA 刺激后培养上清，检测细胞因子 IL-5 和 IFN-γ 浓度显著高于 OVA 组[107,108]。

研究表明人参皂苷 Rg₁ 衰老模型组大鼠胸腺指数升高，胸腺皮质面积比例增加，胸腺细胞的增殖能力提高，凋亡率减少，SA-β-Gal 阳性胸腺细胞百分率下降，TNF-α、GM-CSF、IL-2、IL-6 的分泌能力明显提高，SOD 活性明显提升；ROS 和 MDA 含量下降；p53、p21、Rb 蛋白表达有显著下调。这表明 D-半乳糖复制的衰老模型大鼠胸腺结构与功能损伤明显，人参皂苷 Rg₁ 对其致衰损伤有明确的保护作用，其机制可能与抑制氧化损伤和下调 p16-Rb、p53/p21 信号通路有关[109]。

人参皂苷 Rg₁ 能够显著提高 NK 细胞功能和 TNF-α 含量，并可拮抗 5-氟尿嘧啶的抑制作用（$P<0.05$），但对 T 淋巴细胞增殖功能无影响（$P>0.05$）；人参皂苷 Rg₁ 能够显著提高 T 淋巴细胞增殖功能和 TNF-α 含量，并可拮抗 5-氟尿嘧啶的抑制作用（$P<0.05$），但对 NK 细胞功能无影响（$P>0.05$）。这说明人参皂苷 Rg₁ 可拮抗 5-氟尿嘧啶对免疫功能的抑制作用[110]。人参皂苷 Rg₁ 能够抑制地塞米松对脾淋巴细胞诱导的凋亡，5-氟尿嘧啶与人参皂苷 Rg₁ 有拮抗作用[111]。人参皂苷 Rg₁ 能显著改变 MG-63 细胞形态与超微结构恶性特征，并增强成骨细胞相关终末分化指标的表达，从而对 MG-63 细胞的终末分化具有一定的诱导作用。光学显微镜与电子显微镜观察结果显示，细胞形态与超微结构产生了细胞形态规则、大小一致、细胞铺展体积增大、核质比例减小、核内核仁数目减少、细胞器丰富发达等与正常细胞相似的恢复性变化。观察到 MG-63 细胞终末分化指标Ⅰ型胶原、骨黏素、骨钙蛋白的阳性表达及钙化糖原颗粒的增多与典型骨节结的形成[112]。人参皂苷 Rg₁、肉桂酸 CINN 及丹参酮ⅡA 的组合能显著抑制体外培养 MG-63 细胞的增殖活动，将细胞周期阻滞于 G_0/G_1 期，诱导核基质构型发生显著的恢复性变化，并改变核基质蛋白的组成，对 MG-63 细胞具有显著的分化诱导作用[113,114]。

对细胞自噬和 PI3K 信号通路的影响：PC12 细胞在缺糖缺氧 2h 再复糖复氧 24h 后，细胞出现自噬。黄芪甲苷和人参皂苷 Rg_1 均能减轻 OGD/R 诱导的 PC12 细胞自噬，且二者配伍对细胞自噬具有协同抑制作用，其机制可能与调节 PI3K Ⅰ/Akt/m TOR 和 PI3K Ⅲ/beclin-1/Bcl-2 信号通路有关[115]。

研究表明人参皂苷 Rg_1 衰老模型组外周血白细胞数量增多，淋巴细胞比例升高，粒细胞比例降低，$CD8^+$ T 细胞所占比例降低，$CD4^+$ T 细胞所占比例升高，外周血 AGEs 水平降低，每根股骨的 BMMCs 细胞数增多，SA-β-Gal 染色阳性的 BMMCs 明显降低，BMMCs 形成 CFU-Mix 能力提高，p21 和 p53 的表达下调，腹腔巨噬细胞吞噬中性红指数上升。人参皂苷 Rg_1 对其致衰损伤有明确的保护作用，机理可能与调控 p53/p21 信号通路有关[116]。

5.抗炎作用

研究结果显示人参皂苷 Rg_1 能有效减轻大鼠Ⅲ型前列腺炎的免疫反应[117]，此外人参皂苷 Rg_1 还能够抑制 LPS 诱导的 BV2 小胶质细胞炎症反应，其作用机制可能通过 GPER，抑制 LPS 诱导的 MAPKs 及 IκB 信号通路的激活[118]。

6.抗氧化作用（干细胞的保护作用）

GS-Rg_1 能够增加钙结节形成及碱性磷酸酶活性，同时可以上调 ALP 和 Runx2 的 mRNA 及蛋白表达水平。实验结果表明 GS-Rg_1 对 MDA 羰基应激抑制 MSCs 的成骨分化具有保护作用[119]。此外，人参皂苷 Rg_1 为促进人脐带间充质干细胞增殖的最适浓度。人参皂苷 Rg_1 可促进氧化损伤的人脐带间充质干细胞增殖，延缓衰老，下调 TNF-α、p-JNK 蛋白、p-p38 蛋白、丙二醛的活性，上调过氧化氢酶、超氧化物歧化酶、谷胱甘肽的活性，从而对过氧化损伤的人脐带间充质干细胞产生保护性作用，促进过氧化损伤的修复[120]。

7.其他作用

（1）对睾丸的作用

人参皂苷 Rg_1 对镉诱导的大鼠睾丸损伤具有保护作用，机制可能与上调金属硫蛋白表达有关。氯化镉引起附睾中精子数量减少，质量降低，金属硫蛋白表达增加，睾丸中精细胞凋亡指数增加，而人参皂苷 Rg_1 可以改善附睾中精子质量和数量，减少精细胞凋亡指数，并进一步上调金属硫蛋白表达[121-123]。人参皂苷 Rg_1 可显著提高精索静脉曲张大鼠睾丸生精细胞抑制凋亡因子 Bcl-2 的表达，同时下调凋亡执行因子 Caspase-3 的表达，从而抑制精索静脉曲张大鼠睾丸生精细胞凋亡，降低不孕症的发病概率[124]。

（2）促进人牙周膜细胞增殖和分化

人参皂苷 Rg_1 能明显增强牙周膜细胞的增殖能力，使细胞裂解液中碱性磷酸酶活性明显高于对照组；人参皂苷 Rg_1 组骨钙素分泌均明显强于对照组；人参皂苷 Rg_1 细胞凋亡百分率与对照组比较均明显降低[125]。人参皂苷 Rg_1 通过 Akt/e NOS 信号调控尼古丁胁迫下人牙周膜细胞的增殖和迁移[126]。10^{-8} mol/L、10^{-7} mol/L、10^{-6} mol/L、10^{-5} mol/L 组的人参皂苷 Rg_1 均能促进人牙周膜干细胞的增殖，且 10^{-5} mol/L 组人参皂苷 Rg_1 促进增殖最为显著，同时检测发现 10^{-4} mol/L 组人参皂苷 Rg_1 抑制人牙周膜干细胞的生长；浓度为 10^{-8} mol/L、10^{-7} mol/L、10^{-6} mol/L、10^{-5} mol/L 组的人参皂苷 Rg_1 联合成骨诱导液对培养的人牙周膜干细胞均有诱导其成骨分化的作用，且 10^{-5} mol/L 组作用最显著，对成骨基因 Runx2、Collagen Ⅰ、OPN、OCN 的表达均有上调作用[127]。

（3）抗细胞凋亡和蛋白质降解的作用

人参皂苷 Rg_1 抑制细胞中 MuRF-1/Atrogin-1 的表达，并激活 AKT 使 FoxO1/3a 磷酸

化，从而抑制 MuRF-1/Atrogin-1 表达，人参皂苷 Rg₁ 的作用能被 PI3K 抑制剂 LY294002 所抑制，说明人参皂苷 Rg₁ 对 C2C12 细胞具有抗细胞凋亡和蛋白质降解的作用[128]。此外，人参皂苷 Rg₁ 通过促进血清剥夺诱导的 Raw 264.7 巨噬细胞自噬，发挥抗凋亡的保护作用[129]。人参皂苷 Rg₁ 对 MPP⁺ 诱导的细胞凋亡具有浓度依赖性的保护作用，其保护机制可能与下调线粒体内 Cyt-C 的过表达有关[130]。研究表明人参皂苷 Rg₁ 组骨骼肌细胞凋亡率显著降低（$P<0.05$）；骨骼肌细胞 Bax 的 mRNA 及蛋白表达明显下调，Bcl-2 的 mRNA 及蛋白表达明显升高。这显示人参皂苷 Rg₁ 对力竭运动后大鼠骨骼肌细胞具有抗凋亡作用，其作用可能与其调节 Bax 和 Bcl-2 的表达有关[131]。

（4）对大鼠视网膜 Muller 细胞的影响

研究表明人参皂苷提取物及人参皂苷 Re、人参皂苷 Rg₁、人参皂苷 Rb₁ 对照品的 IC_{50} 分别为 0.618mg/mL、0.489mg/mL、0.653mg/mL、0.553mg/mL，给药浓度为 1mg/mL 时，测得最高细胞增殖抑制率分别为 56.8%、71.0%、59.4%、68.0%。这表明人参皂苷提取物及人参皂苷 Re、人参皂苷 Rg₁、人参皂苷 Rb₁ 对照品对大鼠视网膜 Muller 细胞均有一定抑制作用，且具有剂量依赖性[132]。

（5）对 Caco-2 细胞 PepT1 转运功能的影响

人参皂苷 Rg₁ 具有促进正常培养 Caco-2 细胞转运二肽化合物 Glycyl-Sarcosine 的作用，该作用可能与其促进胞浆中 PepT1 蛋白嵌入胞膜中发挥转运二肽的功能有关，该过程调控与胞内第二信使 cAMP 有一定的关系[133]。

（6）对人黑素细胞株 MV3 黑素合成的影响

人参皂苷 Rg₁ 80～10μg/mL 剂量能抑制黑素细胞增殖（$P<0.01$），减少黑素合成（$P<0.01$ 或 $P<0.05$），2.5μg/mL 剂量则促进黑素细胞增殖，但对黑素合成作用不明显。这表明人参皂苷 Rg₁ 可抑制黑素细胞增殖，减少黑素合成，这可能是其具有美白作用的机制之一[134]。

8.药物代谢动力学

人参皂苷 Rg₁ 在 pH 为 1.2，水解时间为 37℃时的水解产物为人参皂苷 Rh₁ 的 C-20 异构体。在大鼠体内被代谢为同分异构体（Rh₁ 和 F）及苷元 [20（S）Protopanaxatriol，Ppt]，人肠道内的代谢产物为人参皂苷 Rh₁ 和 Ppt，差异的原因可能是参与代谢的菌株或代谢酶不同，在人体内人参皂苷 Rg₁ 和人参皂苷 Rh₁ 均可被吸收入血。口服生物利用度为 1.9%～20%。

灌胃人参皂苷 Rg₁ 100mg/kg 后 15min 可在血中检出，30min 达峰值（0.19μg/mL），6h 后血中检测不到。胃肠道吸收率为 1.9%～20%，证明吸收差。大鼠静脉注射 15mg/kg 后，在肝、肾组织中的衰减呈快时相（α）和慢时相（β），在肝中的 $t_{1/2}$ 分别为 5.3min 及 34.7min，在胃中的 $t_{1/2}$ 分别为 5.7min 及 36.1min。大鼠股静脉注射或口服人参总皂苷溶液后，$t_{max}=1h$，$t_{1/2(\alpha)}=24min$，$t_{1/2(\beta)}=14.13h$，生物利用度为 18.4%[135]。

【应用】

1.治疗阿尔茨海默病

人参皂苷 Rg₁ 治疗老年失智临床效果好，30 例患者服用 3 个月总有效率为 83.3%[136]。

2.辅助治疗肿瘤

人参皂苷 Rg₁ 具有提高机体免疫力、抗疲劳、耐缺氧等作用，对各种肿瘤有辅助治疗作用[137]。

3. 延缓皮肤衰老、防止脱发

含有人参皂苷 Rg_1 的化妆品可促进皮肤白嫩、滑润、柔软，对防治面部粉刺、瘢痕、褐斑有良好功效；能防治脱发、白发并可以提高头发的抗拉强度和延展性能[137]。

参考文献

[1] 季宇彬.中药有效成分药理与应用 [M].哈尔滨：黑龙江科学技术出版社，2004：222.

[2] 胡金凤，宁娜，薛薇，等.人参皂苷 Rg_1 对缺糖缺氧所致 C6 胶质细胞凋亡的影响 [J].中国新药杂志，2009，18（7）：636-640.

[3] Soldani C，Scovassia I. Poly（ADP-ribose）polymerase-1cleavage during apoptosis：an update [J]. Apoptosis，2002，7（4）：321-328.

[4] Yoo Y M，Kim Y J，Lee U. The change of the neuron2 glia differentiation rate in human neural precursor cells（HPCs）and Ad-BDNF-/-GDNF-infected HPCs following the administration of a neurotoxin [J]. Neurosci Lett，2005，387（2）：100-104.

[5] 周志焕，王秀云，钟佩茹，等.人参皂苷 Rg_1 对体外培养胚胎神经干细胞增殖作用的影响 [J].中国中医药信息杂志，2010，17（2）：28-30.

[6] 江琼，石永江.人参皂贰 Rg_1 对大鼠室管膜前下区神经干细胞的保护作用研究 [J].中国中医基础医学杂志，2009，15（10）：748-753.

[7] 杨赣军，张建平，李庆耀.人参皂苷 Rg_1 对帕金森病模型小鼠室管膜下区神经干细胞的作用 [J].四川生理科学杂志，2009，31（1）：17-19.

[8] Emsley J G，Mitchell B D，Kempermann G，et al. Adult neurogenesis and repair of the adult CNS with neural progenitors，precursors，and stem cells [J]. Prog Neurobiol，2005，75（5）：321-341.

[9] Tatsuki I，Takao S，Shigeo H，et al. Isolation of neural stem cells from damaged rat cerebral cortex after traumatic brain injury [J]. Neuro Report，2005，16（10）：1687-1691.

[10] 郑丽华，吴仲敏，杨世晓.人参皂苷 Rg_1 对 β-淀粉样肽诱导原代培养胎鼠皮质神经元损伤的保护作用 [J].台州学院学报，2009，31（6）：59-63.

[11] Iwata N，Saido T C. Amyloid-beta peptide metabolism and Alzheimer's disease [J]. Nihon Yakurigaku Zasshi，2003，122（1）：5-14.

[12] 任倩，夏聪媛，王真真，等.人参皂苷 Rg_1 对皮质酮介导原代星形胶质细胞损伤的保护作用 [J].药学学报，2017，52（9）：1410-1415.

[13] 王莹莹，宋修云，王奇，等.人参皂苷 Rg_1 通过抗氧化应激保护冈田酸诱导的 PC12 细胞损伤 [J].中国药理学通报，2016，32（10）：1364-1370.

[14] 唐舸航，刘乐吟，向彦霖，等.人参皂苷 Rg_1 对局灶性脑缺血再灌注大鼠学习记忆及海马 BDNF 表达的影响 [J].湘南学院学报（医学版），2016，18（04）：5-8.

[15] 吴仲敏，程正文，倪桂莲，等.人参皂苷 Rg_1 对创伤后应激障碍大鼠行为学变化和海马神经元自噬的影响 [J].中国病理生理杂志，2017，33（05）：896-901.

[16] 孙宪昌.人参皂苷 Rg_1 通过抑制炎症反应保护黑质多巴胺能神经元的实验研究 [D].青岛：青岛大学，2016.

[17] 李亮，邓文祥，何军锋，等.人参皂苷 Rg_1 对局灶性脑缺血再灌注大鼠的神经保护作用 [J].神经损伤与功能重建，2016，11（02）：95-98.

[18] 王淑秀，常海敏，朱丰霞，等.人参皂苷 Rg_1 对帕金森病小鼠黑质多巴胺能神经元凋亡及 EphB1、TH、P-c-Jun 蛋白表达的影响 [J].郑州大学学报（医学版），2015，50（02）：176-180.

[19] 金灿.人参皂苷 Rg_1 通过前额皮层星形胶质细胞缝隙连接发挥抗抑郁作用的研究 [D].石家庄：河北医科大学，2016.

[20] 陆地，边立功，艾青龙，等.人参皂苷 Rg_1 抑制癫痫大鼠大脑脉络膜区小胶质细胞激活和炎性因子表达的作用 [J].神经解剖学杂志，2016，32（04）：452-458.

[21] 郑桃.乌头碱与人参皂苷 Rg_1 配伍对神经细胞的作用机制研究 [D].成都：成都中医药大学，2011.

[22] 刘霞，包翠芬，魏嘉，等.人参皂苷 Rg₁ 对脑缺血再灌注大鼠海马 CA1 区神经元的保护作用及机制 [J].解剖科学进展，2010，16（2）：17-180.

[23] 刘霞，包翠芬，魏嘉，等.人参皂苷 Rg₁ 对抗脑缺血再灌注大鼠脑组织 p-JNK 蛋白表达的定量分析 [J].数理医药学杂志，2010，23（1）：37-38.

[24] 包翠芬，刘霞，魏嘉，等.人参皂甙 Rg₁ 对脑缺血再灌注大鼠脑组织 Bax 和 Bcl-2 蛋白表达的影响 [J].中国组织化学与细胞化学杂志，2009，18（2）：217-220.

[25] Martinez G，Di Giacomo C，Sorrenti V，et al. Effects of norepinephrine depletion in rats during cerebral postischemic reperfusion [J]. Neurotoxicology，2004，25（5）：877-884.

[26] 包翠芬，刘霞.人参皂甙 Rg₁ 对脑缺血再灌注大鼠脑组织 c-Fos 蛋白表达的影响 [J].数理医药学杂志，2009，22（1）：76-77.

[27] 刘霞，包翠芬，梁佳，等.人参皂苷 Rg₁ 对脑缺血再灌注大鼠 Caspase-3 蛋白表达的影响 [J].中国组织化学与细胞化学杂志，2010，19（1）：88-92.

[28] Ferrer I，Friguls B，Dalfo E，et al. Caspase-dependent and Caspase-independent signaling of apoptosis in the penumbra following middle cerebral artery occlusion in the adult rat [J]. Neuropathol Appl Neurobiol，2003，29（5）：472-248.

[29] Le D A，Wu Y，Huang Z，et al. Caspase activation anneuro protection in Caspase-3-deficient mice after in vivo cerebral ischemia and in vitro oxygen glucose deprivation [J]. Proc Natl Acad Sci USA，2002，99（23）：15188-15193.

[30] 胡霞敏，严常开，胡先敏，等.人参皂苷 Rg₁ 对脑缺血再灌注损伤大鼠脑线粒体功能的影响 [J].中国新药杂志，2006，15（7）：514-517.

[31] 刘霞，包翠芬，魏嘉，等.人参皂苷 Rg₁ 对抗脑缺血再灌注大鼠脑组织 FAS、FAS-L 蛋白表达的定量分析 [J].数理医药学杂志，2010，23（2）：148-150.

[32] Xu L，Liu L X，Chen W F. Effect and mechanism on dopamine contents of striatum in rat model of Parkinson's disease ginsenoside Rg₁ [J]. China Journal of Chinese Materia Medica，2008，33（15）：1856-1859.

[33] Wang J，Xu H M，Yang H D，et al. Rg₁ reduces nigral iron levels of MPTP-treated C57BL6 mice by regulating certain iron transport proteins [J]. Neurochem Int，2009，54（1）：43-48.

[34] 吴露，黄小平，邓常清，等.人参皂苷 Rg₁ 对小鼠脑缺血再灌注后脑组织损伤及 Nrf2/HO-1 途径的影响 [J].中国病理生理杂志，2013，29（11）：2066-2071.

[35] 王乐乐.提取分离的人参皂苷 Rg₁ 对脂多糖诱导的小胶质细胞的炎症反应的影响 [D].重庆：重庆医科大学，2012.

[36] 包翠芬.人参皂苷 Rg₁ 对抗脑缺血再灌注细胞凋亡及 p-JNK 表达的实验研究 [D].沈阳：辽宁中医药大学，2009.

[37] 胡霞敏，严常开，胡先敏.人参皂苷 Rg₁ 对大鼠脑缺血再灌注损伤细胞凋亡的影响 [J].中国临床药理学与治疗学，2006（02）：192-196.

[38] 张荣，刘咏芳.人参皂甙 Rg₁ 对大鼠急性心肌梗死后血管再生及心功能的影响 [J].重庆医学，2009，38（7）：805-807.

[39] Palmer K U. Wahlberg E. Arteriogenesis in peripheral arterial disease [J]. Endothelium，2003，10（425）：225.

[40] Kiefer F N，Neysar I S，Humar R，et al. Hypertension and angiogenesis [J]. Current Pharmaceutical Design，2003，9（21）：1733.

[41] 李兴升，王志刚.治疗性血管生成与缺血性心脏病 [J].重庆医学，2006，35（8）：947.

[42] 金岩，刘闰男.人参皂苷 Rg₁ 对急性心肌梗死大鼠血管新生的作用 [J].中国医科大学学报，2007，36（5）：517-519.

[43] 杨敏，陈广玲，陈畅，等.人参皂甙 Rg₁ 可促进大鼠心肌梗死后心肌再生 [J].心脏杂志，2008，20（6）：697-699，707.

[44] 杨敏，陈广玲，陈畅，等.人参皂苷 Rg₁ 对心肌梗死大鼠心脏的促血管生成作用研究 [J].中国中医急症，2009，18（3）：403-405.

[45] Liang H C，Chen C T，Chang Y，et al. Loading of a novel angiogenic agent，ginsenoside Rg₁ in an acellular biological tissue for tissue regeneration [J]. Tissue Eng，2005，11（5-6）：835-846.

[46] Shen L H，Zhang J T. Ginsenoside Rg₁ increases ischemia-induced cell proliferation and survival in the dentate gy-

rus of adult gerbils [J]. Neurosci Lett, 2003, 334 (1): 1-4.

[47] Thohon V, Stetson S J, Nagueh S F, et al. Cellular and hemodynamics responses of failing myocardium to continuous flow mechanical circulatory support using the DeBakey 2 Noon left ventricular assist device: a comparative analysis with pulsatile type devices [J]. J Heart Lung Transplant, 2005, 24 (5): 566-575.

[48] Rose E A, Gelijns A C, Moskowitz A J, et al. Long-term mechanical left ventricular assistance for end 2 stage heart failure [J]. N Engl J Med, 2001, 345 (20): 1435-1443.

[49] Holman W L, Davies J E, Rayburn B K, et al. Treatment of end stage heart disease with outpatient ventricular assist devices [J]. Ann Thorac Surg, 2002, 73 (5): 1489-1493.

[50] 吴红金, 刘宇娜. 人参皂贰 Rg_1 抑制^{60}Co 照射诱导心肌细胞凋亡 [J]. 医学综述, 2008, 14 (21): 3332-3334.

[51] 王英婷, 黄燮南, 王风安. 人参皂苷 Rg_1 抑制 PGF2α 诱导心肌细胞肥大 [J]. 中国药理学通报, 2008, 24 (5): 611-615.

[52] Chen Y B, Zhang D P, Feng M, et al. Effects of Ginsenoside Rg_1 on the activation of NF2 κB in neuronal cells induced by Aβ 25-35 [J]. Chin Pharmacol Bull, 2007, 15 (5): 612-617.

[53] Jiang Q S, Huang X N, Dai Z K, et al. Cardiac hypertrophy induced by Prostaglandin F2α may be mediated by calcineurin signal transduction pathway in rats [J]. Acta Physiol Sin, 2005, 57 (6): 742-748.

[54] 马永洁, 朱丹, 钟芝茵, 等. 人参皂苷 Rg_1 和丹参酮ⅡA 配伍对缺氧-复氧损伤心肌细胞的保护作用 [J]. 军事医学科学院院刊, 2010, 34 (3): 243-246.

[55] Yang L, Zou X J, Liang Q S, et al. Sodium tanshinone ⅡA sulfonate depresses angiotensin Ⅱ induced cardiomyocyte hypertrophy through MEK/ERK pathway [J]. Exp Mol Med, 2007, 39 (1): 65-73.

[56] Fu J J, Huang H Q, Liu J J, et al. Tanshinone ⅡA protects cardiac myocytes against oxidative stress-triggered damage and apoptosis [J]. Eur J Pharmacol, 2007, 568 (1-3): 213-221.

[57] Zhou Z, Wang S Q, Liu Y. Cryptotanshinone inhibits endothelin-1 expression and stimulates nitric oxide production in human vascular endothelial cells [J]. Biochim Biophys Acta, 2006, 1760 (1): 1-9.

[58] 冷雪, 臧安缘, 李其芳, 等. 人参皂苷 Rg_1 通过 PI3K /Akt / eNOS 信号通路调控异丙肾上腺素致急性心肌缺血大鼠心肌的抗氧化作用 [J]. 中国实验方剂学杂志, 2017, 23 (11): 145-150.

[59] 陈海霞, 黄广丽, 周红瀛, 等. 人参皂苷 Rg_1 减轻大鼠离体心脏缺血再灌注损伤的作用研究 [J]. 河北医药, 2016, 38 (4): 485-488.

[60] 韩翠宁, 李玉红. 人参皂苷 Rg_1 对原代培养心肌细胞缺氧复氧损伤的作用 [J]. 现代中西医结合杂志, 2017, 26 (34): 3771-3773, 3866.

[61] 申文宇, 李玉东, 杨守忠. 人参皂苷 Rg_1 对大鼠缺血性/再灌注心律失常的作用 [J]. 临床心血管病杂志, 2017, 33 (05): 465-469.

[62] 尉海涛. 人参皂苷 Rg_1 对糖尿病大鼠心肌损伤的保护作用及机制研究 [D]. 长春: 吉林大学, 2016.

[63] 张庆勇, 陈燕萍, 刘芬, 等. 人参皂苷 Rg1 对大鼠急性心肌缺血抗氧化损伤指标及超微结构的影响 [J]. 中国循环杂志, 2015, 30 (02): 164-167.

[64] 贺欣, 张英杰. 人参皂苷 Rg_1 通过 NF-κB 通路减轻大鼠心肌缺血再灌注损伤 [J]. 中药药理与临床, 2015, 31 (04): 16-19.

[65] Yu L C, Chang W C. Stability of angiogenic agents, ginsenoside Rg_1 and Re, isolated from Panax notoginseng: in vitro and in vivo studies [J]. Int J Pharm, 2007, 328 (2): 168-176.

[66] Wang N Y, Lu C J, Chen X H. Study on effect of ginsenoside Rg_1 in promoting myocardiac vascular endothelial cell regeneration through induction on bone marrow stem cell's migration and differentiation in rabbits of myocardial infarction [J]. Chinese Journal of Integrated Traditional and Western Medicine, 2005, 25 (10): 916-919.

[67] Chan L S, Yue P Y, Mak N K, et al. Role of Micro RNA-214 in ginsenoside-Rg_1-induced angiogenesis [J]. Eur J Pharm Sci, 2009, 38 (4): 370-377.

[68] 李茜, 张彦敏, 关玥, 等. 人参皂苷 Rg_1 对大鼠肠缺血/再灌注损伤的影响 [J]. 中国药理学通报, 2010, 26 (3): 358-361.

[69] 赵唯含, 史瑞, 杨美娟, 等. 黄芪甲苷、人参皂苷 Rg_1 对慢性萎缩性胃炎大鼠 Hedgehog 信号通路的调控影响 [J]. 环球中医药, 2017, 10 (12): 1428-1433.

[70] 熊俊, 吴旭王, 武军, 等. 人参皂贰 Rg_1 对内毒素性肺损伤血管通透性的影响 [J]. 实用医学杂志, 2006, 22

（8）：862-865.

[71] 马岚青，梁兵，柳波，等. 人参皂苷 Rg₁ 抗肝纤维化的实验研究 [J]. 中国中西医结合消化杂志，2007，15（3）：165-167.

[72] 王月华，贺晓丽，李晓秀. 人参皂苷 Rg₁ 对快速老化小鼠肝脏线粒体的保护作用 [J]. 中国老年学，2009，29（15）：1897-1900.

[73] 齐本权. 人参皂苷 Rg₁ 对致小鼠急性肝损伤的保护作用 [J]. 南通大学学报（医学版），2016，36（4）：260-264.

[74] 要建超. 人参皂苷 Rg₁ 对 2 型糖尿病大鼠病理性肝损伤保护作用研究 [J]. 中医临床研究，2016，8（28）：13-14.

[75] 李鑫. 人参皂苷 Rg₁ 对 2 型糖尿病大鼠肝损伤保护作用 [J]. 中国公共卫生，2015，31（05）：612-614.

[76] 王宝福，谢席胜，冯胜刚. 人参皂苷 Rg₁ 对肾脏的保护作用及其机制研究进展 [J]. 中国中西医结合肾病杂志，2010，11（7）：650-653.

[77] Li L，Sheng Y X，Zhang J L，et al. High-performance liquid chromatographic assay for the active saponins from Panax notoginseng in rat tissues [J]. Biomed Chromatogr，2006，20（4）：327-335.

[78] 谢席胜，刘衡川，左川，等. 人参皂苷 Rg₁ 对单侧输尿管梗阻后大鼠肾间质纤维化的作用研究 [J]. 四川大学学报：医学版，2008，39（2）：218-222.

[79] 谢席胜，刘衡川，李会娟，等. 人参皂苷 Rg₁ 对转化生长因子-β 诱导的肾小管上皮细胞转分化的影响. 中国中药杂志，2008，33（17）：2136-2140.

[80] Xie X S，Yang M，Liu H C，et al. Ginsenoside Rg₁，a major active component isolated from Panax notoginseng，restrains tubular epithelial to myofibroblast transition in vitro [J]. J Ethnopharmacol，2009，122（1）：35-41.

[81] Hugo C. The thrombospondin-1-TGF-beta axis in fibrotic renal disease [J]. Nephrol Dial Transplant，2003，18（7）：1241-1245.

[82] Daniel C，Wiede J，Krutzsch H C，et al. Thrombospondin-1 is a major activator of TGF-beta in fibrotic renal disease in rat in vivo [J]. Kidney Int，2004，65（2）：459-468.

[83] Naito T，Masaki T，Nikolic-Paterson DJ，et al. Angiotensin Ⅱ induces thrombospondin-1 production in human mesangial cells via p38 MAPK and JNK：a mechanism for activation of latent TGF-beta 1 [J]. Am J Physiol Renal Physiol，2004，286（2）：278-287.

[84] Yung S，Lee C Y，Zhang Q，et al. Elevated glucose induction of thrombospondin-1 up-regulates fibronectin synthesis in proximal renal tubular epithelial cells through TGF-beta 1 dependent and TGF-beta 1 independent pathways [J]. Nephrol Dial Transplant，2006，21（6）：1504-1513.

[85] Xie X S，Yang M，Liu H C，et al. Influence of ginsenoside Rg₁，a panaxatriol saponin from Panax notoginseng，on renal fibrosis in rats with unilateral ureteral obstruction [J]. Zhejiang Univ Sci B，2008，9（11）：885-894.

[86] 郝丽娜，陈剑，龙江，等. 人参皂苷 Rg₁ 对梗阻肾细胞凋亡及 Bcl-2 表达作用的研究 [J]. 昆明医学院学报，2003，24（2）：28-31.

[87] 张丽娜，谢席胜，左川，等. 人参皂苷 Rg₁ 对糖尿病大鼠 TNF-α、MCP-1 表达的影响 [J]. 四川大学学报（医学版），2009，40（3）：466-471.

[88] 李世辉，魏影飞，周慧敏，等. 人参皂苷 Rg₁ 对 2 型糖尿病患者高凝状态作用的临床观察 [J]. 中国实用中西医杂志，2004，4（17）：702-703.

[89] 张学凯，赵宗江，崔秀明，等. Rg₁、Rb₁ 对糖尿病肾病大鼠肾脏保护作用及其对肾组织 MCP-1 mRNA 与蛋白表达的影响 [J]. 中国中西医结合肾病杂志，2008，9（7）：578-581.

[90] 马小芬，谢席胜，左川，等. 人参皂苷 Rg₁ 对糖尿病肾病大鼠肾脏保护作用的机制研究 [J]. 生物医学工程学杂志，2010，27（4）：1108-1114.

[91] 赵宗江，张学凯，张新雪，等. Rg₁、Rb₁ 对糖尿病肾病大鼠肾组织 VEGF 蛋白表达的影响 [J]. 中国中医急症，2008，17（9）：1263-1267.

[92] 黄海泉，刘必成，刘殿阁. 厄贝沙坦对 STZ 诱导的糖尿病大鼠肾脏 CIGF、p27kip1 表达的影响 [J]. 东南大学学报（医学版），2006，25（5）：315-320.

[93] 张新雪，张学凯，赵宗江，等. Rg₁、Rb₁ 对糖尿病肾病大鼠肾结缔组织生长因子的影响 [J]. 山东中医药大学学报，2008，32（3）：230-233.

[94] 张婕，张黎雯，梁亚浩，等.人参皂苷 Rg₁ 对多柔比星肾病大鼠足细胞 nephrin 的影响 [J].医学研究生学报，2012，25（06）：591-596.

[95] 李莎莎，孙强，何敖林，等.人参皂苷 Rg₁ 对梗阻性肾病大鼠肾脏 Klotho 表达及肾小管上皮细胞凋亡的影响 [J].中国中西医结合肾病杂志，2017，18（08）：707-710.

[96] 叶洪.人参皂苷 Rg₁ 对亚急性衰老小鼠肾脏纤维化的保护作用 [D].福州：福建医科大学，2007.

[97] 徐浩岑.人参皂苷 Rg₁ 对肾小管上皮细胞转分化的抑制作用及其与 VEGFR2、EPOR 表达变化的关系 [D].南京：南京中医药大学，2013.

[98] 王红宁，左国伟，李春莉，等.人参皂苷单体 Rb₁ 及 Rg₁ 对白血病细胞 K562 增殖的影响 [J].中国组织工程研究与临床康复，2009，13（40）：7829-7832.

[99] 曲惠青，刁汇玲，张慧，等.人参皂苷 Rg₁ 对人慢性粒细胞白血病 p210 bcr/abl 融合蛋白表达的影响 [J].现代生物医学进展，2010，10（10）：1851-1853.

[100] 金岩，曲婷婷，柳越冬，等.人参皂苷 Rb₁、Rg₁ 与 5-氟尿嘧啶协同抗肿瘤作用的实验研究 [J].中医研究，2006，19（6）：16-18.

[101] 王梓，许兴月，李琼，等.人参皂苷 Rg₁ 热裂解产物对 H22 荷瘤小鼠的抗肿瘤作用 [J].中国药学杂志，2017，52（15）.

[102] 张龙江，周二付.人参皂苷 Rg₁ 对结肠癌肿瘤体外和体内的增殖抑制作用 [J].世界华人消化杂志，2014，22（30）：4599-4603.

[103] 刘丹，刘婷，赵乐，等.人参皂苷 Rg₁ 通过 NF-κB 阻断缺氧诱导卵巢癌 SKOV3 细胞 EMT [J].中国妇幼健康研究，2017，28（03）：273-275，278.

[104] 刘晓丹，成绍武，范婧莹，等.人参皂苷 Rg₁ 对 H_2O_2 诱导的 HT22 细胞凋亡及胞内 Ca～（2＋）变化的影响 [J].湖南中医药大学学报，2017，37（03）：236-239.

[105] 徐子彧，杜心如，骆辉.人参皂苷 Rg₁ 体外抑制人骨肉瘤肿瘤干细胞增殖的研究 [J].实用癌症杂志，2015，30（06）：799-802.

[106] 任杰红，陈林芳，张路晗，等.人参皂苷 Rg₁ 的免疫促进作用 [J].中药新药与临床药理 2002，13（2）：92-93.

[107] 陈宇，郑纯威，陈国江，等.人参皂苷 Rg₁ 免疫佐剂作用的研究 [J].军事医学科学院院刊，2009，33（3）：251-253.

[108] Hu S，Concha C，Lin F，et al. Adjuvant effect of ginseng extracts on the immune responses to immunization against Staphylococcus aureus in dairy cattle [J]. Vet Immunol Immunopathol，2003，91（1）：29-37.

[109] 冉瑞图，孙嘉政，张晶，等.人参皂苷 Rg₁ 对衰老大鼠胸腺结构与功能的影响 [J].中国老年学杂志，2015，35（10）：2593-2596.

[110] 金岩，曲婷婷，柳越冬，等.人参皂苷 Rb₁、Rg₁ 与 5-氟尿嘧啶对地塞米松诱导 S₁₈₀ 荷瘤小鼠脾淋巴细胞凋亡影响的实验研究 [J].中医药学刊，2006，24（7）：1272-1273.

[111] 曲婷婷，金岩，柳越冬，等.人参皂苷 Rb₁、Rg₁ 与 5-氟尿嘧啶对荷瘤小鼠免疫功能的影响 [J].中医研究，2006，19（5）：16-18.

[112] 石松林，李祺福，王国红，等.人参皂苷 Rg₁ 对人成骨肉瘤 MG-63 细胞形态结构和终末分化指标的影响 [J].厦门大学学报（自然科学版），2009，48（3）：392-398.

[113] 石松林，王国红，李祺福，等.人参皂苷 Rg₁、肉桂酸和丹参酮ⅡA组合对成骨肉瘤 MG-63 细胞增殖与相关基因表达的影响 [J].细胞生物学杂志，2008，30：761-765.

[114] 石松林，李祺福，郑燕彬，等.人参皂苷 Rg₁ 组合对人成骨肉瘤 MG-63 细胞分化过程中核基质构型与蛋白质组成的影响 [J].解剖学报，2008，39（5）：670-676.

[115] 丁煌，李静娴，杨筱倩，等.黄芪甲苷与人参皂苷 Rg₁ 配伍对 PC12 细胞氧糖剥夺复糖复氧后细胞自噬和 PI3K 信号通路的影响 [J].中国病理生理杂志，2016，32（11）：2003-2009.

[116] 邵月，张力恒，冉瑞图，等.人参皂苷 Rg₁ 对衰老模型大鼠骨髓造血功能的影响及其机理 [J].中国生物工程杂志，2015，35（08）：16-22.

[117] 孙睿，张建文，梁辉，等.人参皂苷 Rg₁ 对大鼠Ⅲ型前列腺炎血清细胞免疫因子的影响 [J].四川中医，2017，35（02）：54-56.

[118] 高先琦.人参皂苷 Rg₁ 通过 G 蛋白耦联雌激素受体抑制 BV2 小胶质细胞炎症反应的实验研究 [D].青岛大

学，2015.

[119] 黄思洋，陈继尧，王逸安，等.人参皂苷 Rg$_1$ 对丙二醛抑制小鼠间充质干细胞成骨分化的保护作用 [J].生命科学研究，2016，20（02）：140-144.

[120] 种宗雷.Rg$_1$ 对氧化损伤人脐带间充质干细胞的保护作用 [D].泰安：泰山医学院，2014.

[121] 郝杰，王应雄，何俊琳，等.人参皂甙 Rg$_1$ 对镉诱导的大鼠睾丸损伤的保护作用 [J].重庆医科大学学报，2007，32（3）：236-268.

[122] Xu L C，Sun H，Wang S Y，et al. The roles of metallothionein on cadmium-induced testes damages in Sprague Dawley rats [J]. Environ Toxicol Pharmacol，2005，20（1）：83-87.

[123] Waisberg M，Joseph P，Hale B，et al. Molecular and cellular mechanisms of cadmium carcinogenesis [J]. Toxicol，2003，192（2-3）：95-117.

[124] 李洋洲，张大田.人参皂苷 Rg$_1$ 对实验性精索静脉曲张大鼠睾丸生精细胞凋亡及 Bcl-2、Caspase-3 表达的影响 [J].中国生化药物杂志，2016，36（6）：45-48.

[125] 杨俭，毛钊，毛曦，等.人参皂苷 Rg$_1$、甲壳胺和转化生长因子 β1 对人牙周膜细胞增殖和分化功能的作用 [J].医学研究生学报，2004，17（11）：961-965.

[126] 刘彩宏，杜莉.人参皂苷 Rg$_1$ 通过 Akt/eNOS 信号调控尼古丁胁迫下人牙周膜细胞的增殖和迁移 [J].上海口腔医学，2017，26（01）：42-47.

[127] 刘琪.人参皂苷 Rg$_1$ 对人牙周膜干细胞体外增殖及成骨分化的影响 [D].兰州：兰州大学，2014.

[128] 李凤玉，贾胜男，马爽，等.人参皂苷 Rg$_1$ 抑制 C2C12 细胞 MuRF-1/Atrogin-1 表达研究 [J].长春师范大学学报，2017，36（02）：65-70.

[129] 凌露，杨萍，盖盛坤，等.人参皂苷 Rg$_1$ 通过自噬抑制 Raw 264.7 巨噬细胞凋亡 [J].解剖学报，2016，47（05）：599-606.

[130] 叶晓莉，李晓峰.人参皂苷 Rg$_1$ 对 1-甲基-4-苯基吡啶离子诱导的 PC12 细胞凋亡的保护作用 [J].第二军医大学学报，2011，32（09）：965-968.

[131] 赖焕春.人参皂苷 Rg$_1$ 对力竭运动后大鼠骨骼肌 Bax/Bcl-2 表达的影响 [J].福建中医药大学学报，2014，24（04）：27-30.

[132] 姚红娥，张梅，徐秒，等.人参皂苷提取物对大鼠视网膜 Müller 细胞的影响 [J].时珍国医国药，2014，25（05）：1025-1028.

[133] 郭文峰，胡灿，温鹏，等.人参皂苷 Rg$_1$ 对 Caco-2 细胞 PepT1 转运功能的影响 [J].广州中医药大学学报，2011，28（04）：388-392.

[134] 赵保胜，徐暾海，郭德海.人参皂苷 Rg$_1$ 对人黑素细胞株 MV3 黑素合成的影响 [J].人参研究，2011，23（02）：9-11.

[135] 张经纬，王广基，孙建国.人参皂苷 Rg$_1$ 的药效学和药代动力学研究进展 [J].中国药科大学学报，2007，38（3）：283-288.

[136] 李琼锋，郭翔兵.七生力片治疗老年性痴呆 30 例 [J].福建中医药杂志，2003，34（1）：14.

[137] 徐世国.参麦注射液临床应用 [J].中华现代中西医杂志，2005，3（13）：1181-1183.

瑞香素
Daphnetin

【CAS】 486-35-1

【化学名】 7,8-二羟基香豆素

【异名】 瑞香内酯，祖师麻甲素，百瑞香素；7,8-dihydroxy-coumari

【结构式】

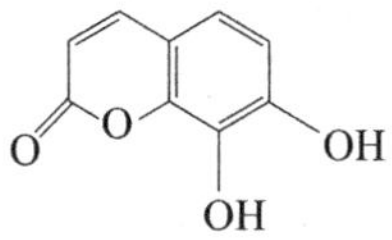

【分子式与分子量】 $C_9H_6O_4$；178.14

【来源】 大戟科植物续随子 *Euphorbia lathyris* L. 种子；瑞香科植物瑞香 *Daphne odora* Thunb. 花，齐墩果瑞香 *D. oleoiedess* L. 茎叶，梯莫荬瑞香 *Thymelaaea hirsuta* Endl 茎叶[1]。

【理化性质】 结晶体（稀乙醇），熔点 256℃（分解），升华。溶于沸水及热冰醋酸，极微溶于乙醚、二硫化碳、氯仿及苯。无色或微黄细针状结晶。熔点 263～264℃。

【药理作用】

1. 对中枢神经系统的作用

（1）抗缺血再灌注损伤作用

瑞香素对大鼠心脑缺血再灌注损伤具有保护作用。对心肌缺血再灌注损伤模型大鼠经舌下静脉注入瑞香素溶液后，心肌梗死面积明显缩小，LDH、CK 及 MDA 值降低，SOD 值升高，光镜下心肌细胞变性坏死程度有一定减轻。研究发现瑞香素具有抗大鼠前脑缺血再灌注损伤的作用[2,3]。反复夹闭大鼠双侧颈总动脉，模仿人类脑缺血制备前脑缺血再灌注模型，术后给予瑞香素灌胃治疗。结果显示瑞香素治疗对海马和皮层胶质纤维酸性蛋白表达的影响呈动态变化过程，表现为早期促进表达，后期抑制表达，这种调节作用可能与脑缺血性损伤后神经保护有关。对于大脑中动脉缺血再灌注损伤的小鼠与缺氧缺血性损伤的新生大鼠，给予瑞香素干预后，均可使脑梗死体积明显减少，继而产生保护作用[4]。还有研究显示瑞香素通过抑制 HMGB1 核移位，降低炎症因子 IL-1β、IL-6、TNF-α 等表达，促进 MAPK 活化，从而对早期肝缺血再灌注损伤大鼠产生保护作用[5]。

（2）镇痛作用

在小鼠热板法、电刺激法、醋酸扭体抑制法和热水刺激小鼠翘尾测痛法等多种实验模型上，瑞香素均显示明显的镇痛作用，能提高小鼠痛阈，其作用缓和持久。瑞香素可作为辅助药用于针刺麻醉[6]。

（3）镇静催眠作用

小鼠腹腔注射及家兔静脉注射瑞香素后均出现自发活动减少，翻正反射、疼痛反射消失，其镇静、催眠程度与剂量呈正相关。瑞香素还能显著增强水合氯醛或戊巴比妥钠的中枢抑制作用[6]。

2. 对内脏系统的影响

（1）对心血管系统的影响

① 抗心肌缺血、降压作用。制备大鼠心肌缺血模型，瑞香素干预，然后检测瑞香素对大鼠注射垂体后叶素后第Ⅱ导联心电图 ST 波变化百分率、血清 CK-MB、SOD 和 MDA 含量的影响。实验结果显示，瑞香素可显著降低 ST 波的抬升，降低血清中 CK-MB 的含量，

并显著降低血清中 MDA 的含量，升高 SOD 的含量，提示瑞香素对急性心肌缺血具有保护作用，其可能的作用机制之一是降低心肌缺血的氧化损伤[7]。

家兔静脉注射瑞香素对垂体后叶素引起的急性心肌缺血有明显的保护作用，对异丙肾上腺素引起心肌耗氧量增加的小鼠，瑞香素能增加其耐受能力。瑞香素直接注入狗冠状动脉左旋支后冠脉阻力明显下降。瑞香素对豚鼠离体心房表现正性肌力作用，能增加狗心脏每分输出量、心脏指数和心搏指数，而心率增加不明显。瑞香素对猫、狗、兔等动物均有明显降压作用，量效关系明显[8]。

② 调节血脂及抗血栓作用。实验证明，瑞香素能升高正常大鼠血清高密度脂蛋白的含量，而对胆固醇含量无明显影响，但对高胆固醇血症小鼠，血清胆固醇含量则明显降低。瑞香素对大鼠实验性血栓形成有明显的抑制作用，可抑制二磷酸腺苷诱导的家兔血小板聚集，使大鼠血小板黏附性降低，并能延长小鼠凝血时间[9]。

③ 抗血管生成作用。以瑞香素为主要成分的祖师麻制剂具有一定抑制血管生成的作用。祖师麻片可使鸡胚绒毛尿囊膜出现无血管区或血管断裂现象，血管生成数量减少[10]。祖师麻注射液可抑制巨噬细胞 RAW 264.7 分泌 VEGF，降低细胞内缺氧诱导因子-1α（HIF-1α）的表达[11]。

（2）对呼吸系统的影响

瑞香素治疗 LPS 诱导的内毒素急性肺损伤小鼠，可显著降低白细胞介素 1β、白细胞介素-6、肿瘤坏死因子 α 等炎症因子水平，降低炎症细胞浸润，并通过促进肿瘤坏死因子 α 诱导蛋白 3（TNFAIP3）产生，继而下调核因子 KB 活性，对急性肺损伤起到保护作用[12]。

3.抗细菌作用

瑞香素抗菌作用较广泛，对金黄色葡萄球菌、大肠杆菌、铜绿假单胞菌及福氏痢疾杆菌等均有抑制作用，对金黄色葡萄球菌作用最强。

4.抗肿瘤作用

瑞香素可通过增强机体免疫功能发挥抗肿瘤作用。研究表明瑞香素治疗组脾 T 淋巴细胞增殖率为（161.11±14.05）%，大鼠脾 T 淋巴细胞对瘤细胞杀伤率为（23.50±11.08）%。由此看出瑞香素能明显提高胶原诱导关节炎大鼠脾 T 淋巴细胞增殖率和脾 T 淋巴细胞对瘤细胞杀伤率，有效促进胶原诱导关节炎大鼠免疫功能[13]。

瑞香素可通过抑制肿瘤细胞侵袭转移发挥抗肿瘤作用。在西瑞香素对肺癌 A549 细胞侵袭及迁移能力的影响实验中，Transwell 小室实验结果提示，西瑞香素对 A549 细胞侵袭能力有抑制作用；划痕实验结果提示，西瑞香素对 A549 细胞迁移能力有抑制作用；随着药物浓度增加，MMP2、MMP9 表达减少，具有剂量依赖性。由此推断，西瑞香素对 A549 细胞体外侵袭及迁移有抑制作用，这种作用与抑制 MMP2、MMP9 表达有关[14]。类似地，西瑞香素对神经母细胞瘤细胞 SH-SY5Y 有增殖抑制作用，诱导细胞的凋亡，神经母细胞瘤细胞在 S 期的比例升高，说明西瑞香素能够阻滞细胞周期，主要是阻滞细胞由 S 期向 G_2 期的进行。并降低线粒体膜电位，细胞划痕实验证明西瑞香素对神经母细胞瘤细胞的迁移能力也有影响[15]。研究表明西瑞香素可抑制 HepG-2 细胞的增殖，且存在明显的浓度和时间依赖关系，同时实验组处于 S 期的细胞数较对照组明显减少，G_0/G_1 期的细胞较对照组明显增多，该结果说明西瑞香素对人肝癌 HepG-2 细胞的体外增殖具有抑制作用，其机制可能与阻滞细胞周期有关[16]。瑞香素对 SMMC-7721 细胞生长均有不同程度的抑制作用，其机制与诱导细胞 G_2/M 和 S 期阻滞，下调抑制凋亡 Bcl-2 基因的表达和上调促进细胞凋亡 Bax 基因的表达有关[17]。

5. 对免疫系统的影响

瑞香素增强淋巴细胞的免疫功能的可能机制是通过上调 T 细胞 TLR1、TLR4，B 细胞 TLR4、TLR9 的表达，分别参与其细胞内信号转导，从基因转录水平促进 T、B 细胞分泌细胞因子[18]。

6. 抗炎作用

瑞香素对蛋清及右旋糖酐所致的两种大鼠急性实验性关节炎均有明显的抑制作用，与同剂量的水杨酸钠相比，作用相似或略强。以瑞香素为主要成分的祖师麻注射液对蛋白性及角叉菜胶性大鼠急性渗出性炎症具有明显的抑制作用，对于甲醛所致大鼠慢性渗出性炎症也有较强的抑制作用，同时对于佐剂所致的原发性及继发性炎症病变也有较强的抑制作用[19]。通过体外实验发现瑞香素对炎症性细胞因子 IL-1α、IL-1β、TNF-α 具有明显的抑制作用[20,21]。

不同浓度瑞香素处理多糖诱导的小鼠小胶质细胞炎症模型，结果显示瑞香素对炎症因子一氧化氮（NO）的产生有一定抑制作用，且能抑制一氧化氮合酶蛋白的表达。由此看出瑞香素可以抑制 LPS 诱导的小胶质细胞活化产生的炎症因子，其发挥药效的分子机制可能与其调控小胶质细胞 Toll 样受体 4 信号转导通路有关[22]。

瑞香素对大鼠重症急性胰腺炎具有明显保护作用。瑞香素可明显降低重症急性胰腺炎大鼠血清 IL-1β、TNF-α 水平，以及降低髓过氧化物酶（MPO）活性和丙二醛（MDA）含有量，从而对急性胰腺炎起到保护作用[23]。瑞香素具有较强抗炎活性，对大鼠 SAP 具有明显保护作用。瑞香素可能通过抑制促炎细胞因子 TNF-α 和 IL-1β 的活性来减轻胰腺的局部损伤以及全身的系统性炎症反应，从而对大鼠 SAP 发挥保护作用[24]。同时瑞香素可通过降低促炎因子 IL-6 水平和提高抗炎因子 IL-10 水平减轻胰腺急性炎性损伤，从而起到保护胰腺的作用[25]。研究表明，瑞香素浓度依赖性的下调 HMGB1 的释放，抑制 rh HMGB1 诱导的 iNOS、COX2 的表达及 TNF-α、IL-6、PGE$_2$、NO 的释放，下调脂多糖诱导的 JAK-STAT1 信号磷酸化，该结果说明瑞香素能够抑制 HMGB1 释放及其诱发的炎症反应，而且瑞香素可能通过抑制 JAK-STAT1 信号途径减弱 HMGB1 的释放[26]。

瑞香素灌胃给药能减轻胶原诱导性关节炎 CIA 小鼠关节炎症状，降低血清中肿瘤坏死因子-α 和白介素-6 的水平，可减轻局部关节炎症状[27]。另有研究发现，瑞香素对炎症因子一氧化氮（NO）的产生有一定抑制作用，且能抑制一氧化氮合酶（iNOS）蛋白的表达，其作用机制可能与抑制 Toll 样受体 4（TLR4）的表达有关[28]。

7. 抗氧化作用

瑞香素及其铜、锌配合物（Cu-D、Zn-D）具有较强的抑制氧自由基生成的能力，具有 SOD 样活性，且 Cu-D 对氧自由基的清除作用优于瑞香素，Zn-D 对红细胞膜保护作用优于瑞香素[29]。可见瑞香素与微量元素具有协同抗炎作用。瑞香素及相关的香豆素衍生物抗炎机制是抑制中性粒细胞所导致的氧化损伤。

将大鼠利用三硝基苯磺酸（TNBS）灌肠后，诱发大鼠肠道炎症，给予口服香豆素衍生物治疗，其中瑞香素通过拮抗谷胱甘肽（GSH）作用和抑制 MPO 活性表现出强抗氧化性，具有明显的肠道抗氧化功能[30]。以瑞香素治疗四氯化碳（CCl$_4$）诱导的肝毒性大鼠，发现瑞香素可显著改善大鼠的肝肾功能，缓解 CCl$_4$ 诱发的脂质过氧化状况，增强大鼠的抗氧化能力[31]。在此基础上，其团队进一步研究证实瑞香素通过诱导核因子 E2 相关因子 2（Nrf2）核移位，激活血红素氧合酶 1（HO1）表达，从而增强细胞的抗氧化能力，改善氧化应激相关的肝毒性[32]。

8.其他作用

瑞香素还有一定的抗腹泻[33]、松弛平滑肌[34] 等作用。

(1) 抗疟原虫

瑞香素 $10\sim80\mu mol/L$ 范围内对伯氨喹（PQ）溶血毒性代谢产物诱发的溶血和红细胞膜脂质过氧化的抑制率分别为 $33\%\sim69.2\%$ 和 $11.9\%\sim58.2\%$，且呈一定的剂量反应关系，说明瑞香素具有抗溶血和抗红细胞膜脂质过氧化作用[35]。研究表明，瑞香素在体内体外均有一定的杀疟原虫裂殖体的作用，体外试验中，瑞香素在 $1\sim10\mu mol/L$ 剂量范围内有明显杀灭裂殖体作用，而在体内试验中，$50mg/(kg \cdot d)$ 或 $100mg/(kg \cdot d)$，连用 4d 瑞香素灌胃，以及 $10mg/(kg \cdot d)$、$50mg/(kg \cdot d)$、$100mg/(kg \cdot d)$，连用 4d 瑞香素腹腔注射给药的抗疟作用与 $10mg/(kg \cdot d)$，连用 4d 氯喹（CQ）灌胃的疗效相似[36]。而瑞香素 $50mg/(kg \cdot d)$ 与 PQ $5mg/(kg \cdot d)$ 配伍用的抗疟效果与单用 PQ $10mg/(kg \cdot d)$ 相当，表明两药配伍可减少 PQ 用量[37]。$0\sim12\mu mol/L$ 的瑞香素对体外培养的恶性疟原虫的抗疟活性与 $0\sim30\mu mol/L$ 的去铁胺（DFO）抗疟活性相当。经瑞香素作用后，疟原虫的总 SOD 下降约 60%，具有显著影响，SOD 很可能是瑞香素在疟原虫细胞内作用靶点之一。且瑞香素和 DFO 一样，特异作用于疟原虫 DNA 合成复制最旺盛的滋养体/裂殖体阶段[38]。瑞香素具有中度的铁螯合能力，其抗疟作用与它的铁螯合能力有关，瑞香素与 Fe^{2+} 按 $2:1$ 混合后，抗疟作用明显下降[39]。另外，用蒿甲醚与瑞香素配伍治疗感染伯氏疟原虫小鼠能明显提高抗疟疗效[40]。

(2) 抗卡氏肺孢子虫

瑞香素在体外对卡氏肺孢子虫生长有抑制作用[41]。测定不同浓度瑞香素的抗卡氏肺孢子虫作用，在 $1\sim20\mu mol/L$ 浓度范围呈剂量依赖和时间依赖关系。$10\mu mol/L$ 瑞香素与 $110\mu g/mL$ 喷他脒对卡氏肺孢子虫生长影响效果相当。且抗卡氏肺孢子虫作用也与瑞香素的铁螯合能力有关。

9.药代动力学研究

瑞香素静脉注射给药后在大鼠体内符合一室开放模型，而灌胃给药后在大鼠体内也符合一室开放模型。瑞香素静脉注射后的 $t_{1/2(e)}$ 为 0.091h，灌胃后的 $t_{1/2(e)}$ 为 0.106h，说明瑞香素属于快速消除药物，且两种给药途径使瑞香素在大鼠体内的保留时间不同，灌胃给药比静脉注射给药在体内停留时间长些。静脉注射给药曲线下面积（AUC）为 $0.252mg \cdot h/mL$，灌胃给药为 $0.204mg \cdot h/mL$，两者差异不大，但在给药剂量上，灌胃给药为静脉注射给药剂量的数倍，提示瑞香素静脉注射给药的药物利用率大于灌胃给药[42]。

HPLC-MS/MS 测定大鼠血浆中瑞香素、西瑞香素和瑞香新素药代动力学研究结果显示，瑞香素、西瑞香素和瑞香新素口服给药后的 t_{max} 分别为 4h、2.92h、2h；C_{max} 分别为 $858.96\mu g/L$、$178.00\mu g/L$、$36.67\mu g/L$；AUC_{0-t} 分别为 $10566.4\mu g \cdot h/L$、$905.89\mu g \cdot h/L$、$355.11\mu g \cdot h/L$；半衰期 $t_{1/2}$ 分别为 5.19h、3.50h、4.95h；平均驻留时间 MRT 分别为 9.43h、6.95h、8.27h[43]。在甘草提取物对瑞香素大鼠体内药代动力学特征的影响研究实验中发现，甘草提取物能够减小瑞香素 $t_{1/2}$、t_{max} 和 K_e，增加 K_a 和 $AUC_{0-\infty}$。该结果说明甘草能促进祖师麻中瑞香素的口服吸收，减慢其消除，提高其生物利用度[44]。

【应用】

1.治疗血栓闭塞性脉管炎

41 例血栓闭塞性脉管炎患者，口服瑞香素每次 $100\sim200mg$，3 次/日，2 个月为 1 个疗程，疗效产生较慢且不理想，总有效率为73.1%，显效率为34.1%。另71例血栓闭塞性脉管炎患者，口服每次300～600mg，3次/日，2个月为1个疗程，其疗效提高，总有效率为87.3%，尤其是显效率提高到64.8%。另有临床研究发现瑞香素能使患者皮温升高，血液循环时间缩短，血流图改善，跛行距离延长[45,46]。

2. 治疗冠心病心绞痛

72例冠心病心绞痛患者，肌内注射长白瑞香注射液2～3个月，对心绞痛症状的疗效以中型最好，重型次之，轻型较差，症状有效率为76.4%。心电图有效率为48.6%，其中心电图呈冠状动脉供血不足及心肌劳损者62例，有效率为55.6%。瑞香素胶囊口服每次450mg，3次/日，治疗304例心绞痛，总有效率为80.9%，心电图总有效率为54.6%。111例经1年以上其他疗法未愈的中、老年冠心病心绞痛患者，口服900mg/d，疗程1个月，治疗期停用其他扩冠、降脂等药物，仅对其中56例伴高血压者加服降压药。结果显效率为25.2%，总有效率为86.5%；心电图显效率为15.3%，总有效率为51.4%。本组合并高血压和不合并高血压的心电图疗效无明显差异，瑞香素对本组患者的血脂无降低作用[47]。

3. 治疗疼痛

临床应用于212例手术麻醉和29例非手术止痛，均表现出确切的镇痛镇静效果。在麻醉过程中，用量以10～15mg/kg为宜，可静脉滴注或缓慢静脉注射，一次给足全量，给药后20～30min出现镇痛作用，30min达到高峰，然后开始减弱，持续2～3h，少数患者可维持4～5h。口腔科用于耳穴注射拔牙100例，镇痛作用有效率为88%。

4. 治疗关节炎

6例风湿关节炎和4例类风湿关节炎，口服瑞香素胶囊，其中6例风湿关节炎和2例类风湿关节炎有效。用长白瑞香注射液治疗单纯型关节炎158例，第1个疗程有效率为79%，第2个疗程总有效率为93%。

5. 不良反应

未见严重不良反应的报道，静脉给药用于复合麻醉时，对患者的心电图，肝、肾功能均无影响。曾有2例患者在用药后5min出现上半身皮肤发红，10min后自行消失。2例口服瑞香素胶囊3天出现全身红痒疹，继续服药，两天后自行消失。个别患者服药后有轻微胃肠道反应。

参考文献

[1] 季宇彬.中药有效成分药理与应用[M].哈尔滨：黑龙江科学技术出版社，2004：151-154.

[2] 于挺敏，李自如，满玉红.瑞香素对脑缺血再灌注大鼠模型胶质纤维酸性蛋白表达的影响[J].中国老年学杂志，2006，26（4）：517-519.

[3] 张文亮，李荣亨.瑞香素药理作用研究现状[J].实用中医药杂志，2007，23（6）：402-403.

[4] Du G, Tu H, Li X, et al. Daphnetin, a natural coumarin derivative, provides the neuroprotection against glutamate-induced toxicity in HT22 cells and ischemic brain injury [J]. Neurochem Res，2014，39（2）：269-275.

[5] Zhu H Y, Gao H W, Zhang S F. 7, 8-dihydroxycoumarin has a dual mechanism of action in hepatic ischemia reperfusion injury [J]. Int J Clin Exp Pathol，2015，8（9）：10121-10129.

[6] 叶和杨，熊小琴，邱伟，等.瑞香素对醋酸、热板及电刺激致痛小鼠的镇痛作用[J].中国临床康复，2005，9（22）：174-176.

[7] 李海霞，王彩芳，张红岭，等.瑞香素对垂体后叶素致大鼠急性心肌缺血保护作用的研究[J].中国医药导报，2008，5（23）：19-20.

［8］张薇，柳润辉，张川，等.瑞香属植物化学成分及其药理与临床作用的研究［J］.药学进展，2005，29（1）：22-27.

［9］Qu S Y，Jiang X L，Zhao X H，et al. Antithrombotic effect of daphnetin in the rat［J］. Acta Pharmaceutica Sinica，1986，21（7）：498-501.

［10］王淑美，徐晓玉，陈伟海，等.26种活血化瘀中药对鸡胚绒毛尿囊膜血管生成的影响［J］.重庆医科大学学报，2006，31（3）：401-103，407.

［11］张文亮，李荣亨，贾萍，等.祖师麻对巨噬细胞分泌 VEGF 和表达 HIF-1α 的影响［J］.中药药理与临床，2007，23（2）：39-40.

［12］Yu W，Lu Z，Zhang H，et al. Anti-inflammatory and protective properties of daphnetin in endotoxin-induced lung injury［J］. J Agric Food Chem，2014，62（51）：12315-12325.

［13］王洁莹，刘玮，郑茂，等.瑞香素对 CIA 大鼠脾 T 淋巴细胞杀瘤效应的影响［J］.时珍国医国药，2017，28（1）：33-35.

［14］姜洪芳，白雪，牛慧彦，等.西瑞香素对肺癌 A549 细胞侵袭及迁移能力的影响［J］.实用药物与临床，2016，19（2）：131-135.

［15］张玉静.西瑞香素对神经母细胞瘤细胞的增殖抑制作用和在细胞中的代谢研究［D］.郑州：郑州大学，2017.

［16］颜红，夏新华，王挥，等.西瑞香素对人肝癌 HepG2 细胞增殖、凋亡及细胞周期的影响［J］.湖南中医药大学学报，2013，33（9）：41-43，81.

［17］况南珍，傅颖媛，龚淑琪，等.瑞香素对 SMMC-7721 细胞凋亡及 Bcl-2/Bax 基因 mRNA 表达的影响［J］.广东医学，2012，33（10）：1374-1377.

［18］曾小平，姜青龙，傅颖媛，等.瑞香素对人 PBMC 的细胞因子和 TLRs mRNA 表达的影响［J］.免疫学杂志，2012，28（1）：35-39.

［19］李书慧，吴立军，殷红英.祖师麻化学和药理活性研究进展［J］.中国中药杂志，2002，27（6）：401-403.

［20］Fylaktakidou K C，Hadjipav Lou，Litina D J，et al. Natural and synthetic coumarin derivatives with anti-inflammatory/ antioxidant activities［J］.Curr Pharm Des，2004，10（30）：3813-3833.

［21］Yesilada E，Taninaka H，Takaish Y，et al. In vitro inhibitory effects of *Daphne oleoides* ssp *oleoidse* on inflammatory cytokines and activity-guided isolation of active constituents［J］.Cytokine，2001，13（6）：359-364.

［22］涂苑青，黄丰，朱苗苗，等.瑞香素对脂多糖诱导的小鼠小胶质细胞炎症反应的保护作用［J］.时珍国医国药，2013，24（5）：1169-1172.

［23］Liu Z Y，Liu J，Zhao K L，et al. Protective effects of daphnetin on sodium taurocholate induced severe acute pancreatitis in rats［J］.Mol Med Rep，2014，9（5）：1709-1714.

［24］刘志勇，刘娇，费浩，等.瑞香素对大鼠重症急性胰腺炎促炎因子的影响及意义［J］.武汉大学学报（医学版），2016，37（5）：738-741.

［25］刘志勇，费浩，刘娇，等.瑞香素预处理对急性胰腺炎大鼠组织病理变化和白细胞介素-6、白细胞介素-10 水平的作用［J］.微循环学杂志，2016，26（2）：1-4.

［26］戚之琳，齐世美，凌烈锋，等.瑞香素对 HMGB1 释放及 HMGB1 诱发的炎症反应的双重抑制作用［J］.南方医科大学学报，2015，35（11）：1519-1523.

［27］王佳，黄俊卿.瑞香素对小鼠胶原诱导性关节炎的抑制作用［J］.亚太传统药，2015，11（19）：13-14.

［28］涂苑青，黄丰，朱苗苗，等.瑞香素对脂多糖诱导的小鼠小胶质细胞炎症反应的保护作用［J］.时珍国医国药，2013，24（5）：1169-1172.

［29］Hu D，Fang Y，Cui Y，et al. Scavenging effects of daphnetin and its Cu，Zn comp lexes on superoxide radical［J］. China Journal of Chinese Materia Medica，1995，20（12）：749-750，764.

［30］Witaicenis A，Seito L N，Da Silveira Chagas A，et al. Antioxidant and intestinal anti-inflammatory effects of plant-derived coumarin derivatives［J］.Phytomedicine，2014，21（3）：240-246.

［31］Mogadem A I，Hassan N S，Emam M A，et al. Antioxidant and hepatoprotective activities of two coumarin derivatives against carbon tetrachloride-induced oxidative stressand liver damage in rats［J］. African J Biol Sci，2013，9（1）：65-79.

［32］Mohamed M r，Emam M A Hassan N S，et al. Umbelliferone and daphnetin ameliorate carbon tetrachloride-induced hepatotoxicity in rats via nuclear factor erythroid 2-related factor 2-mediated heme oxygenase-1 expression［J］.

Environ Toxicol Pharmacol，2014，38（2）：531-541.

[33] 沈雅琴，张明发，陈瑞明，等.瑞香素和槐果碱的抗腹泻作用及其机理 [J].中国新药杂志，1993，2（4）：1-4.

[34] 贾正平，冯璞，赵玉喜，等.瑞香素对小鼠免疫功能的影响 [J].中国药理学与毒理学杂志，1992，6（2）：235-236.

[35] 倪奕昌，徐月琴，王鸣杰，等.瑞香素的抗溶血和抗膜脂质过氧化作用 [J].中国寄生虫学和寄生虫病杂志，1999，17（2）：87-89.

[36] 刘云光，王琴美，徐月琴，等.瑞香素抗红外疟原虫作用的研究 [J].中国寄生虫学和寄生虫病杂志，2001，19（1）：30-32.

[37] 王琴美，倪奕昌，徐月琴，等.瑞香素杀疟原虫裂殖体的作用 [J].中国寄生虫学和寄生虫病杂志，2000，18（4）：204-206.

[38] 牟凌云，王琴美，倪奕昌.瑞香素对体外培养恶性疟原虫超氧化物歧化酶活性及 DNA 合成的影响 [J].中国寄生虫学和寄生虫病杂志，2003，21（3）：157-159.

[39] 牟凌云，王琴美，倪奕昌.瑞香素体外抗疟作用与其铁螯合能力的关系 [J].中国寄生虫学和寄生虫病杂志，2002，20（2）：83-85.

[40] 郭俭，倪奕昌，吴嘉彤，等.蒿甲醚与瑞香素伍用对感染伯氏疟原虫小鼠的治疗作用 [J].中国寄生虫学和寄生虫病杂志，2004，22（3）：164-166.

[41] 郑玉强，叶彬，武卫华，等.瑞香素体外抗卡氏肺孢子虫作用的初步研究 [J].中国人兽共患病杂志，2005，21（2）：129-134.

[42] 刘嘉，狄留庆，单进军，等.瑞香素不同给药途径在大鼠体内药动学研究 [J].中草药，2009，40（1）：106-108.

[43] 胡伊力格其，曹萨丽，林龙飞，等.LC-MS /MS 同时测定大鼠血浆中瑞香素、西瑞香素和瑞香新素及其药代动力学研究 [J].中国中药杂志，2017，42（10）：1964-1970.

[44] 陈乐天，狄留庆，刘卉，等.甘草提取物对瑞香素大鼠体内药代动力学特征的影响研究 [J].中国中药杂志，2011，36（7）：935-938.

[45] 李雪梅.瑞香素治疗血栓性闭塞性脉管炎 112 例临床疗效观察 [J].吉林医学，1986，7：156.

[46] 刘福田.瑞香素治疗血栓性闭塞性脉管炎 88 例临床疗效观察 [J].山东医药，1983，87：47.

[47] 吉林省中医中药研究所中医研究室内科.长白瑞香治疗冠心病心绞痛临床观察 [J].新医药学杂志，1977（4）：155.

三七皂苷 R₁
Notoginsenoside R₁

【CAS】 80418-24-2

【化学名】 （3β,6α,12β）-20-（β-d-吡喃葡萄糖基氧基）-3,12-二羟基达玛尔-24-烯-6-基 2-O-β-d-吡喃吡喃糖基-β-d-吡喃葡萄糖苷

【异名】 三七皂苷 Fb；Sanchinoside R₁

【结构式】

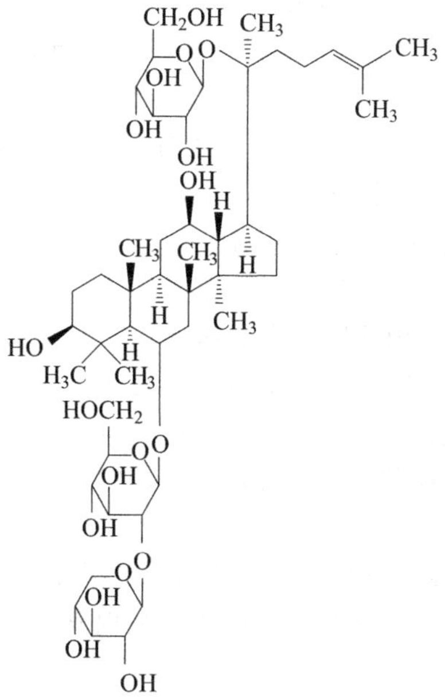

【分子式与分子量】 $C_{47}H_{80}O_{18}$；933.14

【来源】 五加科植物三七 *Panax notoginseng*（Burk.）F. H. Chen 根。

【理化性质】 白色结晶，熔点 211～214℃，$[\alpha]_D^{26}$ +17.5°（甲醇）。

【药理作用】

1. 对中枢神经系统的影响

（1）神经元保护作用

三七皂苷 R₁ 对过氧化氢所致的大鼠海马神经元损伤具有一定的保护作用[1]。三七皂苷 R₁ 对谷氨酸造成的原代培养鼠脑皮层神经元细胞的损伤具有显著的保护作用，其保护作用在 0.1～10μmol/L 具有剂量依赖性。三七皂苷 R₁ 作用后，细胞内部的钙离子浓度增加，细胞内部 ROS 过剩，暴露于谷氨酸盐的神经细胞线粒体膜电位降低，阻止了 Bcl-2 的减少，增加了 Bax 的表达水平。用人胚肾细胞 293 细胞的 NMDA 受体组获得表达法进一步评价三七皂苷 R₁ 对神经细胞保护的靶点，发现 10μmol/L 三七皂苷 R₁ 对 NR1/NR2B 组表达具有保护作用。因此，三七皂苷 R₁ 可能优先保护由 NMDA 受体组成的大脑 NR1/NR2A 介导的谷氨酸盐兴奋性中毒的神经元细胞[2]。

研究发现，三七皂苷 R₁ 在缺血缺氧情况下对神经元具有保护性作用，具体表现为三七皂苷 R₁ 在处理氧糖剥夺再灌注（OGD/R）损伤模型动物后，能够减轻 OGD/R 造成的神经元细胞损伤，上调 ATF6α 表达，促进 Akt 磷酸化并且减少 Bax、cleaved Caspase-3 蛋白的表达，但是，三七皂苷 R₁ 的这些神经保护性作用能够被雌激素受体阻断剂 ICI-182780 阻断[3]。

另外，三七皂苷 R_1 对血清剥夺损伤的神经细胞具有较强的保护作用，细胞实验中神经细胞存活率最高可达 73%[4]。三七皂苷 R_1 对阿尔茨海默病有一定缓解作用，研究发现三七皂苷 R_1 通过抑制线粒体相关的凋亡通路，下调 Bax 表达，上调 Bcl-2 表达，并抑制 Aβ1-42 诱导的人神经母细胞瘤细胞株 SH-SY5Y 细胞 Caspase-3 和 Caspase-9 的激活，减少 Aβ1-42 诱导的 SH-SY5Y 细胞凋亡[5]。

（2）对脑缺血再灌注损伤的保护作用

研究发现，TNF-α 因子参与了大鼠脑缺血灌注再损伤的发生和发展过程，且随着损伤时间延长，TNF-α 表达增高，内源性损伤作用变强[6]；但三七皂苷 R_1 可降低脑组织中 TNF-α 浓度，减少脑细胞的凋亡，从而在脑缺血再灌注后发挥保护作用[7]。另有研究发现，无论是在体内或体外条件下，三七皂苷 R_1 均能够明显减少缺血缺氧导致的神经元的损伤[8]，且三七皂苷 R_1 的保护作用可能通过两条途径发挥：一方面通过雌激素受体调节 ER stress 来发挥对新生大鼠缺氧缺血性脑损伤的保护作用；另一方面在缺血缺氧性脑损伤中，能够调节 PLC/IP3R，进而调节内质网钙离子释放，从而调节细胞损伤[9]。有研究发现，三七皂苷 R_1 能同时下调 TNF-α、ICAM-1 mRNA 的表达，抑制 IκB 磷酸化，减少 NFκB 核转位的发生，说明通过抑制缺血再灌注后脑组织 NFκB 信号通路的激活，减少炎性细胞因子的生成，从而减轻脑缺血后脑组织的继发性炎症反应，发挥对脑组织的保护作用[10,11]。

（3）对脑梗死的保护作用

三七皂苷 R_1 可减少大鼠脑梗死体积，改善大鼠空间学习记忆障碍，增强大鼠海马齿状回高频刺激（HFS）诱导的中枢突触传递长时程增强现象[12]。

2.对内脏系统的影响

（1）对心血管系统的影响

① 抗动脉粥样硬化作用。三七皂苷 R_1 对小鼠巨噬细胞源性泡沫细胞形成具有显著抑制作用。三七皂苷 R_1 的抗动脉粥样硬化效应显著，最佳单体配伍组合是 R_1 ∶ Rg_1 ∶ Rb_1 = 10^{-5} ∶ 10^{-5} ∶ 10^{-6}（mol/L）[13]。

② 抑制细静脉血栓作用。三七皂苷 R_1 可抑制光化学反应后静脉血栓的形成。三七皂苷 R_1 可以延长由照射开始到血栓出现的时间，减少血栓的面积[14]。另据报道，三七皂苷 R_1 对脂多糖诱导的大鼠肠系膜微循环损伤具有保护作用[15]。

③ 减缓心肌损伤。研究发现，三七皂苷 R_1 能减轻致心肌细胞损伤[16]，该作用与 Pim-2 基因有关，具体表现为 H_2O_2 上调心肌细胞 Pim-2 mRNA 及蛋白水平，抑制细胞增殖与促进凋亡，三七皂苷 R_1 预处理后能显著增加细胞活力，抑制细胞凋亡，上调 Pim-2 蛋白水平[17]。类似地，三七皂苷 R_1 减轻 H_2O_2 致心肌细胞损伤可通过抑制细胞凋亡，降低 LDH 与 MDA 浓度，增加 SOD 活性，降低 p-ERK1/2 与 p-p38 表达实现[18]。另外，三七皂苷 R_1 促进大鼠缺血心肌血管再生同时可上调缺血心肌 VEGF、bFGF 蛋白水平，减缓心肌损伤[19]。研究发现三七皂苷 R_1 对 LPS 引起的心肌炎症具有明显的抑制作用，能有效改善由此导致的心肌损伤程度，具体表现为三七皂苷 R_1 能明显抑制 LPS 诱导的小鼠的左心室收缩功能减弱的情况，抑制 ED-1+ 和 CD11b+ 细胞的侵入，抑制 IκBα 的降解，抑制 NFκB 的活化，同时降低组织中 TNF-α、IL-1β 的浓度，抑制心肌组织中 VCAM-1 和 ICAM-1 的表达[20]。

④ 对心肌缺血的保护作用。三七皂苷 R_1 可降低 AMI 大鼠 ST 段抬高值，有效减少血

浆心肌酶的水平，明显减少 AMI 大鼠心肌缺血面积，并改善心肌缺血病理性损伤程度，同时上调心脏组织中 Bcl-2 蛋白表达，下调 Bax 蛋白的水平[21]。

（2）对呼吸系统的影响

三七皂苷 R₁ 可明显降低环匹阿尼酸（cyclopiazonic acid，CPA）诱导慢性低氧（CH）及野百合碱（MCT）致肺高压（PH）大鼠肺动脉平滑肌细胞（PASMC）Mn²⁺ 猝灭幅度、Mn²⁺ 最大猝灭率、胞膜 Ca²⁺ 内流量和静息［Ca²⁺］ᵢ。该结果说明，三七皂苷 R₁ 对 CH 及 MCT 致 PH 大鼠 PASMC 具有抑制钙池操纵性钙内流和降低静息［Ca²⁺］ᵢ 的作用[22,23]。

（3）对肝脏的保护作用

研究发现，三七皂苷 R₁ 能显著降低动脉粥样硬化模型组小鼠空腹血糖、血脂、AST、ALT 以及肝脏中的 TNF-α、IL-6，同时升高 HDL-C 和 miR-146a 水平；另外三七皂苷 R₁ 各组小鼠肝脂肪变性较模型组有所减轻[24]。另有研究发现，TGF-β₁/Smad3 信号参与了肝纤维化的发生和发展过程，且随损伤的逐渐加重，表达越高；但三七皂苷 R₁ 可通过降低肝组织中 TGF-β₁/Smad3 信号的表达，减轻肝细胞的纤维化，发挥保护肝组织损伤的作用[25]。

3. 抗肿瘤作用

近年来有研究认为，三七皂苷 R₁ 能诱导人白血病细胞株 HL-60 细胞凋亡，其作用可能与凋亡调节基因 p53 的上调和 Bcl-2 的下调有关。三七皂苷 R₁ 能明显抑制人白血病细胞株 HL-60 细胞的生长，且呈时间和浓度依赖性。三七皂苷 R₁ 作用后，人白血病细胞株 HL-60 细胞呈现凋亡特征，流式细胞术显示凋亡细胞比例升高。RT-PCR 检测可见 p53 mRNA 表达显著增加，而 Bcl-2 mRNA 表达减少[26]。进一步研究得出结论三七皂苷 R₁ 诱导 HL-60 凋亡的作用机制还可能与调节基因 Survivin 的下调有关[27]。

三七皂苷 R₁ 可显著诱导 HL-60 细胞凋亡，且细胞存活率随处理时间的增加而降低，加入三七皂苷 R₁ 后细胞中 Bcl-2 蛋白表达显著减少，Bax 蛋白表达显著增加，Bcl-2/Bax 值减小，线粒体膜电位降低，胞质中 Cyt-C 蛋白表达水平显著下降[28]。

4. 其他作用

（1）抗细胞损伤作用

UVB、UVA 辐射对皮肤成纤维细胞具有明显的损伤作用，细胞损伤程度呈剂量依赖性，加入三七皂苷 R₁ 后，经 UV 照射的 FB 细胞增殖活性增加，并抑制 MMP1 的分泌，结果说明三七皂苷 R₁ 对紫外辐射皮肤具有一定的保护作用[29]。三七皂苷 R₁ 可通过降低 NFκB（p65）的活性，升高 IκBα 水平，从而降低 uPA 的表达，保护软骨细胞免受炎症因子的损伤[30]。

（2）改善微循环及延长凝血时间作用

三七皂苷 R₁ 能显著改善微循环并适度延长凝血时间。三七皂苷 R₁ 能显著促进或改善正常及去甲肾上腺素（NA）所致耳郭微循环障碍小鼠耳郭的微循环，亦可延长血浆复钙时间[31]。三七皂苷 R₁ 还能阻止由肠缺血再灌注诱导的肝微循环障碍和肝细胞损伤。其作用与抑制嗜中性粒细胞中内皮和 CD18 的 E-选择蛋白表达所引起的白细胞运动和黏附有关[32]。

5. 药代动力学研究

采用 Wistar 大鼠在体肠吸收模型研究三七皂苷 R₁ 在胃肠道的吸收情况，三七皂苷 R₁ 线性范围为 0.0033～2.0640g/L，最低检测限为 0.0007g/L，检测发现三七皂苷 R₁ 肠道吸收速率大于胃，肠道中十二指肠吸收速率又快于空肠和回肠，证实三七皂苷 R₁ 可由全肠道吸收，吸收速率最高是在十二指肠，最低是在胃。给药剂量为 1mg、10mg、100mg 时

三七皂苷 R_1 的吸收速率常数为 $0.1223h^{-1}$、$0.0946h^{-1}$、$0.0904h^{-1}$ [33]。三七皂苷 R_1 在 SD 大鼠体内的药动学参数：$t_{1/2}$ 为 $(1.11\pm0.51)h$，t_{max} 为 $(0.71\pm0.19)h$，C_{max} 为 $(2.94\pm0.75)\mu g/mL$ [34]。

对 3 种三七样品中皂苷类成分的大鼠在体肠吸收特性比较结果发现，三七原枝粉、超微粉、破壁粉中三七皂苷 R_1 的吸收速率常数（K_a）分别为 $0.04980h^{-1}$、$0.03737h^{-1}$、$0.03460h^{-1}$，三七皂苷 R_1 的吸收率（P）分别为 9.543%、7.662%、5.858%，对于三七皂苷 R_1 的吸收，三七超微粉、破壁粉与原枝粉相比 K_a 和 P 均变小且存在显著性差异[35]。

在白及多糖配伍对三七总皂苷中 10 种成分药动学的影响实验中，在配伍白及多糖后，人参皂苷 Rb_1 的 AUC 显著降低，三七皂苷 R_1 及人参皂苷 Rd、Rg_1、Rf、CK、Rc、Rh_1、Rg_2、Rg_3 的 AUC 有所降低，但无显著性差异。10 种成分总 AUC 为人参皂苷组高于人参皂苷配伍白及多糖组，差异显著（$P<0.01$）。另外与人参皂苷组相比，人参皂苷配伍白及多糖组人参皂苷 Rg_1 的 C_{max} 降低，且人参皂苷配伍白及多糖组各成分的 t_{max} 普遍延迟[36]。

研究三七通舒胶囊的肠溶微丸制剂和原制剂在人体的药动学发现，三七皂苷 R_1 试验制剂与参比制剂的 C_{max} 分别为 $(0.77\pm0.24)ng/mL$ 和 $(0.74\pm0.24)ng/mL$；t_{max} 分别为 $(2.23\pm1.29)h$ 和 $(2.42\pm1.30)h$；AUC_{0-t} 分别为 $(4.15\pm1.88)ng\cdot h/mL$ 和 $(3.71\pm1.60)ng\cdot h/mL$；$AUC_{0-\infty}$ 分别为 $(4.62\pm2.12)ng\cdot h/mL$ 和 $(4.11\pm1.78)ng\cdot h/mL$ [37]。

【应用】

1. 治疗颈性眩晕

注射用血塞通是从三七中提取的有效成分，为三七总皂苷制成的无菌粉针剂，主要成分为人参皂苷 Rb_1、人参皂苷 Rg_1、三七皂苷 R_1。其药理作用能增加脑血管流量、扩张脑血管，改善血流动力学，对缺氧所致的脑损伤具有保护作用，疗效显著[38]。

2. 治疗糖尿病周围神经损害

三七通舒胶囊是主要成分为三七的三醇皂苷类化合物，包括人参皂苷 Rg_1、三七皂苷 R_1、人参皂苷 Re 等，对糖尿病周围神经损害患者，有效率为 90.48%，且神经电生理运动神经传导（MCV）、感觉神经传导（SCV）均优于治疗前[39]。

3. 治疗不稳定型心绞痛

不稳定型心绞痛患者在常规治疗基础上加血塞通注射液（含人参皂苷 Rb_1、人参皂苷 Rg_1、三七皂苷 R_1），临床总有效率为 91.67%，心电图总有效率为 66.67%，对缓解心绞痛症状及改善冠状动脉供血等方面优于常规治疗，无明显不良反应，对肝、肾功能也无不良影响[40]。

4. 治疗慢性肺心病

慢性肺心病在常规治疗基础上应用血塞通，总有效率 94.87%，治疗后全血比黏度、血浆比黏度、纤维蛋白度、血细胞比容 4 项指标均较治疗前显著降低，临床效果肯定，且无不良反应[41]。

5. 治疗急性脑梗死

血塞通治疗急性脑梗死，总有效率为 96.7%，疗效确切，不良反应少[42]。络泰主要成分为人参皂苷 Rb_1、人参皂苷 Rg_1、三七皂苷 R_1，能显著降低血中纤维蛋白原含量，使血液黏稠度降低，血流增快，减少红细胞和血小板聚集，防止血栓形成和再发生。纳洛酮加络泰治疗急性脑梗死有较好的疗效，且全血黏度、血细胞比容和血浆黏度得到显著改善[43]。

参考文献

[1] 次向明，张秋颖，王忠.黄芩苷、丹参酮ⅡA、三七皂苷 R_1 对过氧化氢所致大鼠海马神经元损伤的保护作用 [J].中国中医基础医学杂志，2004，10（6）：34-36.

[2] Gu Bin，Noritaka Nakamichi，Zhang Wensheng. Possible protection by notoginsenoside R_1 against glutamate neurotoxicity mediated by N-methyl-D-aspartate receptors composed of an NR1/NR2B subunit assembly [J]. Journal of Neuroscience Research，2009，87（9）：2145-2156.

[3] 侯倩伶，王岩，李英博，等.三七皂苷 R_1 通过雌激素受体调节 ATF6/Akt 信号通路减轻 OGD/R 所导致的神经元损伤 [J].中国中药杂志，2017，42（6）：1167-1174.

[4] 宋志斌，张丹参，王晖，等.三七皂苷 R_1 体外抗氧化能力及其对血清剥夺神经细胞作用 [J].中国药理学与毒理学杂志，2012，26（3）：417-418.

[5] 马涛，辛文锋，张文生，等.三七皂苷 R_1 对 Aβ（1-42）诱导的 SH-SY5Y 细胞凋亡的保护作用 [J].中国中药杂志，2015，40（2）：303-307.

[6] 阮善平.三七皂苷 R_1 对大鼠脑缺血-再灌注损伤后 TNF-αmRNA 的影响 [C] //浙江省医学会神经外科学分会.2014浙江省神经外科学学术年会论文汇.浙江省医学会神经外科学分会，2014：2.

[7] 赵志新，胡小铭，汪杰，等.三七皂苷 R_1 对大鼠脑缺血-再灌注损伤后 TNF-α mRNA 的影响 [J].浙江创伤外科，2017，22（1）：13-16.

[8] 黄小平，欧阳国，丁煌，等.黄芪甲苷与三七有效成分配伍对小鼠脑缺血再灌注后神经细胞凋亡和内质网应激的影响 [J].中草药，2015，46（15）：2257-2264.

[9] 王岩.三七皂苷 R_1 对新生鼠缺血缺氧性脑病的保护作用及其机制的初步研究 [D].重庆：重庆医科大学，2017.

[10] 黄小平，卢金冬，丁煌，等.黄芪和三七的主要有效成分配伍对脑缺血/再灌注小鼠 NF-κB 信号通路及炎性因子表达的影响 [J].中国药理学通报，2015，31（1）：141-146.

[11] 黄小平，王蓓，邱咏园，等.黄芪甲苷和三七的主要有效成分配伍对小鼠脑缺血再灌注后脑组织能量代谢的影响 [J].中草药，2014，45（2）：220-226.

[12] 董晓华，张成龙，吴志刚，等.三七皂苷 R_1 对大鼠脑缺血再灌注损伤的保护作用 [J].中国老年学杂志，2015，35（7）：1940-1942.

[13] 贾乙，李晓辉，邢茂，等.三七总皂苷中 3 种单体不同配伍对小鼠巨噬细胞源性泡沫细胞形成的影响研究 [J].中国药房，2008，19（12）：881-883.

[14] 王芳，刘育英，刘涟玮，等.三七总皂苷、三七皂苷 R_1、人参皂苷 Rb_1、人参皂苷 Rg_1 对光化学反应诱导的大鼠肠系膜细静脉血栓的抑制作用 [J].世界科学技术中国医药现代化，10（3）：106-111.

[15] Sun K，Wang C S，Guo J. Protective effects of ginsenoside Rb_1，ginsenoside Rg_1，and notoginsenoside R_1 on lipopolysaccharide-induced microcirculatory disturbance in rat mesentery [J]. Life Sciences，2007：509-518.

[16] 于英莉.三七皂苷 R_1 通过抑制内质网应激介导的凋亡信号通路降低心肌缺血再灌注损伤 [C] //中国中西医结合学会微循环专业委员会.第十五届中国中西医结合学会微循环专业委员会暨第二届中国微循环学会痰瘀专业委员会学术会议资料汇编.中国中西医结合学会微循环专业委员会，2015：1.

[17] 周凤华，潘芸芸，贾钰华，等.Pim-2 减轻 H_2O_2 诱导乳鼠心肌细胞损伤及三七皂苷 R_1 的干预研究 [J].辽宁中医杂志，2017，44（3）：618-622.

[18] 周凤华，潘芸芸，崔小冰，等.ERK$_{1/2}$ 与 p38 信号通路介导三七皂苷 R_1 抗 H_2O_2 致心肌细胞损伤作用 [J].中药药理与临床，2016，32（2）：17-20.

[19] 于俊民，鞠礼，王慧冬，等.三七皂苷 R_1 对大鼠缺血心肌 VEGF、bFGF 的影响 [J].现代生物医学进展，2014，14（30）：5845-5848，5828.

[20] 吴颖，孙冰，肖静，等.三七皂苷 R_1 对 LPS 诱导的小鼠心肌损伤的保护作用 [J].中国药理学通报，2013，29（2）：179-184.

[21] 邓海英，赖为国.三七皂苷 R_1 对急性心肌缺血大鼠模型的保护作用 [J].中国实验方剂学杂志，2013，19（10）：265-268.

[22] 王瑞幸，戴鸯，穆云萍，等.三七皂苷 R_1 对肺高压大鼠肺动脉平滑肌细胞 SOCE 的抑制作用 [J].中国药理学通

报，2015，31（10）：1463-1468.

［23］胡莹，焦海霞，王瑞幸，等.三七皂苷 R_1 对肺高压大鼠模型肺动脉的舒张作用 [J].中国药理学通报，2013，29（11）：1572-1576.

［24］周兴宏，刘晓瑜，温子云，等.三七皂苷 R_1 上调 miR-146a 水平和减轻 ApoE～（-/-）小鼠肝脏炎症损伤的研究 [J].中药新药与临床药理，2016，27（3）：317-321.

［25］普显宏，何媛，黄微，等.三七皂苷 R_1 对肝纤维化大鼠 TGF-β1/Smad3 信号的影响 [J].现代生物医学进展，2015，15（4）：622-626.

［26］郑文球，朱敏.p53 和 Bcl-2 mRNA 表达在三七皂苷 R_1 诱导 HL-60 细胞凋亡中的作用 [J].中华肿瘤防治杂志，2007，14（9）：670-672.

［27］郑文球，朱敏.三七皂苷 R_1 对 HL-60 细胞凋亡及 survivin、p53 表达的影响 [J].肿瘤学杂志，2007，13（3）：198-200.

［28］吴晓莉，刘娜，马夫天，等.三七皂苷 R_1 通过线粒体相关通路促进白血病细胞株 HL-60 凋亡 [J].中国肿瘤生物治疗杂志，2016，23（1）：24-29.

［29］谢璟，何黎，郝萍，等.三七皂苷 R_1 对 UV 辐射皮肤成纤维细胞的影响 [J].中药新药与临床药理，2011，22（6）：609-613.

［30］张文亮，李荣亨，王淑美，等.复元胶囊及其主要成分淫羊藿苷、三七皂苷 R_1 治疗骨关节炎的分子机制研究 [J].中国中药杂志，2011，36（15）：2113-2117.

［31］陈重华，粟晓黎，张俊霞.等.三七皂苷 R_1、人参皂苷 Rd 对微循环及凝血作用的影响 [J].华西医科大学学报，2002，33（4）：550-552.

［32］Chen W X，Wang F，Liu Y Y. Effect of notoginsenoside R_1 on hepatic microcirculation disturbance induced by gut ischemia and reperfusion [J]. World J Gastroenterol，2008，14（1）：29 - 37.

［33］邓志军，郭洁文，杨敏，等.三七总皂苷及其活性单体药代动力学的研究进展 [J].药学进展，2009，19（1）：24-27.

［34］李晓宇，郝海平，王广基，等.三七总皂苷多效应成分整合药代动力学研究 [J].中国天然药物，2008，6（5）：377-381.

［35］李丹慧，王月，李晗悦，等.3 种三七样品中皂苷类成分的大鼠在体肠吸收特性比较 [J].中国实验方剂学杂志，2017，23（15）：10-14.

［36］王灯节，狄留庆，康安，等.白及多糖配伍对三七总皂苷中 10 种成分药动学的影响 [J].中草药，2017，48（4）：737-746.

［37］马茹君，张晞倩，杨华蓉，等.三七通舒胶囊的人体药动学和生物等效性研究 [J].中国新药杂志，2016，25（5）：562-568.

［38］胡庆祝.注射用血塞通治疗颈性眩晕 50 例临床观察 [J].健康大视野（医学分册），2006，14（2）：15.

［39］刘静，董凌琳.三七通舒治疗糖尿病周围神经损害的临床观察 [J].中国民康医学，2009，21（10）：130.

［40］李洪峰.血塞通注射液治疗不稳定型心绞痛临床观察 [J].中国中医药信息杂志，2009，16（8）：46-49.

［41］刘小燕.血塞通注射液对高原地区慢性肺心病心力衰竭的临床疗效研究 [J].中华中西医杂志.2007，8（13）：39.

［42］廖昆，宋新志，张峰华.注射用血塞通在治疗 60 例急性脑梗死中的疗效观察 [J].中华中西医杂志，2006，7（13）：23.

［43］秦宏元.纳洛酮加络泰治疗急性脑梗塞 56 例疗效分析 [J].中华中西医杂志，2003，8（16）：422.

升麻素苷
Prim-*O*-glucosylcimifugin

【CAS】　80681-45-4

【化学名】　[(2S)-2-(2-羟基丙-2-基)-4-甲氧基-5-氧代-2,3-二氢-5H-呋喃[3,2-g]苯并吡喃-7-基]甲基 β-D-吡喃葡萄糖苷

【异名】　升麻甙，升麻苷，黑升麻甙

【结构式】

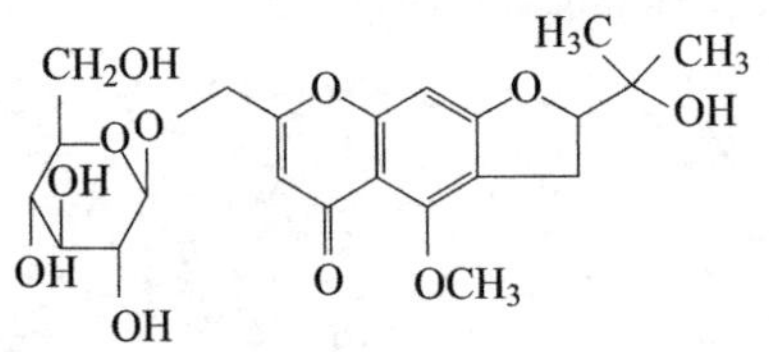

【分子式与分子量】　$C_{22}H_{28}O_{11}$；468.45

【来源】　伞形科植物防风 *Saposhnikovia divaricata* (Turcz) Schischk. 等物质中均含有升麻素苷。

【理化性质】　升麻素苷为白色粉末，易溶于甲醇、乙醇、水，Libermann-Burchard 反应呈阳性。熔点 132~133℃，沸点 736.9℃[1]。

【药理作用】

1.镇痛作用

升麻素苷和 5-O-甲基维斯阿米醇苷是从防风中提取的两种色原酮苷类成分。应用小鼠扭体法研究这两种成分的镇痛作用，结果表明，升麻素苷和 5-O-甲基维斯阿米醇苷各剂量组均能明显减少动物的扭体次数，显示对乙酸引起的腹膜刺激疼痛有明显的镇痛作用，两者的作用与布桂嗪 50mg/kg 相似。应用小鼠甩尾法（温浴法）表明，升麻素苷 50mg/kg 和 100mg/kg 给小鼠肌内注射，有明显的镇痛作用。

2.对内脏系统的影响

（1）对消化系统的影响

防风有抑制小鼠小肠推进的作用，实验表明，在 5~15g/kg 范围内推进作用随剂量的增大而增强，在 15~25g/kg 范围内随剂量的增大而减小；防风对胃排空也有不同程度的抑制，在 5~15g/kg 范围内抑制作用随剂量的增大而减小，在 15~25g/kg 范围内随剂量的增大而增强[2]。

（2）对呼吸系统的影响

对于急性肺损伤的小鼠，升麻素苷预处理可以有效地抑制小鼠的肺泡灌洗液内细胞因子 TNF-α、IL-1β 和 IL-6 的合成，同时，升麻素苷药物组小鼠的肺泡灌洗液内总细胞、中性粒细胞以及巨噬细胞的数量较阳性对照组都有显著降低；另外，急性肺损伤小鼠的肺组织干湿重比以及 MPO 含量因升麻素苷的预处理而较阳性对照组有明显下降。该结果说明升麻素苷具有一定的抗炎作用并对急性肺损伤小鼠有一定的保护作用[3]。

3.抗肿瘤作用

防风对 SGC-7901 细胞的生长曲线、集落形成有明显的抑制作用，可使细胞周期发生改变，而且随浓度和时间的增加而增强，其 IC_{50} 值为 24mg/mL。另外，防风可诱导 SGC-7901 细胞凋亡，细胞凋亡指数最高可达 27.9%，甚至可直接杀死肿瘤细胞[4,5]。防风能抑制 SGC-7901 细胞生长，使 SGC-7901 细胞 p16 和 p21 编码基因的蛋白表达上调，PCNA、C-

Met 编码基因的蛋白表达下调[6]。

4.抗炎作用

研究发现，荆芥防风挥发油对二甲苯所致小鼠耳郭肿胀、小鼠腹腔毛细血管通透性增加、角叉菜胶致大鼠胸膜炎等急性炎症，小鼠棉球肉芽肿等慢性炎症和大鼠弗氏完全佐剂致关节炎肿胀，小鼠耳异种被动皮肤过敏反应等过敏性炎症均有抑制作用，表明其有较好的抗炎效果[7]。研究发现，防风色原酮提取物能降低大鼠关节炎积分和发病率，抑制血清中 IgG 和 IgM 含量，减轻关节滑膜、软骨和骨的组织病理学变化及 X 光片的骨破坏程度，降低血清 IL-1β，TNF-α 和 IL-6 水平。也就是说，防风色原酮提取物能控制大鼠 CIA 病情的发生发展，其机制可能与对促炎细胞因子的有效抑制有关[8]。另外，从防风中提取的升麻素苷和 5-O-甲基维斯阿米醇苷，均能显著抑制二甲苯引起的皮肤肿胀，降低炎症反应。

5.其他作用

防风中提取的升麻素苷对酵母致热大鼠有一定退热作用，升麻素苷给药后 0.5 h 即开始起效，退热作用能维持 3～4 h。防风还具有抗凝作用，防风中升麻素苷或 5-O-甲基维斯阿米醇苷对 ADP 诱导的血小板聚集均有明显的抑制作用，这可能是防风抗凝的作用机制之一。防风还能显著抑制脂质过氧化物的形成[9]。

6.药代动力学

采用大鼠在体鼻腔循环灌流法对升麻素苷和 5-O-甲基维斯阿米醇苷大鼠在体鼻黏膜吸收特性研究结果发现，升麻素苷高、中、低浓度的大鼠在体吸收速率常数为 $(0.588\pm0.041)\times10^{-3}\,min^{-1}$，$(0.547\pm0.023)\times10^{-3}\,min^{-1}$，$(0.592\pm0.063)\times10^{-3}\,min^{-1}$。5-O-甲基维斯阿米醇苷高中低浓度的吸收速率常数为 $(0.438\pm0.041)\times10^{-3}\,min^{-1}$、$(0.407\pm0.023)\times10^{-3}\,min^{-1}$，$(0.412\pm0.063)\times10^{-3}\,min^{-1}$。高、中、低组间无显著性差异。两者在 pH 为 6 的情况下吸收情况较其他 pH 条件好[10]。

利用 UPLC-MS/MS 法研究黄芪中主要活性成分毛蕊异黄酮葡萄糖苷对防风中主要活性成分升麻素苷及其苷元大鼠体内药代动力学特征的影响，结果发现，与升麻素苷组相比，毛蕊异黄酮葡萄糖苷-升麻素苷组中升麻素苷的 AUC_{0-t}、$AUC_{0-\infty}$ 显著性提高 $(P<0.05)$，升麻素的 C_{max} 显著性提高 $(P<0.05)$[11]。

头痛宁鼻腔喷雾剂在大鼠体内的药动学及脑靶向研究结果显示，鼻腔给药组大鼠血浆中升麻素苷、5-O-甲基维斯阿米醇苷的 C_{max} 分别为 $(0.2024\pm0.0158)\mu g/mL$、$(0.3738\pm0.0857)\mu g/mL$，$t_{max}$ 均为 $(10.0000\pm0.0000)\,min$，$AUC_{0-\infty}$ 分别为 $(16.5429\pm2.1103)\mu g\cdot h/mL$、$(27.4527\pm5.5721)\mu g\cdot h/mL$；脑组织中升麻素苷、5-O-甲基维斯阿米醇苷的 C_{max} 分别为 $(0.1802\pm0.0384)\mu g/g$、$(0.3204\pm0.0277)\mu g/g$，t_{max} 均为 $(10.0000\pm0.0000)\,min$，$AUC_{0-\infty}$ 分别为 $(17.1053\pm2.4329)\mu g\cdot h/g$、$(24.5416\pm3.7534)\mu g\cdot h/g$。静脉给药组大鼠血浆中升麻素苷、5-O-甲基维斯阿米醇苷的 C_{max} 分别为 $(0.3002\pm0.0161)\mu g/mL$、$(0.5267\pm0.0441)\mu g/mL$，$t_{max}$ 均为 $(10.0000\pm0.0000)\,min$，$AUC_{0-\infty}$ 分别为 $(28.0105\pm4.1128)\mu g\cdot h/mL$、$(60.2941\pm11.2902)\mu g\cdot h/mL$；脑组织中升麻素苷、5-O-甲基维斯阿米醇苷的 C_{max} 分别为 $(0.1498\pm0.0315)\mu g/g$、$(0.1998\pm0.0401)\mu g/g$，t_{max} 均为 $(15.0000\pm0.0000)\,min$，$AUC_{0-\infty}$ 分别为 $(22.6434\pm2.8831)\mu g\cdot h/g$、$(36.7218\pm14.8856)\mu g\cdot h/g$。升麻素苷、5-O-甲基维斯阿米醇苷脑靶向性指数分别为 2.3870、2.1761。该结果说明，头痛宁鼻腔喷雾剂鼻腔给药后一部分药物可经鼻腔吸收直接转运至脑，制成鼻腔喷雾剂科学合理[12]。

在毛蕊异黄酮葡萄糖苷对升麻素苷及其苷元大鼠体内药代动力学特征的影响研究中发现，与升麻素苷组相比，毛蕊异黄酮葡萄糖苷-升麻素苷组中升麻素苷的 AUC_{0-t}、$AUC_{0-\infty}$ 显著性提高，升麻素的 C_{max} 显著性提高。结果表明，毛蕊异黄酮葡萄糖苷能促进升麻素苷及其苷元的吸收，增加生物利用度，初步说明了黄芪-防风配伍用药的合理性[13]。

【应用】

1.治疗脑震荡

应用防风归芎汤（防风、当归、川芎等）治疗脑震荡 66 例，治疗结果痊愈 59 例，好转 7 例，总有效率达 100%[14]。

2.治疗过敏性鼻炎

防风与其他药物配伍，用于治疗过敏性鼻炎，疗效甚好。治疗过敏性鼻炎 60 例，显效 47 例，有效 9 例，无效 2 例，总有效率 93.3%[15]。

3.治疗面神经炎

应用防风汤加味（防风、羌活、甘草等）治疗面神经炎 23 例，结果经服用防风汤加味 7～25d，均获痊愈[16]。

4.治疗瘙痒症

防风常用来治疗麻疹透发不畅、风疹、湿疹、疥癣等引起的皮肤瘙痒，治疗其他各种原因引起的瘙痒症。

5.其他应用

常用于治疗小儿呼吸道感染、面神经炎、牙痛等症[17]。防风常与荆芥联合使用，具有祛风解表、胜湿止痛、解痉等功效，主治外感风寒、头痛、目眩、项强、风寒湿痹、骨节酸痛、四肢挛急等症[18]。另外，防风还可以用于治疗中风、高血压等疾病。

参考文献

[1] Emi Okuyama, Tetsuya Hasegawa, Takamitsu Matsushiita, et al. Analgesic components of saposhnikovia root (Saposhnikovia divaricata) [J]. Chem Pharm Bull, 2001, 49: 154-160.

[2] 刘振清, 魏睦新. 中药防风抑制小鼠胃肠运动的实验观察 [J]. 中国中西医结合消化杂志, 2008, 16 (5): 305-307.

[3] 陈娜. 升麻素苷抗炎及抗小鼠肺损伤作用的研究 [D]. 长春: 吉林大学, 2014.

[4] 孙晓红, 李洪涛, 邵世和. 防风对胃癌 SGC-7901 细胞抑制作用的实验研究 [J]. 中国老年学杂志, 2009, 23 (35): 3076-3077.

[5] 孙晓红, 李洪涛, 邵世和. 中药防风抑制胃癌 SGC-7901 细胞生长的研究 [J]. 吉林医药学院学报, 2009, 5 (6): 259-261.

[6] 孙晓红, 李洪涛, 邵世和. 中药防风对胃癌 SGC-7901 细胞生长及基因表达的研究 [J]. 北华大学学报, 2009, 10 (2): 127-130.

[7] 葛卫红, 沈映君. 荆芥、防风挥发油抗炎作用的实验研究 [J]. 成都中医药大学学报, 2003, 25 (1): 55-57.

[8] 赵娟, 刘春芳, 林娜, 等. 防风色原酮提取物对大鼠胶原诱导性关节炎的影响 [J]. 中国实验方剂学杂志, 2009, 15 (12): 52-56.

[9] 孙晓红, 邵世和, 李洪涛. 防风的临床应用及研究 [J]. 北华大学学报, 2004, 5 (2): 138-141.

[10] 汪铜芳, 王建平, 潘金火, 等. 升麻素苷和 5-O-甲基维斯阿米醇苷大鼠在体鼻循环吸收研究 [J]. 中国中药杂志, 2017, 42 (09): 1772-1776.

[11] 赵晓莉, 刘玲, 狄留庆, 等. 毛蕊异黄酮葡萄糖苷对升麻素苷及其苷元大鼠体内药代动力学特征的影响研究 [J]. 中国中药杂志, 2014, 39 (23): 4669-4674.

[12] 王建平，郭佳宇，汪铜芳，等.头痛宁鼻腔喷雾剂在大鼠体内的药动学及脑靶向研究 [J].中国药房，2017，28 （34）：4804-4807.

[13] 赵晓莉，刘玲，狄留庆，等.毛蕊异黄酮葡萄糖苷对升麻素苷及其苷元大鼠体内药代动力学特征的影响研究 [J].中国中药杂志，2014，39 （23）：4669-4674.

[14] 王晓东，胡怀龙.防风归芎汤治脑震荡 66 例 [J].江西中医药，2000，31 （2）：60.

[15] 周绍庄.再造散治疗过敏性鼻炎 70 例 [J].湖南中医杂志，1999，15 （3）：61-62.

[16] 饶军福.防风汤加味治面神经炎 23 例 [J].江西中医药，1998，29 （3）：32.

[17] 姜艳艳，刘斌，石任兵，等.防风化学成分的分离与结构鉴定 [J].药学学报，2007，42 （5）：505-510.

[18] 雷载权，张廷模.中华临床本草学 [M].北京：人民卫生出版社，1998：292-293，209-210.

薯蓣皂苷
Dioscin

【CAS】 19057-60-4

【化学名】 (3β,25R)-螺旋-5-烯-3-基 6-脱氧-α-L-甘露吡喃糖基-(1→2)-[6-脱氧-α-L-甘露吡喃糖基-(1→4)]-β-D-吡喃葡萄糖苷

【异名】 薯蓣皂贰

【结构式】

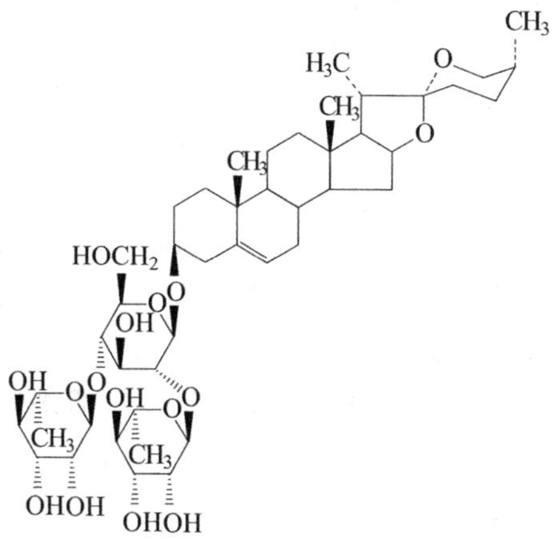

【分子式与分子量】 $C_{45}H_{72}O_{16}$；869.08

【来源】 薯蓣科植物日本薯蓣 *Dioscorea japonica* Thunb. 块茎，穿龙薯蓣 *D. nipponica* Makino. 根茎，黄山药 *D. panthaica* Prain et Burk. 根；百合科植物七叶一枝花 *Paris polyphylla* Smith 根茎；蒺藜科植物蒺藜 *Tribulus terrestris* L. 地上部分。

【理化性质】 分解点 275～277℃，$[\alpha]_D^{13}$ −115° (c=0.373mol/L，乙醇)。

【药理作用】

1. 对中枢神经系统的影响

(1) 对神经系统的影响

研究发现穿山龙提取物薯蓣皂苷可以下调痛性糖尿病周围神经病变大鼠坐骨神经钙离子通道 mRNA 表达，对痛性糖尿病周围神经病变有一定的治疗作用[1]。另外，薯蓣皂苷通过抑制胶质细胞活化及提高 SOD 的表达对脑缺血再灌注小鼠发挥神经保护作用[2]。

(2) 对脑缺血再灌注损伤的保护作用

研究发现薯蓣皂苷通过对花生四烯酸通路中 COX2 和 5-LOX 蛋白活力的调节对大鼠脑缺血再灌注后急性期（24h）和恢复早期（72h）的炎性损伤具有一定的治疗作用[3]。该作用可通过抑制 HMGB-1/TLR4 信号通路来实现，研究表明薯蓣皂苷抗脑缺血再灌注损伤是通过抑制 HMGB-1 的核转移，降低 HMGB-1 蛋白表达水平，从而抑制 TLR4 炎症信号通路的相关蛋白 nf-kb、ap-1、mapks、p-stat3 和炎症因子表达[4]。在薯蓣皂苷作用下，缺血再灌注模型大鼠神经行为缺损程度得到一定改善，脑组织坏死区域缩小，血清 TNF-α 浓度下降，脑组织 Caspase-3 蛋白表达降低，并呈现一定的剂量依赖性，该结果说明薯蓣皂苷对大鼠缺血再灌注脑损伤有保护作用，且能引起缺血再灌注脑损伤大鼠脑组织 Caspase-3 蛋白表达下调[5]。另外，薯蓣皂苷与冰片配伍对大鼠脑缺血再灌注损伤有保护作用[6]，可提高脑缺血再灌注大鼠 SOD、GSH-Px 含量和 Na^+,K^+-ATPase 的活性，降低 MDA、NO 含量[7]。

2.对内脏系统的影响

（1）对心血管系统的影响

① 对心肌的保护作用。预先口服或静脉注射穿山龙薯蓣皂苷 80mg/kg，对垂体后叶素致家兔心肌缺血性心电图有改善作用。口服组改善率为 57%，静脉注射组为 80%，而对照组自然改善率为 25%。利用 RP-HPLC 法测定心肌组织样品中腺苷酸含量，结果发现，薯蓣皂苷对大鼠缺血再灌注心肌能量代谢有明显改善作用[8]。利用流式细胞技术，证明了薯蓣皂苷类物质对缺血再灌注大鼠血浆中的 PAF 及 CD62p 有显著的抑制作用，提示此类药物抗心肌缺血再灌注的机制可能涉及抗血小板活化[9]。薯蓣皂苷能提高心肌缺血再灌注大鼠心肌线粒体的 Mn-SOD 表达，减少 CD62p、CD63 以及 PAF 的表达[10]。这提示薯蓣皂苷抗心肌缺血再灌注损伤可能涉及抗自由基、抗血小板活化的分子机制。薯蓣皂苷具有与心脏缺血预适应（CIP）程度相当的心脏保护作用，其机制与增强心肌抗氧化能力有关[11]。

有研究发现，薯蓣皂苷对大鼠心肌收缩力有一定的影响，可增加 LVSP 和 $+\mathrm{d}p/\mathrm{d}t_{\max}$，表现正性肌力作用，机制为增加细胞内 Ca^{2+} 浓度，并且其在增加细胞内 Ca^{2+} 浓度的同时并不会引起钙超载[12,13]。薯蓣皂苷含药血清对正常大鼠心室肌细胞钠离子通道电流（I_{Na}）的影响实验中，薯蓣皂苷含药血清可使 I-U 曲线下移，内向电流增加，I_{Na} 峰值增大，同时薯蓣皂苷含药血清剂量依赖性加速钠离子通道激活过程，半数稳态激活电压分别由（-57.69 ± 1.86）mV 变为（-59.71 ± 2.57）mV、（-66.56 ± 1.32）mV、（-68.52 ± 3.91）mV[14]。另外，薯蓣皂苷能够提高 H_2O_2 诱导的原代乳鼠心肌细胞存活率，降低 Caspase-3 活性，减轻细胞核固缩和聚集，减少细胞核碎片，且能够降低 Bax 表达水平，提高 Bcl-2 表达水平[15]。薯蓣皂苷对 H_2O_2 诱导的心肌细胞损伤具有保护作用，可剂量依赖性地降低损伤细胞 MDA、LDH 含量，升高 CAT、T-SOD 活性[16]。薯蓣皂苷能有效抑制缺氧复氧导致的乳鼠心肌细胞的凋亡，可使缺氧复氧损伤模型小鼠心肌细胞存活率明显升高，细胞凋亡率明显降低，心肌细胞 $[Ca^{2+}]_i$ 荧光强度明显减弱，心肌细胞培养液中 NO 浓度降低[17]。

② 抗心衰作用。薯蓣皂苷可明显降低充血性心力衰竭患者血浆细胞因子水平，有助于防止心室重塑。薯蓣皂苷可能通过调节神经内分泌-细胞因子系统，降低细胞因子水平，起到防止心室重塑、保护心肌、治疗 CHF 的作用[18]。

③ 对血管平滑肌的保护作用。伪原薯蓣皂苷对氧化低密度脂蛋白（OX-LDL）诱导人血管平滑肌细胞环氧合酶 2（COX2）表达有一定的抑制作用，同时抑制与 COX2 表达相关的 TLR2 表达和 p38 MAPK 等激酶活性，该结果说明伪原薯蓣皂苷通过影响 TLR2/p38 MAPK 通路而抑制下游炎症介质 COX2 表达，可能是抑制 OX-LDL 引起的平滑肌细胞炎性损伤的机制[19]。

④ 抗血栓形成。薯蓣皂苷元能明显抑制下腔静脉被结扎的小鼠的血栓形成，同时，能使血清 NO 升高，而血管壁内的 NO 降低，MPO 升高，结果说明薯蓣皂苷元通过影响血液和血管壁内 NO 与 MPO 水平发挥抗血栓形成作用[20]。

（2）对消化系统的作用

薯蓣皂苷能显著地降低脾虚泄泻大鼠结肠平滑肌的张力，减小节律性收缩波振幅，不改变收缩的频率，此作用的潜伏期短[21]。薯蓣皂苷治疗后，腹泻型肠易激综合征模型（IBS-D）大鼠血清 5-HT、血浆 SP、血浆 VIP 含量均下降，其中高剂量组效果最明显，该结果说明薯蓣皂苷可能通过调整 5-HT、SP、VIP 等胃肠激素的分泌、释放，进而调整肠道运动、增强肠道黏膜免疫、降低肠道敏感性，从而起到治疗 IBS-D 的作用[22]。

（3）对呼吸系统的作用

薯蓣皂苷有止咳、祛痰作用。所含皂苷能刺激呼吸道黏膜，反射性地引起呼吸道黏膜分泌增加，而显示出祛痰作用。小鼠口服薯蓣皂苷或腹腔注射均有显著的祛痰作用。

（4）对肾脏的保护作用

研究发现高尿酸血症大鼠模型大鼠血尿酸水平显著升高，尿酸排泄减少，其肾脏组织中Bcrp的蛋白表达水平均显著降低，加入薯蓣皂苷后可显著降低高尿酸血症大鼠的血清尿酸水平，增加尿中的尿酸排泄量，并增加肾脏组织中Bcrp蛋白表达水平，抑制Bcrp可显著降低尿中尿酸排泄量。该结果说明，薯蓣皂苷可增加Bcrp的表达，这可能是其抗高尿酸血症的一个重要机制[23]。

3.降血脂作用

对实验性动脉粥样硬化兔静脉注射穿山龙薯蓣皂苷，除能降低血浆胆固醇外，还能减轻兔主动脉血管内壁和眼角膜等的类脂质浸润。临床证明，薯蓣皂苷片（维奥欣）具有调节脂质代谢、改善血液流变学作用，明显降低血清总胆固醇、三酰甘油、低密度脂蛋白和氧化修饰低密度脂蛋白含量，降低高、低切变率下的全血黏度以及血浆黏度，因此可减轻动脉壁脂质浸润及斑块形成，从而防治动脉粥样硬化。

4.抗菌作用

薯蓣皂苷有抗须癣毛癣菌等真菌的作用。实验证明，复方穿山龙注射液对肺炎双球菌、甲型链球菌、卡他球菌都有抑制作用。生药穿山龙具有治疗风寒湿痹、慢性气管炎、消化不良、劳损扭伤、疟疾、痈肿等作用[24]。

5.抗肿瘤作用

通过对体外培养的HeLa细胞应用薯蓣皂苷，发现它能显著抑制HeLa细胞的生长。$5\mu mol/L$的薯蓣皂苷作用2d后，50%以上的细胞发生了凋亡，还证实薯蓣皂苷将HeLa细胞的生长抑制在S期，参与了细胞的周期调控[25]。选用肿瘤移植法建立小鼠乳腺癌动物模型，观察薯蓣皂苷对小鼠乳腺癌生长抑制率[26]。结果提示，薯蓣皂苷不同剂量与不同给药途径对移植性小鼠乳腺癌瘤体均有抑制效果。其中，以腹腔注射组疗效最佳。采用体外细胞培养，薯蓣皂苷能下调G_0/G_1期与S期细胞数值，上调G_2/M期细胞与凋亡细胞数值，抑制乳腺癌细胞增殖与其影响细胞周期及诱导细胞凋亡有关[27]。薯蓣皂苷体外对肺癌、口腔鳞状上皮癌、肝癌、乳腺癌、胆管癌、胰腺癌、巨核白血病、早幼粒白血病、红白血病等多种肿瘤细胞均有较为明显的抑制增殖作用，并对不同类型的肿瘤细胞无明显选择性。

薯蓣皂苷导致宫颈癌和喉癌细胞细胞色素c从线粒体释放到细胞质中，诱导S期阻滞，增加活性氧（ROS）的水平，发挥抗肿瘤作用[28,29]。另外，薯蓣皂苷作用于A549、NCI-H446、NCI-H460肺癌细胞和HeLa、SiHa宫颈癌细胞时，Bcl-2和Bcl-xl的表达明显下调，Bax、Bak和Bid的表达明显上调[30,31]。薯蓣皂苷作用于MGC-803胃癌细胞时，可明显上调GALR-2和RBM-3的水平，并下调CAP-1、Tribbles-2和CliC-3的水平[29]。薯蓣皂苷处理喉癌细胞Hep-2和TU212时，可明显下调Bcl-2、磷酸化ERK、CDK2和细胞周期蛋白A的水平，上调磷酸化JNK、磷酸化p38、Bax、p53的水平[32]。此外，薯蓣皂苷诱导的人髓性白血病HL-60细胞凋亡是通过由p38 MAPK和JNK活化的Caspase依赖的线粒体死亡途径而完成的，且呈剂量依赖性[33]。薯蓣皂苷联合顺铂能有效抑制小鼠肺腺癌细胞生长，该作用通过降低血清VEGF、MMP2水平及肿瘤组织中HIF-1α、VASH、b-FGF的表达实现[34]，除此之外，对小鼠Lewis肺癌皮下移植瘤生长与转移有一定抑制作用[35]。

研究发现，薯蓣皂苷对人结肠癌细胞 HCT-116 有较强的细胞毒作用，主要通过上调 ATP6V0C、Ppp2r5e、Gna11 和 COX6C 的 mRNA 表达，上调 Cyc1、ND1 和 Camk2g 蛋白质表达，下调 Rhoa、Ccnb1 和 Gnaq 蛋白表达，来诱导细胞凋亡[36]。另有研究发现，薯蓣皂苷元可能通过抑制 PI3K-Akt，上调 p21 和 p27 表达诱导人肝癌 SMMC-7721 细胞发生周期阻滞，抑制人肝癌 SMMC-7721 细胞增殖[37]。另外，薯蓣皂苷元可以通过抑制人胃癌 BGC-823 和 SGC-7901 细胞内皮细胞增殖活性影响肿瘤血供，并最终抑制皮下肿瘤模型的增殖，同时，其可通过直接的作用抑制胃癌的迁移[38,39]。

6. 对免疫系统的影响

研究发现，穿龙薯蓣皂苷能下调再障小鼠 p-mTOR、p-S6 基因及蛋白表达，从而抑制 T 淋巴细胞的异常激活，发挥免疫抑制作用，改善骨髓造血功能[40]。

7. 抗炎作用

研究发现，伪原薯蓣皂苷剂量依赖地下调 COX2 的表达，同时抑制 p38 MAPK 的激酶活性，这些结果表明，伪原薯蓣皂苷可能通过抑制 TLR2/p38 MAPK 通路而抑制内皮细胞炎症介质 COX2 的表达，提示其对内皮细胞的抗炎效应[41]。另外，薯蓣皂苷可通过调节气道上皮细胞中 GR-α、GR-β 和 HSP90 的表达量来发挥其在哮喘小鼠中的抗炎作用[42]。研究发现薯蓣皂苷药物组可显著抑制关节肿胀度，减轻关节病理组织损伤，呈现一定剂量依赖性；薯蓣皂苷可使关节炎大鼠腹腔巨噬细胞吞噬功能下降，IL-1 及脾细胞 IL-2 分泌水平下降，TNF-α mRNA 表达水平降低。该结果说明，薯蓣皂苷可显著抑制胶原性关节炎大鼠关节炎症程度，改善病理组织损伤程度，其作用机制可能与降低大鼠腹腔巨噬细胞吞噬功能，下调炎症因子分泌表达水平相关[43]。薯蓣皂苷可以通过调节 Th17、Treg 细胞特异转录因子 RORγt、Foxp3 的平衡，对胶原诱导型关节炎小鼠起到治疗作用[44]。薯蓣皂苷对 CIA 大鼠具有较强的抗炎作用，该作用与降低 NFκB p65 亚基和 COX2 的水平有关[45]。

8. 抗氧化作用

用 D-半乳糖复制亚急性衰老小鼠模型，同时给予薯蓣皂苷，6 周后测定血清、肝匀浆和脑匀浆中 MDA 的含量及 SOD 和 GSH-Px 的活性[46]。结果显示，薯蓣皂苷能提高衰老小鼠抗氧化酶活性，清除自由基，减少过氧化脂质生成。类似的体外抗氧化实验中，紫山药皮薯蓣皂苷表现出明显的抗氧化能力，对 DPPH 自由基（DPPH·）和羟自由基（HO·）的半数抑制浓度 IC_{50} 分别为 0.276mg/mL 和 0.430mg/mL，清除能力略弱于维生素 C[47]。

9. 其他作用

（1）抗凝血作用

薯蓣皂苷能延长血液的凝血时间和凝血酶原时间，并降低凝血酶原指数。

（2）溶血作用

薯蓣皂苷属于甾体皂苷，皂苷水溶液与血液接触后会不同程度地破坏红细胞，产生溶血现象，因此皂苷及含有皂苷的生药不能用于静脉注射。甾体皂苷的溶血作用较弱，薯蓣皂苷的溶血指数为 1:400000[48]。

（3）对骨的作用

薯蓣皂苷具有促进 MC3T3-E1 细胞增殖及成骨性分化的作用，并能够促进成骨细胞骨基质的钙化，该结果说明薯蓣皂苷抗骨质疏松的作用是通过抑制 Wnt/β-catenin 信号通路、促进成骨细胞的增殖和分化实现的[49]。另外，薯蓣皂苷可通过调整 OPG/RANKL 动态平衡而对破骨细胞功能产生影响，从而防止骨破坏[50]。薯蓣皂苷可以剂量依赖地促进成骨细胞

MC3T3-E1 的增殖，同时增加 ALP 的活性，剂量依赖地上调 Lrp5、β-catenin、OPG/RANKL mRNA 表达水平，另外薯蓣皂苷可以使 MC3T3-E1 细胞产生的矿化结节数增加[51]。

另有研究发现，薯蓣皂苷可改善糖尿病（DM）大鼠血清致痛物质 HA 和 5-HT 的表达[52]。薯蓣皂苷可能通过抑制 Wnt 信号通路，下调 Wnt4、β-catinin 和 TGF-β_1 mRNA 和蛋白水平的表达抑制大鼠系膜细胞的增殖[53]。另外，薯蓣皂苷可使大鼠结肠平滑肌细胞内钙离子浓度降低，松弛平滑肌，改善结肠平滑肌细胞生物学功能[54]。

10. 药代动力学

研究发现，穿山龙提取物中薯蓣皂苷在大鼠全肠段均有吸收，其在不同肠段的吸收速率常数（K_a）和表观吸收系数（P_{app}）从大到小依次为：回肠＞十二指肠＝空肠＞结肠；不同质量浓度的薯蓣皂苷其 K_a 和 P_{app} 无显著性影响；含 P-gp 抑制剂组和不含 P-gp 抑制剂组比较，薯蓣皂苷的 K_a 和 P_{app} 差异有统计学意义。该结果说明在实验浓度范围内，穿山龙提取物中薯蓣皂苷的吸收没有浓度依赖性，吸收机制可能为被动扩散，穿山龙提取物中薯蓣皂苷可能是 P-gp 底物[55]。

【应用】

1. 治疗冠心病

以薯蓣皂苷治疗心绞痛、心肌梗死、心力衰竭和血压合并动脉硬化患者，均获得较好疗效，心电图也有所改善。

2. 治疗脑血管硬化性疾病

用薯蓣皂苷治疗脑血管硬化患者，血中胆固醇下降至正常水平，神经精神状态恢复正常，血压下降，头痛、头晕现象消失，记忆力改善，工作能力提高。

参考文献

[1]唐春颖，冷锦红.穿山龙薯蓣皂苷对痛性糖尿病周围神经病变大鼠电压门控 Ca^{2+} 通道基因表达的影响 [J].辽宁中医药大学学报，2018（3）：1-3.

[2]尹成，王杰，徐沛，等.薯蓣皂苷通过降低胶质细胞活化及维持 SOD 水平减轻脑卒中小鼠的神经损伤 [J].中国医药，2017，26（9）：684-691.

[3]沈甜，王斌，李敏，等.栀子苷与薯蓣皂苷对脑缺血再灌注大鼠急性期和恢复早期炎性损伤机制研究 [J].陕西中医，2017，38（4）：531-533.

[4]陶旭锋.薯蓣皂苷抗肝缺血再灌注损伤的生物学活性及分子机制研究 [D].大连：大连医科大学，2015.

[5]匡双玉，李熠，匡稳定，等.薯蓣皂苷对缺血再灌注大鼠脑损伤及 caspase-3 表达的影响 [J].中国医院药学杂志，2014，34（9）：692-695.

[6]张晓双，张恩户，高国锴，等.薯蓣皂苷与冰片配伍对小鼠脑缺血再灌注损伤的影响 [J].西部中医药，2011，24（12）：11-13.

[7]白黎明，张晓双，白璐，等.薯蓣皂苷与冰片配伍对大鼠脑缺血再灌注损伤的保护作用及其机制 [J].吉林中医药，2012，32（4）：393-394，397.

[8]范晓静，焦建杰，赵云茜，等.薯蓣皂苷对大鼠缺血再灌注心肌能量代谢的影响 [J].天津医科大学学报，2008，14（4）：409-411.

[9]魏星，沈炳玲，张真，等.薯蓣皂苷对心肌缺血再灌血小板活化的影响 [J].天津医科大学学报，2009，15（1）：7-9.

[10]郭春宏，刘欣，康毅，等.薯蓣皂苷抗大鼠心肌缺血再灌损伤的分子机制 [J].中国医院药学杂志，2009，29（16）：1361-1364.

[11] 汪玲芳，赵云茜，高卫真，等.薯蓣皂苷增强大鼠缺血再灌注损伤后心肌抗氧化能力 [J].中药药理与临床，2009，25（5）：44-46.

[12] 韩钰，杨帆，丛恬甤，等.薯蓣皂苷对大鼠心肌收缩力影响的研究 [J].中国药理学通报，2016，32（2）：258-262.

[13] 杨帆，韩钰，丛恬甤，等.薯蓣皂苷对大鼠心肌收缩与钠-钙交换体的影响 [J].中国应用生理学杂志，2016，32（3）：209-213.

[14] 刘静，吴红，丛恬甤，等.薯蓣皂苷含药血清对大鼠心室肌细胞钠离子通道的影响 [J].中草药，2014，45（16）：2370-2374.

[15] 吴志恒，张曦，汪云，等.薯蓣皂苷含药血清抗氧化损伤致心肌细胞凋亡的研究 [J].中国药学杂志，2012，47（19）：1547-1551.

[16] 郭春宏，李欣，康毅.薯蓣皂苷含药血清对乳鼠心肌细胞过氧化损伤的保护作用 [J].中国医院药学杂志，2012，32（13）：1027-1031.

[17] 郭卫莉，王玮，高卫真，等.薯蓣皂苷对缺氧/复氧所致乳鼠心肌细胞凋亡的保护作用 [J].中药药理与临床，2011，27（02）：29-32.

[18] 肖华，陈志坚，廖玉华.薯蓣皂苷对慢性充血性心衰患者血浆细胞因子的影响 [J].山东医药，2006，46（13）：33-34.

[19] 陈扬，李迪迪，谭婉贤，等.伪原薯蓣皂苷对OX-LDL诱导人冠动脉平滑肌细胞COX-2表达的影响 [J].中药药理与临床，2017，33（2）：31-34.

[20] 张艳.薯蓣皂苷类中成药在抗血栓中的作用机制及其生物活性研究分析 [J].北方药学，2014，11（4）：52.

[21] 李季委，谢晶晶，李铁男，等.薯蓣皂苷对脾虚泄泻大鼠结肠平滑肌的作用 [J].中医药信息，2009，26（5）：114-115.

[22] 赵旭，周艳丽，代丽娟.薯蓣皂苷对IBS-D模型大鼠治疗作用研究 [J].中医药学报，2017，45（2）：22-24.

[23] 王晓华，周燕，王沛，等.绵草藓水提物及其主要成分薯蓣皂苷对肾小管上皮细胞膜乳腺癌耐药蛋白Bcrp的调控 [J].兰州大学学报（医学版），2017，43（6）：35-40.

[24] 王丽娟，王岩，陈声武，等.薯蓣皂苷元体内、外的抗肿瘤作用 [J].中国中药杂志，2002，27（5）：777-779.

[25] 蔡晶，巨勇，刘明杰，等.薯蓣皂苷对HeLa细胞的凋亡诱导作用及其机制研究 [J].中草药，2001，32（增刊）：94-97.

[26] 陈信义，高志捷，王玉芝.薯蓣皂苷抗移植性小鼠乳腺癌作用的研究 [J].中国中医药信息杂志，2005，12（5）：23-24.

[27] 侯丽，高志捷，陈信义，等.薯蓣皂苷对乳腺癌细胞周期影响研究 [J].中国中医基础医学杂志，2005，11（11）：831-832.

[28] Wei Y，Xu Y，Han X，et al. Anti-cancer effects of dioscin on three kinds of human lung cancer cell lines through inducing DNA damage and activating mitochondrial signal pathway [J]. Food Chem Toxicol，2013（59）：118-128.

[29] Zhao X，Xu L，Zheng L，et al. Potent effects of dioscin against gastric cancer in vitro and in vivo [J]. Phytomedicine，2016，23（3）：274-282.

[30] Zhao X，Tao X，Xu L，et al. Dioscin induces apoptosis in human cervical carcinoma HeLa and SiHa cells through ROS-mediated DNA damage and the mitochondrial signaling pathway [J]. Molecules，2016，21（6）：15-18.

[31] 卫永丽.薯蓣皂苷体外抗肺癌作用及分子机制的初步研究 [D].大连：大连医科大学，2013.

[32] Lv L，Zheng L，Dong D，et al. Dioscin, a natural steroid saponin, induces apoptosis and DNA damage through reactive oxygen species: a potential new drug for treatment of glioblastoma multiforme [J]. Food Chem Toxicol，2013（59）：657-669.

[33] Wang Y，He Q Y，Chiu J F. Dioscin induced activation of p38 MAPK and JNK via mitochondrial pathway in HL-60 cell line [J]. Eur J Pharmacol，2014，735（8）：52-58.

[34] 邓日强，杨印楼，张宏华，等.蚤休薯蓣皂苷联合顺铂治疗肺腺癌小鼠的疗效及其作用机制研究 [J].实用心脑肺血管病杂志，2016，24（7）：56-60.

[35] 邓日强，程江涛，张宏华，等.蚤休薯蓣皂苷联合顺铂抑制小鼠移植瘤生长及转移 [J].中南医学科学杂志，2016，44（5）：504-509.

[36] 陈浩.薯蓣皂苷诱导人结肠癌HCT-116细胞凋亡及蛋白质组机制研究 [D].大连：大连医科大学，2014.

[37] 王晓荣.薯蓣皂苷元抑制人肝癌细胞株 SMMC-7721 增殖及其机制研究 [D].南京：南京中医药大学，2014.

[38] 霍中华，胡君，储著陵，等.薯蓣皂苷体内外抑制胃癌增殖的机制 [J].江苏大学学报（医学版），2014，24（5）：394-398.

[39] 吴媛媛，崔国兴，马铁梁，等.薯蓣皂苷元对人胃癌 BGC-823 和 SGC-7901 细胞生物学行为的影响 [J].江苏大学学报（医学版），2014，24（03）：207-210.

[40] 刘宝山，纪超伦，杨向东，等.穿龙薯蓣皂苷抑制再生障碍性贫血 p-mTOR/p-S6 的机制研究 [J].中国中医基础医学杂志，2014，20（12）：1637-1641.

[41] 李迪迪，陈扬，谭婉贤，等.伪原薯蓣皂苷对 Ox-LDL 诱导人脐静脉内皮细胞 COX-2 表达的影响及机制研究 [J].天然产物研究与开发，2017，29（7）：1102-1106.

[42] 李先茜，吴宁，余荣环，等.薯蓣皂苷对哮喘小鼠气道上皮细胞糖皮质激素受体表达的影响 [J].山东医药，2017，57（42）：16-19.

[43] 吴奕征，孙叶丹，陆建红，等.薯蓣皂苷对胶原性关节炎大鼠腹腔巨噬细胞因子表达水平及其免疫功能的影响 [J].中国老年学杂志，2016，36（11）：2607-2609.

[44] 封桂英，郭亚春，邢恩鸿，等.薯蓣皂苷对胶原诱导型关节炎小鼠 RORγt、Foxp3 的影响 [J].免疫学杂志，2015，31（12）：1077-1081.

[45] 褚春民，张洪泉，卜平.薯蓣皂苷对胶原性关节炎模型大鼠环氧合酶 2 及 NF-κB 的抑制作用 [J].中国药理学与毒理学杂志，2013，27（3）：341-345.

[46] 曹亚军，陈虹，杨光等.薯蓣皂苷对亚急性衰老小鼠的抗氧化作用研究 [J].中药药理与临床，2008，24（3）：19-21.

[47] 王彦平，杨庆莹，孙瑞琳，等.不同酶法辅助提取紫山药皮薯蓣皂苷及其抗氧化活性研究 [J].食品工业科技，2017，38（10）：200-204.

[48] 侯娟，何文辉，王明霞，等.薯蓣皂苷的药理作用 [J].河北医药，2004，26（1）：71.

[49] 袁人飞.薯蓣皂苷对 MC3T3-E1 细胞增殖分化的影响及机制探讨 [D].广州：广东药科大学，2017.

[50] 鲁合军.薯蓣皂苷片对类风湿性关节炎大鼠血清 OPG/RANKL 水平表达的干预作用 [J].光明中医，2017，32（9）：1259-1261.

[51] 张春芳，吴珊，彭金咏，等.薯蓣皂苷通过上调 Lrp5、β-catenin 表达促进成骨细胞 MC3T3-E1 增殖、分化 [J].中国药理学通报，2013，29（9）：1255-1260.

[52] 冷锦红，邱狮，董佳妮，等.穿山龙提取物薯蓣皂苷对糖尿病模型大鼠血清 HA 和 5-HT 的影响 [J].江苏中医药，2015，47（8）：76-78.

[53] 孙雪艳，杨丽平，占永立，等.薯蓣皂苷抑制脂多糖刺激的大鼠系膜细胞增殖及对 Wnt 通路的影响 [J].中华中医药杂志，2014，29（3）：871-874.

[54] 李凌霞，李季委，王兴焱，等.薯蓣皂苷对大鼠结肠平滑肌细胞内钙浓度的影响 [J].中医药学报，2013，41（4）：62-63.

[55] 柏希慧，刘诗雨，王晶，等.穿山龙提取物中薯蓣皂苷的大鼠在体肠吸收 [J].医药导报，2017，36（6）：610-613.

松果菊苷
Echinacoside

【CAS】 82854-37-3

【化学名】 2-(3,4-二羟基苯基)乙基-6-脱氧-α-1-甘露吡喃糖基-吡喃葡萄糖苷

【异名】 松果菊甙，紫锥菊甙，海胆苷；Jasminoidin

【结构式】

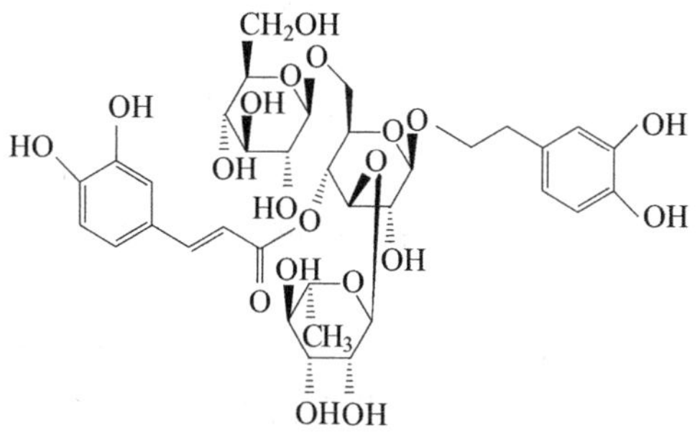

【分子式与分子量】 $C_{35}H_{46}O_{20}$；786.73

【来源】 列当科植物肉苁蓉 *Cistanche deserticola* Y. C. Ma 带鳞叶的肉质茎。

【理化性质】 无定形棕黄色结晶粉末，易溶于甲醇、水。

【药理作用】

1. 对中枢神经系统的影响

（1）神经保护作用

肉苁蓉苯乙醇苷具有神经保护作用。由 MPTP 诱导的多巴胺（DA）神经毒性的 C57 小鼠经苯乙醇苷（10mg/kg、50mg/kg）给药后，毒性被显著减弱，并存在一定的量效关系[1]。在此基础上，进一步探讨了松果菊苷（ECH）产生神经保护作用的分子机制。ECH 对肿瘤坏死因子（TNF）诱导的神经细胞 SHSY5Y 的凋亡作用具有显著的保护作用，其机制在于通过抗氧化作用维持线粒体的功能，降低细胞内活性氧水平，抑制 Caspase-3 的活性和维持线粒体膜电位的高能状态。由于 ECH 具有很强的抗细胞凋亡活性，它有可能用于治疗包括神经元凋亡在内的神经退行性和神经系统的疾病[2]。

另外，首次研究了 ECH 对 DA 能神经元急性损伤的保护作用，研究表明，ECH（3.5mg/kg、7mg/kg）对 6-OH DA 急性损伤所致大鼠纹状体细胞外液中的 DA 及其代谢产物含量减少具有较好的预防作用，其机制在于 ECH 能有效减少自由基的生成，抑制氧化应激反应的发生，进而产生明显的抗氧化作用。因而，ECH 可能对神经元凋亡具有较好的预防作用，为抗帕金森病（PD）药物的研究和临床应用研究提供了新的证据[3]。经 ECH（20mg/kg）给药后，减少了胆绿素还原酶 B 的过量表达，提示 ECH 可能通过其抗氧化应激作用，降低了氧化应激导致的胆绿素还原酶 B 升高的水平，保护 DA 神经元免受氧化应激损伤[4]。采用原代大鼠皮质细胞谷氨酸毒性模型，发现从紫珠中分离的 10 个 PhGs（包括 ECH）0.1~10μmol/L 能显著减弱谷氨酸诱导的神经细胞毒性[5]。另外，松果菊苷通过上调 GFRα1/AKT 通路抑制 1-甲基-4-苯基吡啶诱导的帕金森病模型 SH-SY5Y 细胞凋亡，发挥保护神经细胞存活的功能[6]。

松果菊苷对帕金森病大鼠纹状体及海马细胞外液中的单胺类神经递质的含量减少具有改善作用，给药后大鼠的纹状体及海马细胞外液中多巴胺（DA）、3,4-二羟基苯乙酸（DOPAC）、高香草酸（HVA）、去甲肾上腺素（NE）及 5-羟色胺（5-HT）的含量均明显

升高，对于帕金森病具有一定的治疗作用，这是松果菊苷对帕金森病大鼠脑神经保护作用的机制之一[7]。另外，松果菊苷可使帕金森病大鼠模型 GSK-3β 蛋白的表达量降低，结果说明松果菊苷可影响大鼠海马区患侧 Wnt/β-catenin 通路 GSK-3β 蛋白的表达，对帕金森病有一定的治疗作用[8]。

松果菊苷能明显降低模型动物 Asp、Glu 的水平，缩小脑梗死面积，说明松果菊苷对脑神经具有保护作用[9]。

松果菊苷通过抑制因大脑中动脉闭塞引起的 5-羟色胺（5-HT）、高香草酸、多巴胺、去甲肾上腺素的升高，来保护纹状体多巴胺神经元，治疗缺血引起的脑部疾病[10]。另外，松果菊苷能够治疗低氧性肺动脉高压，其机制为抑制 VEGF 的表达[11]。

（2）抗痴呆作用

以 SAM-P/8 小鼠为研究对象，认为 ECH 可能通过提高中枢系统的功能，提高总抗氧化能力，促进蛋白质和核酸合成，调节免疫状态而提高 SAM-P/8 小鼠的学习记忆能力，很可能是一种良好的抗痴呆药物[12]。苁蓉总苷中含苯乙醇总苷 90.7%、松果菊苷 44.3%，对血管性痴呆（VD）大鼠的学习记忆障碍有预防和治疗作用，它能明显改善局灶性脑缺血再灌注的 VD 大鼠模型所致的学习记忆能力障碍，抑制大鼠动-静脉旁路血栓的形成，明显抑制 ADP 诱导的大鼠体外血小板聚集，为其开发成为促智和防治阿尔茨海默病的新药提供依据[13]。ECH 具有抗衰老作用，其机制在于能明显抑制 $O_2^- \cdot$、$HO \cdot$ 等自由基，同时能够提高 GSH-Px 和 SOD 活性，降低 MDA 含量。由于抑制了 MAO 活性而提高了小鼠记忆力。该研究结果表明，ECH 抗脂质过氧化及改善衰老的作用与其抗氧化活性有关[14]。通过实验观察肉苁蓉的化学成分对 IV-CS 成年雄性小鼠的性行为和学习记忆能力的影响，结果表明，肉苁蓉的苯乙醇苷部位具有显著的减缓小鼠性能力及学习记忆能力下降的作用，而 ECH 具有减缓小鼠性能力下降的作用[15]。类似地，松果菊苷可能通过上调 VD 大鼠海马区 BDNF、TrkB、AKT、NMDAR 表达，减轻 VD 大鼠神经元缺血损伤，从而改善学习记忆能力[16]。研究发现，松果菊苷对血管性痴呆大鼠氧化应激损伤有较好的保护作用，可使海马组织中的 GSH 含量以及 GSH-Px 的活力升高，NOS 的活力降低，同时大鼠海马 CA1 区神经元排列较为整齐，结构相对正常，核固缩现象减少，深染程度降低[17,18]。

2. 对内脏系统的影响

（1）对心血管系统的影响

松果菊苷可以减轻 H_2O_2 对心肌细胞造成的损伤，其机制是通过促进 Nrf2 蛋白核移位激活 Nrf2 通路实现的。与正常心肌细胞相比，H_2O_2 模型组心肌细胞凋亡率显著升高，线粒体膜电位（MMP）显著降低；CK、LDH 和 MDA 释放率明显升高；Nrf2 蛋白核转移水平增加。在松果菊苷处理后心肌细胞凋亡率明显下降；MMP 显著升高；CK、LDH 和 MDA 释放率显著降低；Nrf2 蛋白核转移水平进一步显著增加[19]。

从管花肉苁蓉中分离得到的十多种苯乙醇苷类化合物：kankanosides F、kankanosides G、管花糖（kankanose）、ECH、毛蕊花糖苷、异毛蕊花糖苷、2′-乙酰化毛蕊花糖苷（2′-acetylacteoside）、管花苷 A（tubulosides A）、管花苷 B（tubulosides B）、肉苁蓉苷 F、毛柳苷（salidroside）等，其中管花糖、ECH、毛蕊花糖苷、肉苁蓉苷 F 可以明显抑制去氧肾上腺素（NE）引起的大鼠胸主动脉的血管收缩[20]。

（2）对肝脏的保护作用

从醉鱼草中分离到三类化学成分，即 5 个环烯醚萜苷、1 个黄酮苷和 2 个苯乙醇苷，其中一个是 ECH，首次发现苯乙醇苷具有肝脏保护作用[21]。从荒漠肉苁蓉中得到的毛蕊花糖苷、异毛蕊花糖苷、2′-乙酰基毛蕊花糖苷和 ECH 具有显著的肝脏保护活性。体外实验显示，4 个化合物均可显著抑制肝细胞微粒体的脂质过氧化，抑制细胞中天冬氨酸转氨酶的释放，减轻 CCl_4 和 D-半乳糖胺引起的肝细胞毒性。这些化合物的活性可能与分子中存在的咖啡酰基和苯乙基结构有关[22]。ECH 可以有效降低 CCl_4 诱导的急性肝损伤大鼠血清中丙氨酸氨基转移酶（ALT）、天冬氨酸氨基转移酶（AST）水平和组织中 MDA 浓度，使 SOD 活性升高，并抑制 Caspase-3 活性和 TNF-α 水平，使大鼠肝组织损伤程度大为改善。以上作用机制可能也与 ECH 能有效减少自由基生成和抗脂质过氧化作用密切相关[23]。

松果菊苷作用于 D-半乳糖胺（D-galactosamine GalN）和脂多糖（LPS）诱导的急性小鼠肝损伤模型，可提高小鼠存活率、降低 ALT 的水平和改善肝组织学形态，表现出良好的抗细胞凋亡和抗炎作用[24]。研究发现松果菊苷可诱导 HSC-T6 细胞凋亡而抑制其增殖，从而起到抗肝纤维化的作用，其凋亡作用主要通过上调 Bax 蛋白表达上调、下调 Bcl-2 蛋白表达（Bcl-2/Bax 值降低）实现[25]。

另外，研究发现小鼠给予松果菊苷后，刀豆蛋白 A（Con A）组生存小鼠明显增多，肝损伤程度亦减轻；细胞外组蛋白、IL-1β、IL-6、IL-10 和 TNF-α 水平均显著低于染毒组，结果说明，松果菊苷能明显减轻 Con A 诱导的小鼠急性肝损伤，其机制可能与降低血清中细胞外组蛋白及肝损伤相关的细胞因子水平有关[26]。

3. 抗病毒作用

松果菊苷对乙肝病毒（HBV）复制和抗原表达的影响：实验发现松果菊苷作用于 HepG-2.2.15 细胞后能显著抑制 HBsAg 和 HBeAg 表达；同时对 HBV DNA 具有抑制作用；此外，松果菊苷能显著抑制 HBV 转基因小鼠 HBsAg 与 HBeAg 表达，同时对转基因小鼠血清 HBV DNA 水平有显著抑制作用[27]。

4. 抗肿瘤作用

用 MTT 法检测了从马仙蒿中分离的 6 个苯乙醇苷类（PhG）化合物对 3 种不同组织癌细胞（肝癌 SMMC-7721、肺腺癌 L_{342} 和胃腺癌 MGc-803）生长的抑制活性。结果显示，其抗肿瘤作用与化学结构密切相关，即分子中酚羟基越多，抗肿瘤活性越强，当酚羟基完全被甲基化后，则对癌细胞生长无抑制作用。这说明 PhG 的酚羟基是决定其抗肿瘤和抗氧化活性的重要官能团[28]。

松果菊苷可使 A549 细胞中 Bcl-2 mRNA、蛋白表达量降低，同时 Bax、p53 的 mRNA、蛋白表达量升高，说明松果菊苷抑制 A549 细胞生长的作用机制可能是通过阻滞细胞膜流动性、下调抑凋亡基因 Bcl-2 和上调促凋亡基因 Bax、p53 的表达来抑制癌细胞增殖，进而促进细胞凋亡，发挥抗肿瘤作用[29]。

松果菊苷可使 MG-63 细胞和 SW480 细胞内被切割的 PARP 蛋白，Caspase-3 蛋白的表达量均升高，促进 MG-63 细胞和 SW480 细胞程序性死亡；同时 DAPI 染色中发现 MG-63 细胞和 SW480 细胞核出现了染色质凝集，以及凋亡小体等现象，说明松果菊苷可通过诱导 MG-63 细胞和 SW480 细胞凋亡发挥抗肿瘤作用[30]。

5. 对免疫系统的影响

苯乙醇苷类化合物具有人体免疫系统调控作用和免疫抑制活性。苯乙醇苷类化合物可以增强溶血素和纤维蛋白原值，对机体的非特异性免疫功能具有增强作用[31]。从地黄中分离出的 8 种苯乙醇苷类化合物：吉奥诺苷 A_1（jionoside A_1）、吉奥诺苷 B_1（jionoside B_1）、毛蕊花苷、异毛蕊花糖苷、purpureaside C、ECH、肉苁蓉苷 A（cistanoside A）、肉苁蓉苷 F（cistanoside F），均可抑制绵羊红细胞抗体的形成，显示了良好的免疫抑制作用，并有正的量效曲线[32]。研究中还发现，化合物肉苁蓉苷 F 由于分子中无苯乙醇部分，而活性相对较弱。由此推测，PhG 的免疫抑制活性可能主要是由其分子中苯乙醇部分所致。

另外，松果菊苷能够使小鼠的免疫器官代偿性地增大，增加血清中的 INF-γ，降低 IL-6 的含量，通过调节细胞免疫的途径延缓衰老的发生[33]；同时，松果菊苷能够通过抑制肾脏中 TGF-β₁ 和 p53 基因的表达，延缓细胞的衰老，减轻小鼠的衰老症状[34,35]。

6. 抗炎作用

通过采用 D-半乳糖胺/脂多糖诱导的小鼠肝炎模型和花生四烯酸诱导的小鼠耳肿胀模型，研究发现，PhG 类成分毛蕊花糖苷（verbascoside）具有抗炎作用[22]。在此基础上，研究 PhG 抗炎的机制[36]，PhG 具有清除 NO 自由基的作用，但不抑制可诱导的一氧化氮合酶（iNOS）mRNA 的表达，不抑制 iNOS 蛋白水平，也不抑制 iNOS 活性。

7. 抗氧化作用

通过对马仙蒿属植物中得到的 PhG（包括 ECH）的广泛研究，发现它们具有显著的抗小鼠肝微粒体脂质过氧化、抗过氧化性溶血、抑制亚油酸自氧化、抑制亚油酸的脂质过氧化、清除 O_2^-·和 HO·及络合 Fe^{2+} 的作用。这种抗氧化作用可能与其结构有关，分子中的酚羟基和邻二酚羟基越多，活性越强；共轭体系增加，活性越强[37]。从荒漠肉苁蓉中得到的 9 个 PhG（包含 ECH）都具有显著的清除自由基和抗脂质过氧化作用，这也表明了化合物中酚羟基越多其活性越强[38]。PhG 抗氧化活性主要与芳环上的甲氧基和羟基数量以及酰基结构有关，与酰基的位置无关。反之，糖链的修饰或用甲氧基取代酰基及苯乙醇基上的羟基均不重要。游离的咖啡酸、阿魏酸、香草酸和丁香酸的活性比 PhG 要低[39]。比较 ECH 中的烷基酰胺、多糖和咖啡酸衍生物体外对人体低密度脂蛋白氧化的抑制作用，发现 ECH 与烷基酰胺类或大分子多糖相结合具有协同的抗氧化作用，即 ECH 的生物活性是由其制剂中的多种成分协同产生的[40]。

运用 HPLC 法分析 3 种松果菊苷的 80% 甲醇提取物中咖啡酸衍生物的含量，并评价了这些提取物对 DPPH·自由基的清除能力。结果显示，ECH 清除 DPPH·自由基的能力是所有单体化合物中最强的[41]。ECH 具有显著的清除活性氧的作用，可以防止自由基诱发的胶原蛋白降解，从而防护光线对皮肤的损害[42]。用脉冲射线法研究了 ECH 对胸腺嘧啶自由基负离子的修复作用，结果说明，这种修复作用是通过在 DNA 自由基负离子和 ECH 之间转移了一个电子而使胸腺嘧啶自由基负离子得以实现。因此，作者认为 ECH 在保护 DNA 不受损伤的过程中起着很重要的作用[43]。

8. 其他作用

（1）抑制细胞增殖

松果菊苷可通过抑制炎性因子 TNF-α 诱导的人脐静脉内皮细胞（HUVEC）损伤，提高细胞存活率，减轻炎性反应和降低细胞内活性氧水平来实现抗动脉粥样硬化[44]。另外，松果菊苷能够抑制血管内皮细胞的增殖，诱导内皮细胞凋亡，其机制为降低 Bcl-2/Bax 值[45,46]。

（2）对骨的作用

松果菊苷可以通过增加 BMP2、Smad1、Runx2 表达，促进体外培养的骨髓间充质干细胞向成骨细胞分化，起到抗骨质疏松作用[47-50]。类似地，松果菊苷可通过激活 ERK/BMP-2

信号通路促进大鼠的成骨细胞增殖，具体表现为，诱导 ERK 的磷酸化从而激活 MAPK/ERK 信号通路，并提高成骨细胞中 BMP-2 和 Smad4 的表达而激活 BMP/Smad 信号通路[51]。

【应用】

松果菊含有菊苣酸、多糖、糖蛋白、烷基酰胺类化合物等多种活性成分，这些活性成分可以刺激人体内白细胞等免疫细胞的活力，提高机体自身抵抗力，减少被感染的机会；而当外界有害微生物侵入人体后，松果菊活性成分可以帮助加快身体免疫系统的应激速度，缩短恢复的时间。松果菊作为一种天然的免疫增强剂，具有起效快、效果明显、天然安全的特点，适合人们在一些特殊时期迅速提升免疫功能，预防病原入侵。

参考文献

[1] Geng X C, Song L W, Pu X P, et al. Neuroprotective effects of phenylethanoid glycosides from *Cistanches salsa* against 1-methyl-4-phenyl-1,2,3,6-tetrahydropyridine(MPTP)-induced dopaminergic toxicity in C57 mice [J]. Biol Pharm Bull, 2004, 27: 797-801.

[2] Deng M, Zhao J Y, Tu P F, et al. Echinacoside rescues the SHSY5Y neuronal cells from TNF-a induced apoptosis [J]. Eur J Pharmaco, 2004, 505 (2): 11-18.

[3] Chert Hong, Jing Fuchun, Li Changling, et al. Echinacoside prevents the striatal extracellular levels of mono-amine neurotransmitters from diminution in 6-hydroxydopamine lesion rats [J]. J Ethnopharmacol, 2007, 114 (3): 285-289.

[4] 赵欣, 蒲小平, 耿兴超. 松果菊苷对帕金森病模型小鼠黑质纹状体蛋白表达影响的双向电泳分析 [J]. 中国药理学通报, 2008, 24 (1): 28-32.

[5] Koo K A, Sung S H, Park J H, et al. In vitro neuroprotective activities of phenylethanoid glycosides from *Callicarpa dichotoma* [J]. Planta Med, 2005, 25 (4): 356.

[6] 赵卿, 张鹏, 白宇, 等. 松果菊苷通过调控 GFRα1/AKT 信号通路抑制 MPP+ 诱导的多巴胺能细胞 SH-SY5Y 凋亡 [J]. 中成药, 2016, 38 (6): 1225-1231.

[7] 张万鑫, 马婧怡, 陈虹, 等. 松果菊苷对帕金森病大鼠纹状体及海马细胞外液中单胺类神经递质的影响 [J]. 中国药理学通报, 2014, 30 (08): 1131-1136.

[8] 付贝贝, 周紫婷, 覃威, 等. 松果菊苷对帕金森病模型大鼠海马区神经元 GSK-3β 蛋白的影响 [J]. 福建中医药, 2017, 48 (1): 37-39.

[9] 钟明, 陈虹, 姜勇, 等. 松果菊苷对脑缺血大鼠纹状体细胞外液中氨基酸水平的影响 [J]. 中国药理学通报, 2012, 28 (3): 361-365.

[10] Wei L L, Chen H, Jiang Y, et al. Effects of echinacoside on histio-central levels of active mass in middle cerebral artery occlusion rats [J]. Biomed Environ Sci, 2012, 25 (2): 238-244.

[11] 刘洋, 罗兰, 代红燕, 等. 松果菊苷对低氧性肺动脉高压大鼠血管生长因子的影响 [J]. 中南药学, 2016, 14 (3): 263-266.

[12] 田枫, 张阔, 康爱君, 等. 松果菊苷改善 SAM2P/8 小鼠学习记忆能力作用机制初探 [J]. 实验动物科学与管理, 2006, 2 (23): 510.

[13] Gao C, Wang C S, Wu G Z, et al. Effect of Cistanche glycosides on learning and memory impairment in vascular dementia rat [J]. Chin Tradit Herb Drugs, 2005, 36 (12): 1852-1855.

[14] Gulinuer, Lei L, Tu P F, et al. Study on molecular mechanism of echinacoside for against aging [J]. Acta Biophysica Sinica, 2004, 3 (20): 184-187.

[15] Sato T, Kozima S, Kobayashi H, et al. Pharmacological studies on Cistanchis Herba [J]. Yakugaku Zasshi, 1985, 105 (12): 1131-1144.

[16] 杨倩, 孙蓉. 松果菊苷对血管性痴呆大鼠学习记忆及海马组织 BDNF、TrkB 表达的影响 [J]. 中药新药与临床药

理，2017，28（3）：304-309.

[17] 马婧怡，张万鑫，陈虹，等.松果菊苷对血管性痴呆大鼠氧化应激损伤的保护作用 [J].中国药理学通报，2014，30（5）：638-642.

[18] 刘春丽，陈虹，姜勇，等.松果菊苷对血管性痴呆大鼠行为学、氧自由基以及胆碱能神经递质代谢速率的影响 [J].中国药理学通报，2013，29（7）：1035-1036.

[19] 杨芳，吴泽幼，包思，等.松果菊苷通过调节 Nrf2 表达减轻 H_2O_2 致心肌细胞损伤的实验研究 [J].中国中医急症，2017（12）：2078-2082.

[20] Yoshikawa M，Matsuda H，Morikawa T，et al. Phenylethanoid oligoglycosides and acylated oligo sugars with vasorelaxant activity from *Cistanche mbulosa* [J]. Bioorg Med Chem，2006，14：7468-7475.

[21] Peter J H，Hiroshi H. Anti-hepatotoxic activity of extracts and constituents of buddleja species [J]. Planta Mem，1989，55（1）：123-126.

[22] Xiong Q B，Hasek，Tezuka Y. Acteoside inhibits apoptosis in D-galactosamine and lipopolysaccharide-induced live injury [J]. Life Sci，1999，65（4）：421-430.

[23] Wu Y，Lin L，Tao W，et al. Protective effects of echinacoside on carbon tetrachloride-induced hepatotoxicity in rats [J]. Toxicology，2007，2（232）：50-56.

[24] Li X，Gou G，Yang H，et al. Echinacoside ameliorates D-galactosamine plus lipopolysaccharide-induced acute liver injury in mice via inhibition of apoptosis and inflammation [J]. Scand J Gastroenterol，2014，49（8）：993-1000.

[25] 由淑萍，赵军，马龙，等.肉苁蓉苯乙醇总苷及其单体对肝星状细胞增殖和凋亡的影响 [J].癌变·畸变·突变，2017，29（1）：13-17，22.

[26] 雷箴，温韬.松果菊苷对刀豆蛋白 A 所致急性肝损伤小鼠的保护作用及对细胞外组蛋白的影响 [J].解放军医学杂志，2016，41（2）：97-102.

[27] 戴灵豪，沈钰明，伍义行，等.松果菊苷对乙肝病毒复制和抗原表达的影响 [J].中国中药杂志，2015，40（15）：3047-3052.

[28] 李忌，郑荣梁，刘自民，等.苯丙素甙化合物的抗肿瘤活性 [J].中国药学杂志，1995，30（5）：269.

[29] 樊君.黄芩苷金属配合物及松果菊苷、毛蕊花糖苷的抗肿瘤活性研究 [D].阿拉尔：塔里木大学，2016.

[30] 董丽伟.松果菊苷诱导人骨肉瘤和结肠癌细胞凋亡及其机制的研究 [D].长春：吉林大学，2015.

[31] Shigetoshi K. Antioxidative effects of phenylethanolds from *Cistanche deserticola* [J]. Biol Pharm Bull，1996，19（12）：1580.

[32] Sasaki H，Nishimura H，Morota T，et al. Immunosuppressive principles of *Rehmannia glutinosa* var. *hueichingensis* [J]. Planta Med，1989，55（5）：458.

[33] 李媛.松果菊苷延缓衰老作用及其机制的研究 [D].扬州：扬州大学，2011.

[34] 李韵菲.紫花松果菊中松果菊苷的分离纯化及抑菌抗衰老作用的研究 [D].长春：吉林农业大学，2016.

[35] 朱慧，成聪，张弛，等.松果菊苷通过下调 p53 的表达抑制人成纤维细胞的衰老 [J].中国药理学杂志，2011，20（5）：523-528.

[36] Xiong Q B，Tezuka Y，Kaneko T，et al. Inhibition of nitric oxide by phenylethanoids in activated macrophages [J]. Eur J Phannaeol，2000，4（2）：137-144.

[37] Zhen R L. Antioxidative and chelating activities of phenylpropanoid glycosides from *Pedicularis striata* [J]. Acta Pharmaeoiogies Siniea，1997，18（1）：77-80.

[38] Xiong Q，Kadota S，Tani T，et al. Antioxidative effects of phenylethanoids from *Cistanche deserticola* [J]. Biol Pharm Bull，1996，19（6）：1580-1585.

[39] Heilmann J，Calis I，Kirmizibckmcz H，et al. Radical scavenger activity of phenylethanoid glycosides in FMLP stimulated human polymorphonuclear leukocytes：structure-activity relationships [J]. Planta Med，2000，66（4）：746-748.

[40] Paola M，Emanuela S，Andrea G，et al. Structural analysis of the polysaccharides from *Echinacca angustifolia* radix Rosaria Cozzolinoa [J]. Food Chem，2006，3（65）：263-272.

[41] Benvenuti S，Magro L，Melegari M，et al. Analysis of phenolic compounds and radical scavenging activity of Echinacea spp [J]. J Pharm Biomed Anal，2004，35（7）：289-301.

[42] Facino R M，Carini M，Aldini G，et al. Echinacoside and caffeoyl conjugates protect collagen from free radical-in-

duced degradation: a potential use of Echinacea extracts in the prevention of skin photodamage [J]. Planta Med，1995，6 (7)：510-514.

[43] 郑荣粱，李雯艳. 用脉冲辐解法研究海胆苷对 DNA 碱基损伤的修复作用 [J]. 中国科学，1996，6（26）：524-628.

[44] 李欢，宋安齐，薛嘉虹，等. 松果菊苷对血管内皮细胞损伤的保护作用 [J]. 西安交通大学学报（医学版），2013，34（03）：387-392.

[45] 王毓杰，康云雪. 松果菊苷和麦角甾苷对血管内皮细胞 EA. hy926 的增殖抑制和凋亡诱导作用 [J]. 中成药，2016，38（10）：2244-2248.

[46] 李欢，宋安齐，薛嘉虹，等. 松果菊苷对血管内皮细胞损伤的保护作用 [J]. 西安交通大学学报（医学版），2013，34（3）：387-392.

[47] 尉大为，葛锌雨，刘奕含，等. 松果菊苷诱导骨髓间充质干细胞向成骨细胞分化的研究 [J]. 中药药理与临床，2017，33（2）：48-52.

[48] 田原，邸阳，包翠芬，等. 松果菊苷含药血清促进大鼠骨髓间充质干细胞成骨分化及 ZHX3 表达的影响 [J]. 中国中药杂志，2015，40（20）：4052-4057.

[49] 田原，邸阳，包翠芬，等. 松果菊苷含药血清诱导骨髓间充质干细胞成骨分化及 BMP2 表达的研究 [J]. 中药药理与临床，2015，31（4）：60-64.

[50] 邢晓旭，刘钟杰，韩博. 麦角甾苷及松果菊苷对体外培养大鼠成骨细胞 BMP2 基因表达的影响 [J]. 动物医学进展，2011，32（8）：45-48.

[51] 方海林，李军孝，姚林明，等. 松果菊苷通过激活 ERK/BMP-2 信号通路促进大鼠的成骨细胞增殖观察 [J]. 基层医学论坛，2015，19（4）：435-438.